JN041430

感染対策の
手引き

伊東直哉
名古屋市立大学大学院医学研究科生体防御・総合医学専攻
生体総合医療学講座感染症学分野 主任教授
名古屋市立大学医学部附属東部医療センター感染症科 部長

倉井華子
静岡県立静岡がんセンター感染症内科 部長

編著

中外医学社

■執筆者（執筆順）

伊東直哉　名古屋市立大学大学院医学研究科生体防御・総合医学専攻
生体総合医療学講座感染症学分野　主任教授
名古屋市立大学医学部附属東部医療センター感染症科　部長

赤澤奈々　愛知県がんセンター感染症内科部

古谷賢人　静岡県立総合病院臨床検査科/感染対策部感染対策室

石金正裕　国立国際医療研究センター病院/国際感染症センター/
WHO協力センター

倉員侑己　静岡県立静岡がんセンター感染症内科

中屋雄一郎　静岡県立静岡がんセンター感染症内科

藤田崇宏　北海道がんセンター感染症内科　医長

寺田教彦　筑波大学医学医療系臨床医学域感染症内科学　講師
筑波メディカルセンター病院臨床検査医学科/感染症内科

倉井華子　静岡県立静岡がんセンター感染症内科　部長

橋本麻子　国立がん研究センター東病院感染制御室　副看護師長

相野田祐介　国立がん研究センター東病院感染症科　医長/感染制御室

冲中敬二　国立がん研究センター東病院感染症科　科長/感染制御室長

羽田野義郎　島根大学医学部附属病院感染制御部　准教授

鈴木　純　岐阜県総合医療センター感染症内科　医長

上田晃弘　日本赤十字社医療センター感染症科　部長

推薦の序

　患者や医療者を守る感染対策について，信頼できる情報を探し出して，理解して，整理して，実践できる形に落とし込むのは，マルチタスクに追われる医療現場の実務者にとって，ハードルが高い作業です．

　この作業を感染対策のプロ集団が代行して，完成したのが本書です．情報の信頼性が高いのはもちろん，ユーザー目線の工夫が随所にみられます．

　たとえば，目次を見るだけで，自分の知りたいことがどこに書いてあるかがわかる．これは意外と大事なポイントです．そして，ページを開くと，図表が多い．視覚的にすばやく内容を把握できる構成になっています．解説は平易かつ実践的．非専門家でも，どう行動すればいいのか理解できるように書かれています．そして，専門書なのに「分厚くて重い」とは真逆のサイズ感.

　このように最高に実用的でコンパクトな本書は，医療現場での感染対策の実践を，楽しく，やりがいのあるものにきっと変えてくれます．

　あなたのポケットにも一冊，いかがですか.

　　2024 年 4 月

板橋中央総合病院　院長補佐
QIMS センター副センター長
坂本史衣

序

　新型コロナウイルス感染症は 5 類化されましたが，以降も流行を繰り返しており，ウイルスにとっては人間の世界のルールなどお構いなしです．また，新型コロナウイルスだけでなく，新興再興感染症の出現や，薬剤耐性菌などによって，医療現場での感染対策はますます重要になっています．そのため，適切な感染対策の方法の普及が急務です．

　しかし，感染対策の実践には，系統的な専門知識が必要不可欠です．残念ながら感染管理認定看護師や感染症内科医が不在の施設も少なくありません．そのため，ある日突然，あなたが施設の感染対策の責任者や実務担当者に任命されることだってあるかと思います．もしかしたら，本書を手に取っていただいている時点ですでにそうかもしれませんね．

　専門家が不在の施設であっても感染症は待ったなしです．だからこそ，医療者全員が適切な感染対策を実践できるように，方法が明確に示されなければなりません．本書は，その一助となることを目指し，実務担当者が読みやすく，かつわかりやすく，すぐに実践に移せるように工夫しました．また，ポケットサイズにすることで，常に携帯し，必要な際にサッと参照できるようになっています．

　院内の感染対策マニュアルを新たに作成するのであれば，本書をぜひご活用ください．また，勤務先の医療機関にすでに完成された感染対策マニュアルが存在する場合には，本書を改訂の際の参考資料として使ってみてください．

　本書が多くの医療現場で活用され，感染対策の一助となれば幸いです．

　　　　2024 年 4 月

著者を代表して
伊東直哉

目次

第3章　感染経路別予防策

第 1 章 ■ 院内感染の定義と対策の基本

1-1 院内感染の定義と予防策

1 院内感染とは

1）はじめに

● 院内感染（nosocomial infection）は患者や医療従事者が医療施設内において感染源に曝露し感染することをいう.

● 2007 年に米国疾病対策センター（Centers for Disease Control and Prevention: CDC）のガイドラインでは[1]，新たに医療関連感染（healthcare-associated infection: HAI）という用語が用いられるようになり，医療機関だけでなく，長期療養施設，在宅医療などの医療に関連する感染が包括されるようになった.

● 院内感染は，医療機関において発症した感染症であり，入院時には発症しておらず，潜伏期間にもなかった感染症と定義される[2]．通常，入院後 48〜72 時間以降[3]に発症した感染を総称する.

2）感染の発生条件（図 1）

● 一般的に感染の発症には，以下の条件が満たされる必要がある.

①病因（感染源，病原体）
②宿主
③環境（伝播経路）

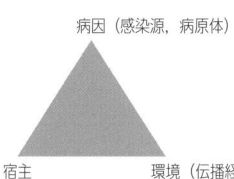

病因（感染源，病原体）

宿主　　　　環境（伝播経路）　図1▶感染の発生条件

● すなわち，院内感染の発生を予防するためには，以下のような予防対策を立て，感染を予防することが重要である.

①に対して: 病因の除去，病原体量の減少
②に対して: 感染に対する宿主の抵抗力（全身，局所）の増進
③に対して: 伝播経路の遮断

1

2 標準予防策と感染経路別予防策

1）標準予防策（standard precautions）

● 標準予防策は，感染症の有無にかかわらず，全ての患者のケアに際し，普遍的に適用する予防策である．

● 標準予防策は，患者の血液，体液（唾液，胸水，腹水，心嚢液，脳脊髄液，など全ての体液），分泌物（汗は除く），排泄物，あるいは傷のある皮膚や粘膜を感染の可能性のある物質とみなし対応することで，患者と医療従事者双方における医療関連感染の危険性を減少させる．

2）感染経路別予防策（transmission-based precautions）

● 感染経路別予防策とは，標準予防策だけでは病原体の伝播を遮断することが困難である場合に，標準予防策に追加して実施される感染対策である．

● 感染経路別予防策は①空気予防策（airborne precautions），②飛沫予防策（droplet precautions），③接触予防策（contact precautions）の3つに分けられ，それぞれ標準予防策に追加して用いられる（図2）．複数の感染経路を持つ病原体には，複数の感染経路別予防策を併用する．

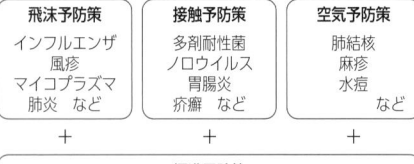

図2▶標準予防策に追加して実施される感染経路別予防策
（Siegel, et al.[1]より）

3 感染経路別予防策のデメリット

● 感染経路別予防策には隔離に伴うデメリットがあることを知っておかねばならない．

①接触予防策の患者が増加するにつれて，接触予防策の遵守率は低下し[4]，個人防護具の着脱時に微生物に汚染するリスクが増加する[5]．
②孤独感，退屈，不安，抑うつ[6,7]．
③転倒・褥瘡の増加[6,7]．
④入院期間の延長[7]．
⑤医療チームの訪室回数の減少[6〜8]．

JCOPY 498-02148

[参考文献]

1) Siegel JD, Rhinehart E, Jackson M, et al.; Health Care Infection Control Practices Advisory Committee. 2007 guideline for isolation precautions: preventing transmission of infectious agents in health care settings. Am J Infect Control. 2007; 35 (10 Suppl 2): S65-164.

2) Sydnor ER, Perl TM. Hospital epidemiology and infection control in acute-care settings. Clin Microbiol Rev. 2011; 24: 141-73.

3) 日本環境感染学会. 多剤耐性グラム陽性菌感染制御のためのポジションペーパー第1版. 2020. http://www.kankyokansen.org/modules/publication/index.php?content_id=29

4) Dhar S, Marchaim D, Tansek R, et al. Contact precautions: more is not necessarily better. Infect Control Hosp Epidemiol. 2014; 35: 213-21.

5) Doll M, Bearman GM. The Increasing visibility of the threat of health care worker self-contamination. JAMA Intern Med. 2015; 175: 1911-2.

6) Morgan DJ, Diekema DJ, Sepkowitz K, et al. Adverse outcomes associated with contact precautions: a review of the literature. Am J Infect Control. 2009; 37: 85-93.

7) Kirkland KB. Taking off the gloves: toward a less dogmatic approach to the use of contact isolation. Clin Infect Dis. 2009; 48: 766-71.

8) Abad C, Fearday A, Safdar N. Adverse effects of isolation in hospitalised patients: a systematic review. J Hosp Infect. 2010; 76: 97-102.

〈伊東直哉〉

第1章　院内感染の定義と対策の基本

1-2 感染症法により届出が必要な疾患

- 全ての医師が届出を行う感染症（全数把握）と，指定した医療機関のみが届出を行う感染症（定点把握）がある（表1）.
- 1～4類感染症および5類のうち侵襲性髄膜炎菌感染症，風疹と麻疹は，最寄りの保健所に直ちに届出を行う．5類感染症のその他の感染症は7日以内に届出を行う.
- 届出基準および届出様式は厚生労働省のwebサイトからダウンロード可能[1].

表1▶感染症法により届出が必要な疾患（厚生労働省[1]より）

	感染症名
1 類感染症 全数把握 直ちに届出	エボラ出血熱，クリミア・コンゴ出血熱，痘そう，南米出血熱，ペスト，マールブルグ病，ラッサ熱
2 類感染症 全数把握 直ちに届出	急性灰白髄炎，結核，ジフテリア，重症急性呼吸器症候群（病原体がコロナウイルス属SARSコロナウイルスであるものに限る），中東呼吸器症候群（病原体がベータコロナウイルス属MERSコロナウイルスであるものに限る），鳥インフルエンザ（H5N1），鳥インフルエンザ（H7N9）
3 類感染症 全数把握 直ちに届出	コレラ，細菌性赤痢，腸管出血性大腸菌感染症，腸チフス，パラチフス
4 類感染症 全数把握 直ちに届出	E型肝炎，ウエストナイル熱，A型肝炎，エキノコックス症，エムポックス，黄熱，オウム病，オムスク出血熱，回帰熱，キャサヌル森林病，Q熱，狂犬病，コクシジオイデス症，ジカウイルス感染症，重症熱性血小板減少症候群（病原体がフレボウイルス属SFTSウイルスであるものに限る），腎症候性出血熱，西部ウマ脳炎，ダニ媒介脳炎，炭疽，チクングニア熱，つつが虫病，デング熱，東部ウマ脳炎，鳥インフルエンザ〔鳥インフルエンザ（H5N1およびH7N9）を除く〕，ニパウイルス感染症，日本紅斑熱，日本脳炎，ハンタウイルス肺症候群，Bウイルス病，鼻疽，ブルセラ症，ベネズエラウマ脳炎，ヘンドラウイルス感染症，発疹チフス，ボツリヌス症，マラリア，野兎病，ライム病，リッサウイルス感染症，リフトバレー熱，類鼻疽，レジオネラ症，レプトスピラ症，ロッキー山紅斑熱
5 類感染症 全数把握 侵襲性髄膜炎菌感染症，風疹，麻疹は直ちに届出．その他は7日以内に届出	アメーバ赤痢，ウイルス性肝炎（E型肝炎およびA型肝炎を除く），カルバペネム耐性腸内細菌目細菌感染症，急性弛緩性麻痺（急性灰白髄炎を除く），急性脳炎（ウエストナイル脳炎，西部ウマ脳炎，ダニ媒介脳炎，東部ウマ脳炎，日本脳炎，ベネズエラウマ脳炎およびリフトバレー熱を除く），クリプトスポリジウム症，クロイツフェルト・ヤコブ病，劇症型溶血性レンサ球菌感染症，後天性免疫不全症候群，ジアルジア症，侵襲性インフルエンザ菌感染症，侵襲性髄膜炎菌感染症，侵襲性肺炎球菌感染症，水痘

	感染症名
	（入院例に限る），先天性風疹症候群，梅毒，播種性クリプトコックス症，破傷風，バンコマイシン耐性黄色ブドウ球菌感染症，バンコマイシン耐性腸球菌感染症，百日咳，風疹，麻疹，薬剤耐性アシネトバクター感染症
5 類感染症 定点把握 指定の期間（週または月）ごとにとりまとめて届出	**小児科定点医療機関が届出するもの** RS ウイルス感染症，咽頭結膜熱，A 群溶血性レンサ球菌咽頭炎，感染性胃腸炎，水痘，手足口病，伝染性紅斑，突発性発疹，ヘルパンギーナ，流行性耳下腺炎
	インフルエンザ/COVID-19 定点医療機関および基幹定点医療機関が届出するもの インフルエンザ（鳥インフルエンザおよび新型インフルエンザ等感染症を除く），新型コロナウイルス感染症〔病原体がベータコロナウイルス属のコロナウイルス（2020 年1 月に中華人民共和国から世界保健機関に対して，人に伝染する能力を有することが新たに報告されたものに限る）であるものに限る〕
	眼科定点医療機関が届出するもの 急性出血性結膜炎，流行性角結膜炎
	性感染症定点医療機関が届出するもの 性器クラミジア感染症，性器ヘルペスウイルス感染症，尖圭コンジローマ，淋菌感染症
	基幹定点医療機関が届出するもの 感染性胃腸炎（病原体がロタウイルスであるものに限る），クラミジア肺炎（オウム病を除く），細菌性髄膜炎（髄膜炎菌，肺炎球菌，インフルエンザ菌を原因として同定された場合を除く），マイコプラズマ肺炎，無菌性髄膜炎，ペニシリン耐性肺炎球菌感染症，メチシリン耐性黄色ブドウ球菌感染症，薬剤耐性緑膿菌感染症
	疑似症定点医療機関が届出するもの 法第 14 条第 1 項に規定する厚生労働省令で定める疑似症

[参考文献]

1) 厚生労働省. 感染症法に基づく医師の届出のお願い. https://www.mhlw.go.jp/stf/seisakunitsuite/bunya/kenkou_iryou/kenkou/kekkaku-kansenshou/kekkaku-kansenshou11/01.html#list06

〈伊東直哉〉

2-1 標準予防策の概要

1 標準予防策とは

● 標準予防策（standard precautions）とは，血液，全ての体液（汗を除く），分泌物，排泄物，傷のある皮膚，粘膜は感染性があるものとして対応することである．
● 患者および医療従事者双方に対する院内感染の発生リスクを減少するために実施する[1]．

2 疾患非特異的な感染予防策の必要性

● 感染リスクがある対象なのかを常に予測して対応する必要がある．
● 従来のスクリーニング（検査での選別）を前提とする感染予防策は，未知の感染症に対して無防備であり，潜伏期間中の場合などは検査してもキャリアかどうかわからないこともある．
● 検査結果だけで感染症の有無を判断することは限界があり問題がある．

3 標準予防策の内容

①手指衛生
②個人防護具（personal protective equipment: PPE）
③呼吸器衛生/咳エチケット
④患者配置
⑤患者ケアに使用した器具および器械/装置の取り扱い
⑥環境管理
⑦リネンの取り扱い
⑧安全な注射手技
⑨特殊な腰椎穿刺処置に関する感染予防策
⑩針刺し・切創，皮膚・粘膜曝露予防

[参考文献]
1) Siegel JD, Rhinehart E, Jackson M, et al.; Health Care Infection Control Practices Advisory Committee. 2007 guideline for isolation precautions: preventing transmission of infectious agents in health care settings. Am J Infect Control. 2007; 35 (10 Suppl 2): S65-164.

〈伊東直哉〉

2-2 標準予防策の実際

1. 手指衛生

1 手指衛生について

- 手指衛生は院内感染対策において，最も基本的で，かつ最も重要な対策である[1,2]．
- 医療現場で通常行われる手洗い方法は衛生的手洗いであり，日常での手洗いとは異なる．
- アルコール手消毒が手指衛生の基本である．
- 世界保健機関（World Health Organization: WHO）は 75 v/v%イソプロパノールまたは 80 v/v%エタノールの製剤を推奨している[3]．

MEMO ▶ v/v%, vol%, w/v%とは？

v/v%とは，volume/volume%のことである．たとえば，5 v/v%のエタノールは，100 mL 中に 5 mL のエタノールが入っている（すなわち 5%）．vol%は v/v%と同じ意味で，vol%＝v/v%．w/v%は，weight/volume%のことで，5 w/v%エタノールとは，100 mL 中に 5 g のエタノールが入っている．つまり，全溶液 100 mL 中に何 g の薬液が溶けているかということである．w/v%の w は g（グラム）で v は 100 mL．

2 手指を介した微生物の伝播様式 （図1）[4]

①患者の皮膚に，医療関連感染の原因となる微生物が付着している．または，患者周囲の環境表面が，患者の持つ微生物で汚染されている．

②医療従事者の手指が微生物で汚染される．

③手指に付着した微生物が少なくとも，手の表面で数分間生存することができる．

④医療従事者の手指衛生や手洗いが不十分，または実施されていない．

⑤医療従事者の手指を介して，異なる患者間で微生物の伝播が起こる．

図1▶手指を介した微生物の伝播様式

3 手指衛生と医療関連感染について

- 手指衛生の遵守率が向上すると，薬剤耐性菌によるものを含む医療関連感染の発生率が減少する（表1）[2,3].
- 手指衛生の遵守率の向上は，間接的に医療費の削減にもつながる[5].

表1▶手指衛生遵守率と医療関連感染

著者	部署	手指衛生遵守率 計測前→後	医療関連感染 計測前→後
Pittet D (2000)[6]	病院全体	47.6→66.2%	MRSA 伝播率: 10,000 患者日数あたり 2.16→0.93
Won SP (2004)[7]	NICU	43→80%	院内感染率: 1,000 患者日数あたり 15.13→10.69 呼吸器感染症率: 1,000 患者日数あたり 3.35→1.06
Johnson PD (2005)[8]	病院全体	21→42%	MRSA 臨床分離率: 40%低下 MRSA 菌血症発症患者: 57%低下 ESBL 産生大腸菌およびクレブシエラ属の臨床分離数: 90%低下
Grayson ML (2008)[9]	各病院の2〜3病棟（6病院）	21→47%	MRSA 菌血症患者数: 1ヵ月の 100 患者退院数あたり 0.05→0.02 臨床 MRSA 分離数: 1ヵ月の 100 患者退院数あたり 1.39→0.73
Grayson ML (2018)[10]	132 病院	64→84%	医療関連黄色ブドウ球菌菌血症発生率: 10,000 病床日数あたり 1.27→0.87

MRSA: methicillin-resistant *Staphylococcus aureus*（メチシリン耐性黄色ブドウ球菌）

JCOPY 498-02148

4 手の皮膚面および微生物の環境表面における生存時間 (表2)[11]

表2▶ 手の皮膚面および環境表面での微生物の生存時間 (Kampf, et al.[11] より)

微生物	手の皮膚面での生存時間	環境表面の生存時間
Acinetobacter spp.	≧150 分	3 日～5 ヵ月
Clostridioides difficile	不明	最大 5 ヵ月
Escherichia coli	6～90 分	2 時間～16 ヵ月
Klebsiella spp.	最大 2 時間	2 時間～30 ヵ月
Pseudomonas spp.	30～180 分	6 時間～16 ヵ月
Serratia marcescens	≧30 分	3 日～2 ヵ月
Staphylococcus aureus	≧150 分	4 週～7 ヵ月
Vancomycin-resistant enterococci (VRE)	最大 60 分	5 日～4 ヵ月
A 型肝炎ウイルス	数時間	2 時間～60 日
インフルエンザウイルス	10～15 分	12～48 時間
ライノウイルス	不明	2 時間～7 日
ロタウイルス	最大 260 分	6～60 日

5 手指衛生手技

1) タイミング

● 2009 年の WHO「医療における手指衛生のガイドライン」において下記の5つのタイミングで手指衛生を実施することによって医療関連感染を低減できると提示されている (図2)[3].

> ①患者に触れる前 (手指を介して伝播する病原微生物から患者を守るため)
> ②清潔/無菌操作の前 (患者の体内に微生物が侵入することを防ぐため)
> ③体液に曝露された可能性のある場合 (患者の病原微生物から医療従事者を守るため)
> ④患者に触れた後 (患者の病原微生物から医療従事者と医療環境を守るため)
> ⑤患者周辺の環境や物品に触れた後 (患者の病原微生物から医療従事者と医療環境を守るため)

● 他者のための手指衛生は①②, 自分のための手指衛生は③④⑤である.
● これらのタイミングで手指衛生が実施できるように, 病室の出入口のみならずベッド周囲などにも擦式消毒用アルコール製剤を設置するか, 医療従事者が擦式消毒用アルコール製剤を携行することが必要である. 医

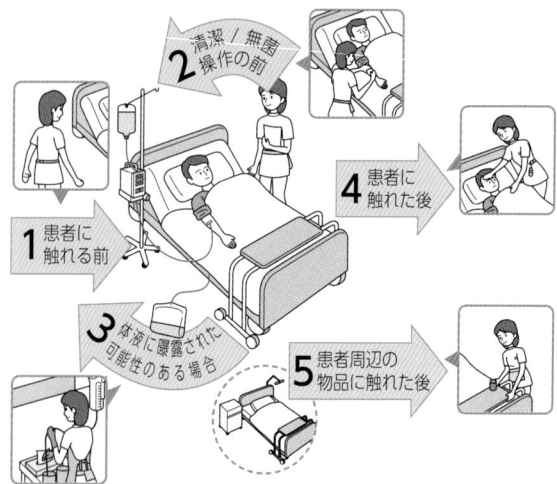

図2▶WHO の手指衛生の 5 つのタイミング（WHO. Your 5 moments for hand hygiene より）

療者だけでなく患者，面会者も手指衛生を行うよう指導を行う.

2）手指衛生の方法[3]

- 手に目に見える汚染がない場合は擦式消毒用アルコール製剤を用いる.
- 手に目に見える汚染がある場合，*Clostridioides difficile* などの芽胞菌またはノンエンベロープウイルス（ノロウイルス，ロタウイルスなど）に曝露した場合，トイレを使用した後，排泄介助後，吐物処理後は石鹸と流水で手を洗う.
- WHO は，手指消毒について擦式消毒用アルコール製剤を用いて 20〜30 秒かけて手を擦ることを推奨しており（手洗いは 40〜60 秒）[3]，米国疾病対策センター（Centers for Disease Control and Prevention: CDC）は手指消毒の秒数は指定していないが，手洗いでは 15 秒以上かけて手指を擦り合わせるように推奨している[2].
- 最近の研究では[12,13]，「15 秒間の擦式手指衛生は，30 秒間のそれと比較して手の細菌除去効果において劣っていない」ことが示されており，手指衛生にかける時間は 15 秒で十分と考えられる.
- 手指衛生に必要な擦式消毒用アルコール製剤の量は，研究では 3 mL が用いられることが多いが，必要な量は手の大きさによって異なる. 細菌の減少率は手の大きさや消毒薬の量よりも乾燥時間と密接な関係がある（乾燥までの時間が短いと効果が低下する）. 必要な乾燥時間は 15 秒以上であるため[14]，手指衛生に必要な量は「乾燥しきるまでに 15 秒以上かかる量」といえる.

JCOPY 498-02148

表3▸ WHO と CDC が推奨する手指衛生手順の違い
(Boyce, et al.[2]), WHO[3])より)

WHO（6 段階）	CDC（3 段階）
手掌→手の甲→指の間→指の裏側→親指→指先	手掌→手指全体→乾燥するまで擦り込み

- 手指衛生手順には，WHO と CDC が推奨する手順がある（表 3）[2,3].
- WHO の 6 段階の手指衛生手順に比べて CDC の 3 段階手順は遵守率が高く，手指衛生後に減少する細菌数にも差がないことが報告されている[15].

3）擦式消毒用アルコール製剤

- 擦式消毒用アルコール製剤の使用期限は各製品のパッケージなどに記載されているが，開封後の使用期限については明確な規定がなく病院ごとの指針に従って使用または廃棄されている．6 ヵ月または 1 年を使用期限とする施設が多い.

4）WHO が推奨する擦式消毒用アルコール製剤の手順（図 3）[3]
全工程時間：20〜30 秒

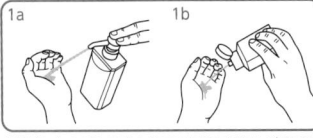
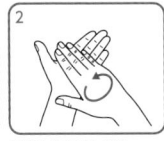

お椀形にした手に製品を全ての表面を覆いながら手のひら一杯にする. 注)使用量は各メーカーの記載に従う.

手のひらの同士擦る.

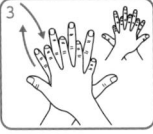
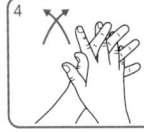
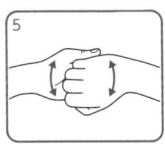

指を組み合わせて，右の手のひらを左の手背上に. 逆も同様に.

指を組み合わせて手のひら同士に.

両手の指を（連結器のように）連結し，指の背部を反対の手のひらに向ける.

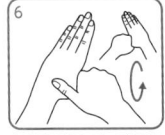
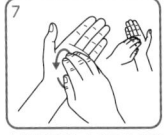
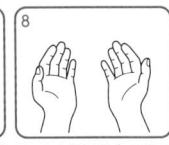

右の手のひらで左の親指を握って回転させて擦る. 逆も同様に.

右手の固くした指で左の手のひらの中で，前後しながら回転させて擦る. 逆も同様に.

いったん乾かせば，その手は安全.

図3▸ WHO の WHO が推奨する擦式消毒用アルコール製剤の手順
（WHO guidelines on hand hygiene in health care. 2009[3]より)

5）WHO が推奨する衛生的手洗いの手順 （図 4）[3]

全工程時間 ： 40〜60 秒

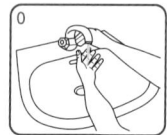

0

手を水で濡らす.

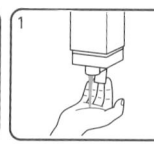

1

全ての手の表面を覆うに十分な石鹸をとる.

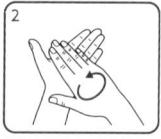

2

手のひら同士で手を擦る.

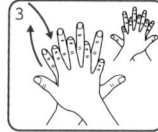

3

指を組み合わせ，右の手のひらを左の手背に当てる，逆も同様に.

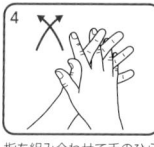

4

指を組み合わせて手のひらを手のひらに.

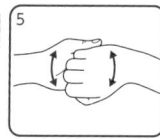

5

（連結器のように）連結させた指で指の後ろを反対の手のひらに当てる.

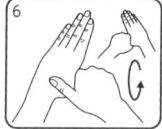

6

右手のひらで握った左の親指を回転させて擦る．逆も同様に.

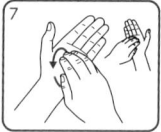

7

右手の固くした指で左の手のひらの中で，前後しながら回転させて擦る．逆も同様に.

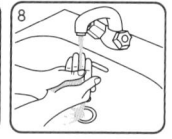

8

水で手をすすぐ.

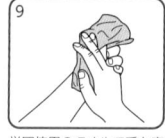

9

単回使用のタオルで手を完全に乾燥させる.

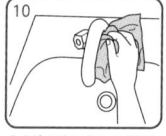

10

止水栓を止めるためタオルを使う.

11

その手は安全.

図4▶ WHO が推奨する衛生的手洗いの手順 （WHO guidelines on hand hygiene in health care. 2009[3] より）

JCOPY 498-02148

6 手指衛生に関する注意点

- 正しいタイミングと正しい方法で手指衛生を実施する.
- 爪の中は微生物の温床になりえるため, 爪は短く整えておく. つけ爪はしない.
- 腕時計の装着は手首の洗い残しを起こしやすい, 腕時計は外しておくことが望ましい. 手洗いが不十分になりやすい場所を図5に示す.
- 勤務中は顔や髪の毛を触らないようにする.
- 手荒れした皮膚は, 微生物数が増え感染のリスクが高くなる. ハンドローションを用いて手荒れ防止に努める. また, 皮膚トラブルがひどい場合は皮膚科を受診する.

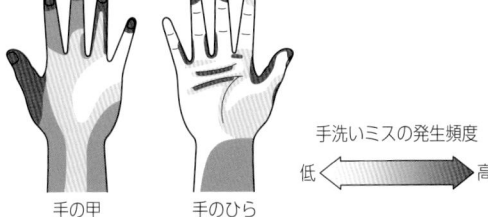

手洗いミスの発生頻度

低 ⟵⟶ 高

手の甲　　　手のひら

図5▶手洗いが不十分になりやすい場所 (Taylor LJ. Nurs Times. 1978; 74: 54-5 より改変)

7 手指衛生遵守のモニタリング

- 手指衛生を評価するには下線付き直接的評価法と間接的評価法がある.
- 直接的評価法は観察者が直接モニタリングする方法である (表4). 遵守モニタリングのタイミングを特定するには入退室と5つのタイミングの

表4▶手指衛生の直接的評価法

	入退室	5つのタイミング
タイミング	医療従事者が患者の病室に入室または退室する際	ケア中に医療従事者の手指が患者・環境・体液と接触し, 微生物を伝播するリスクが高い場面
利点	・観察者は患者の病室に入る必要がない ・被観察者がモニターされていることに気づく可能性が低い ・それほどトレーニングを必要とせず, 結果が観察者間で比較的一致している	・医療従事者の教育にも利用可 ・最も詳細な情報を得ることができる
課題	・全ての手指衛生機会を捉えられていない	・観察者はトレーニングが必要 ・非常に労力を要する

2 つのアプローチがある[16]．ホーソン効果（観察されていることを意識することで生じる行動の変化）に注意する．

- 間接的評価法の 1 つとして，CDC[2]や WHO[3]が推奨している 1,000 延べ患者数あたりの擦式消毒用アルコール製剤の使用量をモニタリングしていく方法がある．WHO は，少なくとも 1,000 延べ患者数あたり 20 L の擦式消毒用アルコール製剤の消費を 1 つの目安としている[17]．

8 手指衛生遵守の向上

- WHO は手指衛生の遵守率の向上を目的として，「手指衛生改善多角的戦略実施のための手引き」を公表している[18]．
- 「手指衛生改善多角的戦略実施のための手引き」の概要は，「5 つの要素」，「5 つのタイミング」，「5 つのステップ」で構成される（図 6）．
- 「5 つの要素」は，「物品設備」，「研修教育」，「測定評価」，「現場掲示」，「組織文化」で構成される．
- 手指衛生を多面的に捉えることで，各施設の穴がわかり，それらを埋める作業を通して実施率が改善する．

1）5 つの要素

- 「物品設備」は，手指消毒剤や手洗い場などのインフラが整っていることを指す．必要時にすぐに使用できるように手指消毒剤を配置，または個人で携帯させることである．また手洗い場は 10 床に 1 つ以上を目安に設置する．
- 「研修教育」は，5 つのタイミングに基づく，手指衛生の重要性，手洗い・手指消毒の正しい手順に関するトレーニングを，全ての医療従事者に定期的に提供することである．必要人材の育成も含まれる．

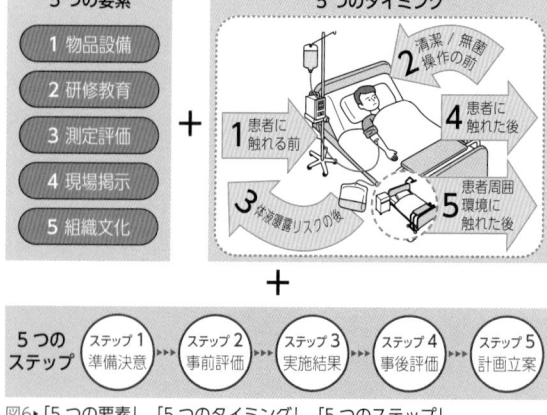

図6▶「5 つの要素」，「5 つのタイミング」，「5 つのステップ」

JCOPY 498-02148

- 「測定評価」は，医療従事者の手指衛生の遵守状況の把握・評価・フィードバックが含まれる．
- 「現場掲示」は，研修の受講から時間がたっても，日々の業務の中でぱっと目に入り思い出すための仕掛けに関する要素であり，主にポスターやチラシや冊子などが該当する．
- 「組織文化」ではリーダーシップ，キャンペーン，現場の動機づけ，個人への関わりなど，手指衛生を実践する文化を効果的に醸成するための内容である．

2）5つのステップ

- 戦略的な観点で構成されており，5つのステップでPDCAサイクルを毎年回し，最低5年間は継続する．

[参考文献]

1) Siegel JD, Rhinehart E, Jackson M, et al.; Health Care Infection Control Practices Advisory Committee. 2007 guideline for isolation precautions: preventing transmission of infectious agents in health care settings. Am J Infect Control. 2007; 35 (10 Suppl 2): S65-164.

2) Boyce JM, Pittet D; Healthcare Infection Control Practices Advisory Committee; HICPAC/SHEA/APIC/IDSA Hand Hygiene Task Force. Guideline for hand hygiene in health-care settings. Recommendations of the Healthcare Infection Control Practices Advisory Committee and the HICPAC/SHEA/APIC/IDSA Hand Hygiene Task Force. Society for Healthcare Epidemiology of America/Association for Professionals in Infection Control/Infectious Diseases Society of America. MMWR Recomm Rep. 2002; 51 (RR-16): 1-45, quiz CE1-4.

3) World Health Organization. WHO guidelines on hand hygiene in health care: first global patient safety challenge clean care is safer care. Geneva: World Health Organization; 2009.

4) Pittet D, Allegranzi B, Sax H, et al; WHO Global Patient Safety Challenge, World Alliance for Patient Safety. Evidence-based model for hand transmission during patient care and the role of improved practices. Lancet Infect Dis. 2006; 6: 641-52.

5) Sickbert-Bennett EE, DiBiase LM, Willis TM, et al. Reduction of healthcare-associated infections by exceeding high compliance with hand hygiene practices. Emerg Infect Dis. 2016; 22: 1628-30.

6) Pittet D, Hugonnet S, Harbarth S, et al. Effectiveness of a hospital-wide programme to improve compliance with hand hygiene. Infection Control Programme. Lancet. 2000; 356: 1307-12.

7) Won SP, Chou HC, Hsieh WS, et al. Handwashing program for the prevention of nosocomial infections in a neonatal intensive care unit. Infect Control Hosp Epidemiol. 2004; 25: 742-6.

8) Johnson PD, Martin R, Burrell LJ, et al. Efficacy of an alcohol/chlorhexidine hand hygiene program in a hospital with high rates of nosocomial methicillin-resistant Staphylococcus aureus (MRSA) infection. Med J Aust. 2005; 183: 509-14.

9) Grayson ML, Jarvie LJ, Martin R, et al; Hand Hygiene Study Group and Hand Hygiene Statewide Roll-out Group, Victorian Quality Council. Significant reductions in methicillin-resistant Staphylococcus aureus bacteraemia and clinical isolates associated with a multisite, hand

hygiene culture-change program and subsequent successful state-wide roll-out. Med J Aust. 2008; 188: 633-40.

10) Grayson ML, Stewardson AJ, Russo PL, et al; Hand Hygiene Australia and the National Hand Hygiene Initiative. Effects of the Australian National Hand Hygiene Initiative after 8 years on infection control practices, health-care worker education, and clinical outcomes: a longitudinal study. Lancet Infect Dis. 2018; 18: 1269-77.

11) Kampf G, Kramer A. Epidemiologic background of hand hygiene and evaluation of the most important agents for scrubs and rubs. Clin Microbiol Rev. 2004; 17: 863-93, table of contents.

12) Pires D, Soule H, Bellissimo-Rodrigues F, et al. Hand hygiene with alcohol-based hand rub: how long is long enough? Infect Control Hosp Epidemiol. 2017; 38: 547-52.

13) Pires D, Soule H, Bellissimo-Rodrigues F, et al. Antibacterial efficacy of handrubbing for 15 versus 30 seconds: EN 1500-based randomized experimental study with different loads of *Staphylococcus aureus* and *Escherichia coli*. Clin Microbiol Infect. 2019; 25: 851-6.

14) Suchomel M, Leslie RA, Parker AE, et al. How long is enough? Identification of product dry-time as a primary driver of alcohol-based hand rub efficacy. Antimicrob Resist Infect Control. 2018; 7: 65.

15) Tschudin-Sutter S, Sepulcri D, Dangel M, et al. Simplifying the World Health Organization protocol: 3 steps versus 6 steps for performance of hand hygiene in a cluster-randomized trial. Clin Infect Dis. 2019; 69: 614-20.

16) Association for professionals in infection control and epidemiology (APIC). Guide to hand hygiene programs for infection prevention. 2015. https://www.icpsne.org/APIC_handhygiene%202015.pdf

17) World Health Organization. WHO hand hygiene self-assessment framework 2010. https://cdn.who.int/media/docs/default-source/integrated-health-services-(ihs)-hand-hygiene/monitoring/hhsa-framework-october-2010.pdf?sfvrsn=41ba0450_6&download=true

18) World Health Organization & WHO Patient Safety. A guide to the implementation of the WHO multimodal hand hygiene improvement strategy. World Health Organization; 2009. https://apps.who.int/iris/handle/10665/70030

〈伊東直哉〉

JCOPY 498-02148

2. 個人防護具

1）個人防護具 (personal protective equipment: PPE) について
- 主な PPE として手袋，ガウン・エプロン，マスク，アイガード・ゴーグル・フェイスシールド，キャップなどがある．
- PPE は粘膜，気道，皮膚，衣類を感染性微生物の接触から守るために，単独または組み合わせで用いられる[1]．

2）使用基準[1]
- PPE の選択は，予想される患者の伝播様式に基づいて使用される．

1 手袋

1）使用基準[1]
- 血液や体液，粘膜，傷のある皮膚やその他感染性物質に直接触れることが予想されるとき．
- 便または尿失禁のある患者などの汚染されている可能性のある皮膚との接触が予想されるとき．
- 汚染しているまたは汚染が疑われる患者ケアの器具，環境表面に触れるとき．
- 接触感染によって伝播する病原体を保有する患者のケアを行うとき（病室入室時，患者に触れるとき，患者周辺の環境表面や医療機器およびベッドレールなどの物品に触れるとき）．

2）手袋交換のタイミング[1]
- 別の患者に触れるとき．
- 同じ患者でも会陰部など汚染した体部位から顔などの清潔な体部位へ手を移動させるとき．
- 汚染したとき．
- 破損やバリア機能が損なわれたとき．

3）規格・種類
- 手術用手袋，検査・検診用手袋には，医療用手袋として，日本産業規格（Japanese Industrial Standards: JIS）（表1）や米国の ASTM インターナショナル（国際標準化・規格設定機関）の規格があり，その性能が担保されている．

表1▶医療用手袋の検査水準および合格品質水準（acceptable quality level: AQL）（日本規格協会．単回使用検査・検診用ゴム手袋, JIS T9115: 2018[2]より）

検査項目	AQL		
	手術用	歯科用	検査・検診用
寸法（幅，全長，厚さ）	4.0	4.0	4.0
ピンホール試験	1.5	2.5	2.5
物性（引張力，伸び）	4.0	4.0	4.0

表2▶医療現場で用いる手袋の種類と用途〔職業感染制御研究会. 感染予防のための個人防護具（PPE）の基礎知識とカタログ集 2022 年版. p.98, 表2 より改変, 許諾を得て掲載〕

種類	手術用手袋（滅菌）	検査・検診用手袋（滅菌/非滅菌）	多用途手袋（非滅菌）
使用目的	本来無菌の組織に接触するとき	粘膜や創部に接触するとき 湿性生体物質に触れるとき	湿性生体物質に触れるとき
用途	手術などの侵襲的手技	検査, 検診, 治療, 汚染された器材を扱う場合	器具の洗浄 汚染物処理 廃棄物処理
禁忌・禁止	再使用禁止	再使用禁止	粘膜・創部に使用しない

- AQL（acceptable quality level）は, 受け入れられる不良品割合の上限を規定しており, 数値が低いほど高品質である. たとえば, 検査・検診用手袋のピンホールにおける AQL は 2.5 であり, これは 100 枚のうち不良品が 2.5 枚以下であれば許容範囲であることを意味する. 実際にピンホールのある手袋が流通していることが報告されており[3], 手袋にはピンホールがある可能性を常に意識しておく必要性がある.
- 表 2 に医療現場で用いる手袋の種類と用途をまとめる.
- 表 3 に手袋の素材による特性と用途をまとめる[4].
- 同一操作を行った後の手袋のリーク率は, ラテックス 0〜4％, ニトリル 1〜3％と低いのに対して, ビニルは 12〜61％と高いことが報告されている[5].

4）着脱方法（非滅菌手袋）

＜手袋の着け方＞（図 1）
①手袋の手首をつかんではめる. 手袋の袖口でガウンの袖口を覆う.
②反対の手も①同様に手袋を着用する.

＜手袋の脱ぎ方＞（図 2）
①片方の手袋の袖口をつかむ
②手袋を裏表逆になるように外す.
③手袋を外した手を反対の手袋の袖口に差し込む.
④手袋を裏表逆になるように外す.
⑤手袋を外した後は手指衛生を行う.

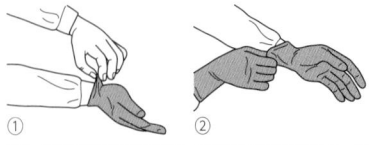

①　　　　　　　　②

図1▶非滅菌手袋の着け方〔職業感染制御研究会. 感染予防のための個人防護具（PPE）の基礎知識とカタログ集 2022 年版. p.101 より作成, 許諾を得て掲載〕

JCOPY 498-02148

表3▶ 手袋の素材による特性と用途〔職業感染制御研究会. 感染予防のための個人防護具（PPE）の基礎知識とカタログ集 2022 年版. p.99, 表 4 より許諾を得て転載〕

種類	ラテックス	ニトリル	ハイブリッド	PVC	ポリエチレン
バリア性	◎	◎	◎	◎	△
強度	◎	◎〜○	◎〜○	○	△
伸縮性	◎	◎	◎	△	×
作業性	◎	◎〜○	◎	○	△
経済性	○	△	△	○	◎
使用例	・指先の巧緻性が求められる手技（採血，末梢血管カテーテル留置等） ・注射処置	・ラテックスアレルギー対策 ・指先の巧緻性が求められる手技（採血，末梢血管カテーテル留置等） ・注射処置	・ラテックスアレルギー対策 ・指先の巧緻性が求められる手技（採血，末梢血管カテーテル留置等） ・注射処置	・ラテックスアレルギー対策，注射処置※，感染性物質による汚染リスクが少ない短時間の作業（おむつ交換・清掃・組立・使用済み物品の運搬・食品盛り付け等）	・指先の巧緻性を要しない簡単な作業（清掃・組立・使用済み物品の運搬・食品盛り付け等）

注）抗がん剤の取り扱いに関しては，がん薬物療法における職業性曝露対策ガイドラインを参照すること．PVC 手袋着用による注射処置では，指先のフィット性がよい作業しやすい製品を選択する．
PVC: ポリ塩化ビニル，ハイブリッド: PVC＋ニトリル．

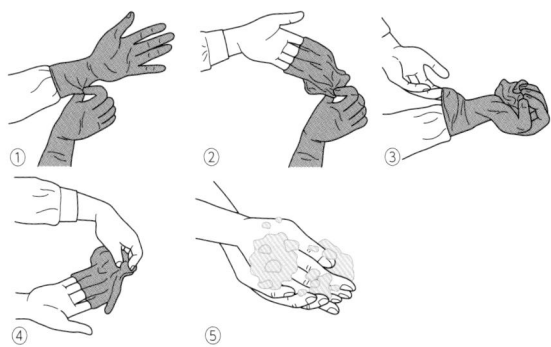

図2▶ 非滅菌手袋の脱ぎ方〔職業感染制御研究会. 感染予防のための個人防護具（PPE）の基礎知識とカタログ集 2022 年版. p.101 より作成，許諾を得て掲載〕

5）二重手袋について

- 非滅菌使い捨て手袋の二重使用に関しては議論がある．
- 二重手袋は手術用ラテックス手袋では，一重の手袋の場合よりも患者の血液または体液と手指の接触が減ることが報告されている[6]．
- 非滅菌使い捨て手袋の二重使用は，手術用手袋や一部の処置を除き，原則として推奨されない[7,8]．
- 二重手袋は，PPE を脱ぐ際に手が汚染される頻度は一重手袋よりも低く[9,10]，COVID-19 患者の対応にあたる医療従事者にとって，二重手袋は心理的負荷の軽減につながる可能性がある．一律に二重手袋を使用することは推奨されないが，行うのであればケアごとにアウター手袋を交換し，手指衛生を行った後に再び手袋を着用することを徹底する．

2 ガウン・エプロン

1）使用基準

- 処置中および患者のケア中に，血液，体液，分泌物または排泄物との接触が予測されるときには，皮膚を保護し，衣類の汚れや汚染を予防するために，業務に適しているガウンを着用する[11]．

2）種類（表 4）

表4▶ ガウン・エプロンの種類と特徴〔職業感染制御研究会．感染予防のための個人防護具（PPE）の基礎知識とカタログ集 2022 年版．p.91，表 1 より許諾を得て転載〕

	種類	防護能力	利点	欠点
ガウン	・A. 撥水タイプ	・少量であれば液体物質の浸透を防げる	・不織布の場合は，撥水性と通気性を持ち，蒸れにくい	・大量の液体には対応できない ・フリーサイズのものが多い
	・B. 防水タイプ	・液体物質の浸透を防ぐ	・防護性が高い ・滅菌タイプよりも安価	・蒸れるため，長時間の作業に不適 ・フリーサイズのものが多い
	・C. 滅菌タイプ	・血液防護性が高い ・電気メスなどの引火がしにくい	・防護性が高いだけでなく，通気性や汗の吸収性がある ・サイズが選択できる	・高価
エプロン	・ビニールあるいはプラスチック	・液体物質の浸透を防ぐ	・着脱が簡便 ・安価	・腕への曝露を防止できない ・破損しやすい
カバーオール	・生地の素材は，デュポン社タイベック®，SMS 素材，ポリエチレンやポリプロピレンにフィルムラミネート加工したものなど様々	・液体や粉じんや物質の浸透を防ぐ	・露出面が少なく，全身を動かす作業において液体やウイルスに対しての高いバリア性能が維持できる	・脱衣にリスクがあり着脱トレーニングは必須 ・ガウンやエプロンよりもヒートストレスは高い ・高価

3）着脱方法[4]

＜ガウンの装着＞（図3）

①PPE を装着前に手指衛生（手洗いや擦式消毒用アルコール製剤の擦り込み）を行う．

②着用するときは，袖を先に通し，首の後ろのひもを結ぶ．

③腰の後ろのひもを結び，その後，手袋を着用する．

④手首が露出しないようにする．

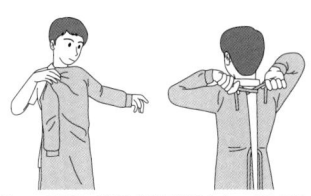

図3▶ ガウンの装着〔職業感染制御研究会．感染予防のための個人防護具（PPE）の基礎知識とカタログ集 2022 年版．p.89 より作成，許諾を得て掲載〕

＜ガウンの脱ぎ方＞（図4）

①外すときには，首の後ろのひもを解き，腰のひもを解く．

②ガウンの外側は汚染しているため，端を持つか，袖の内側からすくい上げるようにし，手を引き抜く．

③汚染面を中にたたみ，小さくまとめて廃棄する．

④PPE を脱いだ後は，手指衛生を行う．

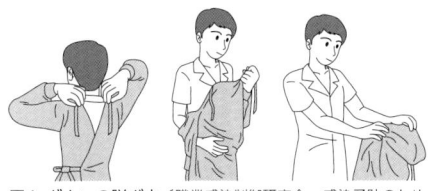

図4▶ ガウンの脱ぎ方〔職業感染制御研究会．感染予防のための個人防護具（PPE）の基礎知識とカタログ集 2022 年版．p.90 より作成，許諾を得て掲載〕

＜エプロンの装着方法＞（図5）
①PPEを装着前に手指衛生（手洗いや擦式消毒用アルコール製剤の擦り込み）を行う.
②首の後ろの部分を開き，首にかける.
③エプロンの前を開き，ひもを腰の後ろで結ぶ.
　※破れないように丁寧に操作する.

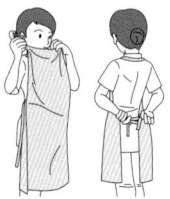

図5▶エプロンの装着方法〔職業感染制御研究会. 感染予防のための個人防護具（PPE）の基礎知識とカタログ集 2022年版. p.90より作成，許諾を得て掲載〕

＜エプロンの脱ぎ方＞（図6）
①最初に，首の後ろのひもを左右に引っ張り，切る.
②前あてを前に垂らす.
③裾を手前に持ち上げる.
④汚染面を中に折込み，三つ折にする.
⑤汚染面を中にたたみ，小さくまとめて廃棄する.
⑥PPEを脱いだ後は，手指衛生を行う.
　※前面を汚染領域と認識して脱衣すれば，③（袖の持ち上げ），④（三つ折）などは必須でない.

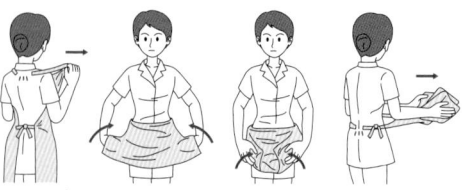

図6▶エプロンの脱ぎ方〔職業感染制御研究会. 感染予防のための個人防護具（PPE）の基礎知識とカタログ集 2022年版. p.90より作成，許諾を得て掲載〕

JCOPY 498-02148

3 マスク

1) 使用基準[11]

- 医療従事者の鼻腔または口腔の粘膜が，血液，体液，分泌物，排泄物の飛散による曝露を受ける可能性があるときに着用する。
- 飛沫予防策を行う必要性がある患者の病室に入室する前に着用する。
- 腰椎穿刺などの清潔操作を要する処置を行う際に，医療従事者の飛沫によって患者の無菌域が汚染するのを防ぐために着用する。
- 咳・くしゃみ・鼻汁のあるときの咳エチケットとして着用する。
- ユニバーサルマスク（universal masking）として着用する。

MEMO ▶ ユニバーサルマスクとは

SARS-CoV-2 はこれまでのインフルエンザなどのウイルス感染症とは異なり，発症前にも感染性が強いことが特徴である。ユニバーサルマスクとは，症状の有無にかかわらず，全ての人がマスクを着用することである[12]。

2) 着脱方法

＜マスクの装着方法＞（図7）

① マスクを装着前に手指衛生（手洗いや擦式消毒用アルコール製剤の擦り込み）を行う。
② ノーズピースに折り目をつける。
③ ゴムひもを耳にかける。
④ ノーズピースを顔の形に合わせる。
⑤ 蛇腹を伸ばし鼻と口を覆う。

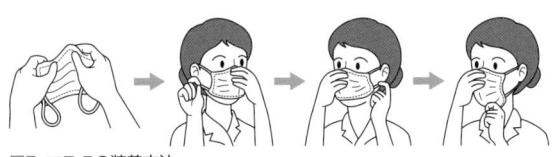

図7▶マスクの装着方法

＜マスクの外し方＞（図8）

① ゴムひもを持って外す。
② マスクを廃棄し，手指衛生を行う。

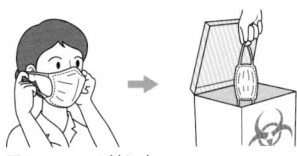

図8▶マスクの外し方

第2章 標準予防策

3）サージカルマスクの品質基準

● これまでマスクについて，国内では公的な規格がなかったが，2021年に日本産業規格（JIS）が制定された．JISでは医療用および一般用のマスクを対象とした JIS T9001（**表5，6**）と，N95マスクなどの感染対策医療用マスクを対象とした JIS T9002 が制定された[13]．

● JIS T9001 の主要な検査項目と基準値は，米国のASTMインターナショナルのF2100-20とほぼ同等である（**表7**）[14]．

● 医療現場で使用するマスクは，これらの規格基準であるかを確認すべきである．

表5▶医療用マスクの性能要件（JIS T9001）

項目	単位	品質基準		
		クラスⅠ	クラスⅡ	クラスⅢ
ウイルス飛沫捕集効率（VFE）	%	≧95	≧98	≧98
バクテリア飛沫捕集効率（BFE）	%	≧95	≧98	≧98
微小粒子捕集効率（PFE）	%	≧95	≧98	≧98
可燃性		区分1	区分1	区分1
通気抵抗（圧力損失）	Pa/cm^2	<60	<60	<60
人工血液バリア性	kPa	10.6	16.0	21.3
遊離ホルムアルデヒド	$\mu g/g$	≦75		
特定アゾ色素	$\mu g/g$	≦30		
蛍光試験		蛍光を認めず		

ウイルス飛沫捕集効率（VFE）[%]：咳，くしゃみ，会話などの際に生じる飛沫のうち，ウイルスを含むエアロゾルを捕集する性能．

バクテリア飛沫捕集効率（BFE）[%]：咳，くしゃみ，会話などの際に生じる飛沫のうち，バクテリアを含むエアロゾルを捕集する性能．

微小粒子捕集効率（PFE）[%]：空気中を浮遊する微小粒子を捕集する性能．

通気抵抗（圧力損失）$[Pa/cm^2]$：マスクを通して一定流量で吸引したときのマスク表裏における圧力差を試験面積で除した値で示され，息のしやすさ（通気性）を示す指標値．

人工血液バリア性 [kPa]：手術などの医療従事中において，患者から飛散しマスクに付着した体液が，裏面まで浸透することを防ぐ性能．

JCOPY 498-02148

表6▶一般家庭用マスクの性能要件（JIS T9001）

少なくとも1つの機能項目を満たし，安全・衛生項目を満たすこと．
満たしている機能項目以外の機能は，標榜できない．

	項目	規格
機能項目	PFE	≧95
	VFE	≧95
	BFE	≧95
	花粉捕集効率試験	≧95
安全・衛生	通気性に関する試験	<60
	遊離ホルムアルデヒド	≦75
	アゾ化合物（着色の場合）	≦30
	蛍光	認めず

表7▶米国 ASTM F2100-20 の医療用マスクの性能要件

検査項目	単位	レベルⅠ	レベルⅡ	レベルⅢ
細菌濾過率	%	≧95	≧98	≧98
微粒子濾過率	%	≧95	≧98	≧98
呼気抵抗	mmH$_2$O/cm^2	<5.0	<6.0	<6.0
血液不浸透性	mmHg	80	120	160
延燃性		Class 1	Class 1	Class 1

細菌濾過率（BFE）[%]: 細菌を含む，平均約3μmの粒子が濾過された率を示す．
微粒子濾過率（PFE）[%]: 平均約0.1μmの微粒子が濾過された率を示す．
呼気抵抗（ΔP）[mmH$_2$O/cm^2]: 呼吸のしやすさを示す．
血液不浸透性（FR）: 液体（血液）が飛散した際に，どの程度の圧力にまで耐えうるかを示す．
延燃性: 電気メスを使用する手術室などにおいて，炎の広がりにくさを示す．Class1〜3まで3段階に分かれ，数値が小さいほど燃えにくい．

4 アイガード・ゴーグル・フェイスシールドマスク

1）使用基準[4]

● 眼をしぶきや飛沫などから保護する場合に使用する．
● 全ての顔の粘膜を保護する場合はフェイスシールドを使用する．
● 単体で使用することはなく，他のPPEと組み合わせて使用する（実施する業務から予測される必要性に基づく）．

2）種類（図9）[4]

	種類	防護性能		利点・欠点
単回使用型	A. フィルム交換保護めがね 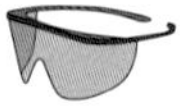	正面・上方からの飛沫を防護して眼を保護 下方・側面から飛沫曝露する可能性がある	利点	軽量 通気性がよい 汚染時に交換しやすい 比較的安価
			欠点	耳掛け式のため固定が弱い
	B. フェイスシールド付きサージカルマスク 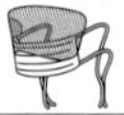	正面・側面からの飛沫を防護して眼・鼻・口を保護 上方から飛沫曝露する可能性がある	利点	着脱が簡便
			欠点	曇る場合がある 重量がありずれやすい
	C. アイガード（マスクに装着するタイプ） 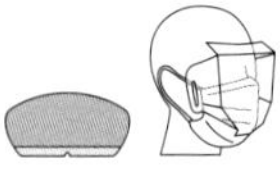	正面・側面からの飛沫を防護して眼・鼻・口を保護 シールドの形によっては上方からの飛沫も防護可能	利点	着脱が簡単 めがねをつけていても使いやすい 汚染時に交換しやすい 比較的安価
			欠点	術野など落下時のリスクが高い場合では使用できない マスクの素材・形状によっては使用できないものがある 重量がありずれやすい
	D. フェイスシールドタイプ 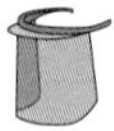	正面・側面・上方からの飛沫を防護して眼・鼻・口を保護 下方から飛沫曝露する可能性がある	利点	通気性がよい めがねをつけていても使いやすい
			欠点	携帯に不便 比較的高価
再生使用型	E. 保護めがねタイプ 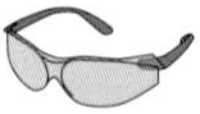	正面・上方からの飛沫を防護して眼を保護 下方,側面から飛沫曝露の可能性あり	利点	単回使用型に比べレンズの強度が高い 通気性がよい 曇りにくい 装着感に優れている
			欠点	固定が弱い めがねと同時装着できないものがある
	F. ゴーグルタイプ 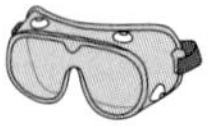	正面・側面・上方・下方からの飛沫を防護して眼を保護	利点	単回使用型に比べレンズの強度が高い 固定が強固
			欠点	曇りやすい 視界が狭くなる 重量がある 装着感に劣る
	G. フェイスシールドタイプ 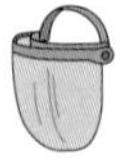	正面・上方からの飛沫を防護して眼・鼻・口を保護 シールドの形によっては側方・下方からの飛沫も防護可能	利点	単回使用型に比べレンズの強度が高い 通気性がよい めがねをつけていても使いやすい
			欠点	見た目に大げさになる印象がある

図9▶ 眼・顔面の PPE の種類〔職業感染制御研究会．感染予防のための個人防護具（PPE）の基礎知識とカタログ集 2022 年版．p.50 より作成，許諾を得て掲載〕

3）着脱方法
＜眼・顔面の PPE の装着方法＞（図 10）
①眼や顔面の PPE を装着前に手指衛生（手洗いまたは擦式アルコール消毒）を行う.
②眼の PPE の柄や縁，顔面の PPE のヘッドバンド側面を持って眼部（ゴーグル類）および顔面（フェイスシールド）を覆うように装着し，フィットするように調整する.
③フレームやバンドの部分でゆるみのないように固定したうえで，フィット調整する.

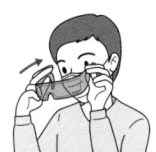
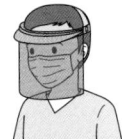

図10▶眼・顔面の PPE の装着方法〔職業感染制御研究会．感染予防のための個人防護具（PPE）の基礎知識とカタログ集 2022 年版．p.51 より作成，許諾を得て掲載〕

＜眼・顔面の PPE の外し方＞（図 11）
①眼や顔面の PPE の外面，特に前面は汚染しているので触れないようにする.
②眼の PPE の柄や縁，顔面の PPE のヘッドバンド側面をつかみ前方に向かって外す.
③眼や顔面の PPE を外した後は，手指衛生を行う.

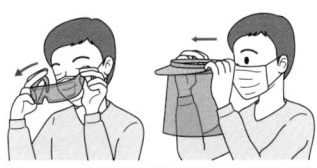

図11▶眼・顔面の PPE の外し方〔職業感染制御研究会．感染予防のための個人防護具（PPE）の基礎知識とカタログ集 2022 年版．p.51 より作成，許諾を得て掲載〕

5 処置別 装着個人防護具

- PPE を扱う際は，取り出す前，外した後に，必ず手指消毒を実施する.
- 施設により使用する PPE は異なるが，筆者の施設での一例（COVID-19 パンデミック時）を表 8 に提示する.

表8▶ 処置別 装着 PPE（筆者施設，COVID-19 パンデミック時）
○: 必ず使用

	N95マスク①	サージカル*1 マスク	アイシールド/ゴーグル*2（アイシールド付マスク）
一般検温（一般患者）	—	○	○③
中心静脈カテーテル挿入	—	○	○③
採血・留置針挿入など	—	○	○③
排液回収	—	○	○③
おむつ交換	—	○	○③
全身清拭・陰部洗浄	—	○	○③
吸痰	—	○	○③
ネブライザー設置⑤＋吸痰介助	—	○	○③
気管支鏡・喉頭鏡	○	○②	○③
上部内視鏡	○	○②	○③
マウスケア（歯磨きなどエアロゾル非発生手技時）	—	○ 二重	○③
創処置（血液、体液が飛散する可能性のあるとき）	—	○	○③
創処置（血液、体液が飛散する可能性がないとき）	—	○	○③
点滴混注・追加時（抗がん剤除く）	—	○	○
環境整備・シーツ交換	—	○	○
検体搬送時（搬送箱使用時）	—	○	—

☆N95マスク装着時は毎回，ユーザーシールチェックを実施．両手でマスクを完全に覆い（図12），息を吸ったり吐いたりする．鼻の周囲からの息漏れ時は，鼻の金具を調整．マスクの周囲からの息漏れ時は，頭側部に沿ってゴムひもを調整．調整後，再度チェック実施し，息漏れがないことの確認が必要．適切なフィットが得られない場合，予定処置には関わらない．

*1 ユニバーサルマスクとしての運用基準も含む．
*2 筆者の施設では眼の防護を標準予防策として実施している．特に患者がマスクを着用できない場合に徹底している．

①エアロゾル発生（発生の可能性）手技時に装着（基本1枚/1勤務．スポット使用時などは単回使用可も可）．紙袋に入れ，一時保管可．
②飛沫汚染予防として，N95マスクの上にサージカルマスクを装着．汚染時にはサージカルマスクを交換．
③アイシールドの代わりに，フェイスシールドでも可（使用後，アルコール含浸クロスで清拭消毒し再使用可: 再使用期限の設定はない）．
④プラスチック手袋使用，ニトリル手袋は使用しない．患者ごとに手袋を交換（同一患者環境でも作業内容ごとに手袋を交換）．
⑤設置，回収作業のみの場合はN95マスクの装着は不要．
⑥ISO規定: 検体搬送箱使用時の手袋は不要．検体を取り出す際，提出部門設置のプラスチック手袋を装着．検体搬送箱は使用後，アルコール含浸クロスで清拭する．

JCOPY 498-02148

非滅菌手袋	滅菌手袋	エプロン（非滅菌）	ガウン（長袖）（非滅菌）	滅菌ガウン	帽子
—	—	—	—	—	—
—	○	—	—	○	○
○	—	—	—	—	—
○	—	○	—	—	—
○	—	○ 通常時	○ 下痢時など	—	—
○	—	○	—	—	—
○	—	○	—	—	—
○	—	○	—	—	—
○	—	○	—	—	—
○	—	—	○	—	—
○	—	—	—	—	—
—	—	—	○	—	—
○	—	○	—	—	—
○	—	—	—	—	—
○④	—	—	—	—	—
—⑥	—	—	—	—	—

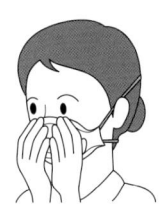

図12▶ ユーザーシールチェック
〔職業感染制御研究会. 感染予防のための個人防護具（PPE）の基礎知識とカタログ集 2022 年版. p.70 より作成，許諾を得て掲載〕

[参考文献]

1) Garner JS. Guideline for isolation precautions in hospitals. The Hospital Infection Control Practices Advisory Committee. Infect Control Hosp Epidemiol. 1996 ; 17: 53-80.

2) 日本規格協会. 単回使用検査・検診用ゴム手袋 JIS T9115: 2018. https://webdesk.jsa.or.jp/books/W11M0090/?bunsyo_id=JIS%20T%209115:2018

3) Patel HB, Fleming GJ, Burke FJ. A preliminary report on the incidence of pre-existing pinhole defects in nitrile dental gloves. Br Dent J. 2003; 195: 509-12; discussion 505.

4) 職業感染制御研究会. 感染予防のための個人防護具（PPE）の基礎知識とカタログ集 2022年版.

5) Rego A, Roley L. In-use barrier integrity of gloves: latex and nitrile superior to vinyl. Am J Infect Control. 1999; 27: 405-10.

6) Mangram AJ, Horan TC, Pearson ML, et al. Guideline for prevention of surgical site infection, 1999. Hospital Infection Control Practices Advisory Committee. Infect Control Hosp Epidemiol. 1999; 20: 250-78; quiz 279-80.

7) 職業感染制御研究会. 医療従事者のための使い捨て非滅菌手袋の適正使用に関する手引き（初版）. 2021. http://jrgoicp.umin.ac.jp/ppewg/im/ppeguide_glove_v1.pdf

8) Centers for Disease Control and Prevention. Strategies for conserving the supply of disposable medical gloves. https://www.cdc.gov/niosh/topics/pandemic/strategies-gloves.html

9) Casanova LM, Rutala WA, Weber DJ, et al. Effect of single- versus double-gloving on virus transfer to health care workers' skin and clothing during removal of personal protective equipment. Am J Infect Control. 2012; 40: 369-74.

10) Galante O, Borer A, Almog Y, et al. Double-gloving in an intensive care unit during the COVID-19 pandemic. Eur J Intern Med. 2022; 100: 127-9.

11) Siegel JD, Rhinehart E, Jackson M, et al; Health Care Infection Control Practices Advisory Committee. 2007 guideline for isolation precautions: preventing transmission of infectious agents in health care settings. Am J Infect Control. 2007; 35 (10 Suppl 2): S65-164.

12) Wang X, Ferro EG, Zhou G, et al. Association between universal masking in a health care system and SARS-CoV-2 positivity among health care workers. JAMA. 2020; 324: 703-4.

13) 日本衛生材料工業連合会 全国マスク工業会. マスクのJISについて，及び日衛連が計画するJIS適合性審査について「JIS T9001 医療用マスク，一般用マスク」. https://www.jhpia.or.jp/about/jis/img/jis_works_t9001.pdf

14) ASTM International. Standard specification for performance of materials used in medical face masks. https://www.astm.org/f2100-11.html

〈伊東直哉〉

2-3 呼吸器衛生/咳エチケット

1 呼吸器衛生/咳エチケットとは

● 呼吸器衛生/咳エチケットは，呼吸器感染症病原体の飛沫や接触による伝播を患者自身が防止するための標準予防策の一つである[1]．
● この戦略は未診断の感染性の呼吸器感染症患者，同伴家族，友人を対象とし，医療施設に入る呼吸器症状のある全ての人に適用される．

2 呼吸器衛生/咳エチケットの要素

● 以下の5つの要素が含まれる[1,2]．

> ①医療施設のスタッフ，患者，訪問者の教育．
> ②患者，同伴家族，友人への指示を，適切な言語で掲示すること．
> ③咳をするときにティッシュで口や鼻を覆い，使用したティッシュを速やかに廃棄する．あるいはサージカルマスクを着用する．ティッシュ，マスクが間に合わない場合は腕で口を覆い飛沫の拡散を防ぐ．
> ④呼吸器分泌物に触れた後の手指衛生．
> ⑤空間分離：共通の待合室では，可能な限り，呼吸器感染者を1m以上離す．

[参考文献]
1) Siegel JD, Rhinehart E, Jackson M, et al.; Health Care Infection Control Practices Advisory Committee. 2007 guideline for isolation precautions: preventing transmission of infectious agents in health care settings. Am J Infect Control. 2007; 35 (10 Suppl 2): S65-164.
2) 厚生労働省ホームページ．咳エチケット．https://www.mhlw.go.jp/stf/seisakunitsuite/bunya/0000187997.html

〈伊東直哉〉

2-4 その他の標準予防策の内容

1 患者配置

- 患者配置を決定する際には，感染性因子の伝播の可能性を考慮する．
- 周囲環境を汚染する危険性の高い患者，または衛生管理に協力を期待できない患者は可能であれば個室に配置する[1,2]．
- 次の原則に基づいて患者配置を決定する．

①既知の，または，未知の感染性因子の伝播経路．
②感染患者における伝播の危険因子．
③患者を配置しようと考えられている区域または病室における他の患者への医療関連感染の危険因子．
④個室利用の可能性．
⑤相部屋についての患者の選択（たとえば，同じ感染症患者とのコホーティング）．

2 患者ケアに使用した器具および器械/装置の取り扱い

- 血液または体液で汚染されているまたは，汚染の可能性のある器具を扱う場合は，予測される汚染の程度に応じて，個人防護具を使用する．
- 再使用可能な器具は，その対象の感染のリスクをカテゴリー分類したうえで，適切な洗浄・消毒・滅菌方法を選択し，処理をしてから使用する（第10章「洗浄・消毒・滅菌」に示す）．
- 再生不可能な器具は，感染性廃棄物として適切に廃棄すること．

3 環境管理[1,3]

- 患者周辺の環境表面は，汚染やほこりがないように清掃する．
- 患者に隣接する表面（ベッド柵，ベッドテーブル，床頭台）や手がよく触れる環境表面，すなわち高頻度接触環境表面（ドアノブ，ベッドの手すり，ライトのスイッチ，病室のトイレの中やそのまわりの表面）はその他の表面より頻回に清掃することが推奨される（**表1**）[3]．
- 床は医療関連感染の起因微生物で汚染されているが[4]，床などの人の手の接触頻度が低い水平面に対して過剰な消毒を行うことは推奨されていない．
- 病院のプライバシーカーテンは，薬剤耐性菌や Clostridioides difficile[5,6]に汚染されている．そのため感染源となる可能性が指摘されているが，実際に感染源となったことを示すデータは乏しい．CRE（カルバペネム耐性腸内細菌目細菌）の感染対策ガイドラインでは[7]，退院清掃の際に交換することが推奨されているが，その他の微生物に対して同様の運用を行う必要があるかは明確ではない．

JCOPY 498-02148

表1▸患者ケア区域の環境表面のための清掃と消毒（Sehulster, et al.[3] より）

①通常清掃を行う表面（たとえば，床，壁，テーブルトップ）は，常に目で見て清潔に保つ[3].
②患者ケア区域では，❶表面についている汚れがないかはっきりしない場合（たとえば，血液や体液なのか，あるいは日常的な塵埃やごみか），あるいは，❷多剤耐性菌が存在するかどうかはっきりしない場合は，ワンステッププロセスで病院用・全般使用目的の洗剤・消毒薬を使用する（表2）.
③患者ケア区域以外は，洗剤と水で清掃すれば十分である（たとえば，事務局）.
④高頻度接触環境表面は，あまり触れないところより頻繁に清掃・消毒する.
⑤患者ケア区域の壁，ブラインドやカーテンは塵埃が堆積していたり，目で見て汚れていれば掃除する.
⑥患者ケア区域では，消毒薬の噴霧を行わないこと.
⑦噴霧やエアロゾルを発生させたり，塵埃を拡散するような広域の表面を清掃する方法は，患者ケア区域では行わない.
⑧その日あるいは夜の最後の手術の後は，手術室の床を消毒薬でディスポーザブルのモップか水洗い式掃除機で清掃する.
⑨手術室や感染予防管理を行っている患者病室への入口に粘着性マットを使用しない.
⑩免疫能の低下している患者（たとえば，造血幹細胞移植患者）用のケア区域では適切な塵埃除去方法を使用する〔❶水平の表面はEPA（Environmental Protection Agency; 米国環境保護庁）承認の病院用洗剤・消毒薬を少量使い，ぬらした布切れを使って毎日拭き掃除をする，❷塵埃を拡散するような方法（たとえば，羽ばたき）は避ける〕.

表2▸環境表面に用いる主な消毒薬（PIDAC[8], CDC[9] より）

種類	アルコール（60〜80%）	次亜塩素酸ナトリウム	第四級アンモニウム塩	加速化過酸化水素
抗微生物作用	細菌，真菌，エンベロープウイルス，抗酸菌	細菌，真菌，ウイルス，抗酸菌，芽胞（5,000 ppmで10分間）	細菌，真菌，エンベロープウイルス	細菌，ウイルス，真菌，抗酸菌，芽胞
用途	・ノンクリティカル環境表面 ・耐性菌対策 ・広い表面への使用には適さない	・C. difficile対策 ・血液汚染処理 ・吐物処理	・ノンクリティカル環境表面 ・耐性菌対策	・ノンクリティカル環境表面 ・血液汚染処理 ・吐物処理
特徴	・残留性がない ・非腐食性 ・揮発で濃度低下 ・引火性 ・プラスチックチューブの硬化と膨張 ・シリコンに有害 ・ゴムの硬化 ・接着剤の劣化 ・有機物で不活化	・不燃性 ・>500 ppmで金属に対して腐食性 ・有機物で不活化 ・皮膚・粘膜刺激 ・口腔内，食道，胃の化学的熱傷（換気の良い場所で使用） ・漂白作用 ・塩分が残留する	・非腐食性 ・抗微生物スペクトラムが狭い ・綿，水の硬度，マイクロファイバーなど様々な素材で活性低下 ・呼吸器・皮膚への刺激やアレルギー反応あり	・残留性がない ・非腐食性 ・接触時間が短い ・毒性が低い ・幅広い材質に適合 ・金属を腐食しない ・有機物で不活化されにくい

- 環境表面に用いる消毒薬を選択するにあたって（表2），①成分（目的としている微生物に対する効果），②材質適合性（材質を傷めないか），③作業者・患者への安全性，④接触時間（環境を拭いてから効果発揮するまでの時間）を考慮する．

4 リネンの取り扱い

- 使用前のリネンはほこりがかぶらないように，清潔に保管する．
- 血液，湿性生体物質，排泄物で汚染されたリネンは，皮膚や粘膜，衣類，周囲の環境を汚染しないよう，袋や容器に入れ，運搬を行う．
- リネンの洗濯は感染性にかかわらず，国内では 80℃ 10 分以上の熱水による洗濯が推奨される[10]．CDC は洗剤を用い 71℃以上で 25 分以上の洗濯を推奨している[3]．

5 安全な注射手技

- 針，メスなどの鋭利物を使用する際，処置後の鋭利物を取り扱う際，使用後の器具を洗浄する際，使用された針を廃棄する際には，以下に注意し針刺し防止に留意すること．

---

①原則リキャップしない．
②リキャップが必要なときは片手すくい上げ法などを用いる．
③安全器材を用いる．
④使用後のシリンジおよび針，メス刃などの鋭利物は，指定された針捨てボックスに廃棄する．
⑤使用した鋭利器材は耐貫通性容器に廃棄する．

---

6 腰椎穿刺における感染制御手技

- 脊柱管や硬膜下腔にカテーテルを留置したり，注射をしたりする際（脊髄造影，腰椎穿刺，脊椎・硬膜外麻酔など）には，サージカルマスクを着用する．

[参考文献]
1) Siegel JD, Rhinehart E, Jackson M, et al.; Health Care Infection Control Practices Advisory Committee. 2007 guideline for isolation precautions: preventing transmission of infectious agents in health care settings. Am J Infect Control. 2007; 35 (10 Suppl 2): S65-164.
2) Mulin B, Rouget C, Clément C, et al. Association of private isolation rooms with ventilator-associated Acinetobacter baumanii pneumonia in a surgical intensive-care unit. Infect Control Hosp Epidemiol. 1997; 18: 499-503.
3) Sehulster L, Chinn RY; CDC; HICPAC. Guidelines for environmental infection control in health-care facilities. Recommendations of CDC and the Healthcare Infection Control Practices Advisory Committee (HICPAC). MMWR Recomm Rep. 2003; 52 (RR-10): 1-42.
4) Deshpande A, Cadnum JL, Fertelli D, et al. Are hospital floors an underappreciated reservoir for transmission of health care-associated

pathogens? Am J Infect Control. 2017; 45: 336-8.

5) Trillis F 3rd, Eckstein EC, Budavich R, et al. Contamination of hospital curtains with healthcare-associated pathogens. Infect Control Hosp Epidemiol. 2008; 29: 1074-6.

6) Ohl M, Schweizer M, Graham M, et al. Hospital privacy curtains are frequently and rapidly contaminated with potentially pathogenic bacteria. Am J Infect Control. 2012; 40: 904-6.

7) Friedman ND, Carmeli Y, Walton AL, et al. Carbapenem-resistant enterobacteriaceae: a strategic roadmap for infection control. Infect Control Hosp Epidemiol. 2017; 38: 580-94.

8) Provincial Infectious Diseases Advisory Committee (PIDAC). Best practices for environmental cleaning for prevention and control of infections in all health care settings, 3rd edition. 2018.

9) Centers for Disease Control and Prevention (CDC). Guideline for disinfection and sterilization in healthcare facilities, 2008. Update: May 2019. https://www.cdc.gov/infectioncontrol/pdf/guidelines/disinfection-guidelines-H.pdf?_fsi=vNqX5rOR&_fsi=vNqX5rOR

10) 厚生労働省. 感染症法に基づく消毒・滅菌の手引き. 2018. https://www.mhlw.go.jp/content/000548441.pdf

〈伊東直哉〉

3-1 総論

1. 接触予防策の概要

1 接触感染とは

● 直接接触（患者ケアをする際，患者の皮膚に直接触れる）や，間接接触（患者の周囲の物に触れる）により伝播する感染である[1].

2 接触予防策が適応となる代表的疾患

● 腸管感染症: ノロウイルス，ロタウイルス，*Clostridioides difficile*，腸管出血性大腸菌，赤痢など
● 多剤耐性菌: MRSA（methicillin-resistant *Staphylococcus aureus*，メチシリン耐性黄色ブドウ球菌），VRE（vancomycin-resistant Enterococci，バンコマイシン耐性腸球菌）・MDRP（multidrug-resistant *Pseudomonas aeruginosa*，多剤耐性緑膿菌），ESBL（extended spectrum beta lactamase）産生菌など
● 疥癬・シラミ症
● 膿痂疹など
● その他のウイルス感染症: ウイルス性出血熱（エボラ，ラッサ，マールブルグ），急性ウイルス性（出血性）結膜炎，新生児または皮膚粘膜の単純ヘルペスウイルス感染症，乳幼児における RS ウイルスなど
● 小児の気道感染症は，鼻汁や涎で汚染されていることが多いため，接触予防策が必要なことが多い.

3 対策の実際

1）患者配置
● 原則として個室隔離とする.
● 個室隔離が不可能であれば，同じ微生物による感染症患者を一つの病室に収容してもよい（コホーティング）.
● コホーティングが不可能であれば，以下に留意して接触予防策を必要とする患者を配置する.

・感染によって不利な結果の危険性が増大する可能性のある症状，または伝播を促進する可能性のある症状を呈する患者（たとえば，易感染患者，開放創のある患者，または長期入院患者）に，接触予防策を受ける患者を同室させることは避ける.
・患者が互いに物理的に離れている（たとえば，1 m 以上離れている）

JCOPY 498-02148

　　ことを確認する．直接接触する機会を最小限にするために，ベッド
　　間のプライバシーカーテンを引いておく．
- １名または両方の患者が接触予防策を施されているかどうかには無
　関係に，同室の患者に接触する際には，個人防護具（personal
　protective equipment: PPE）を取り替え，かつ手指衛生を実施す
　る．

- 個室隔離の必要性の順序（表1）に応じて個室収容を考える．
- 専用スリッパ，陰圧空調は不要（扉は開放可）．
- 電子カルテは部屋に持ち込まない．
- 食器類は通常通り（配膳・下膳は最後に行う）．
- 患者の便・尿は消毒不要（そのまま流してよい）．
- 患者使用後の便器などは，アルコール含浸クロスで清拭する（高頻度接
　触部位）．
- 患者退室時，原則として部屋の清掃を十分行い，必要に応じ環境消毒を
　実施する．
- 患者・医療者が触れる箇所（ドアノブ，ベッド柵など）は１日１回以上
　清拭清掃する．

表1▶個室隔離の必要性の順序（必要性: 高→中→低の順に個室収容
　　を考える）

必要性: 高	・排菌が多量で，排菌場所が覆えない状態 ・広範な皮膚の化膿性びらんを伴う皮膚疾患患者 ・大量の下痢を伴う患者 ・気管切開または，気管内挿管をした肺炎患者
必要性: 中	・排菌が多量であるが，排菌箇所がガーゼなどで覆える状態 ・創感染者 ・ドレーン挿入を伴う胸膜炎や腹膜炎患者 ・気管切開または気管内挿管を伴わない肺炎患者 ・中心静脈カテーテルが挿入されている菌血症患者 ・尿路カテーテルが挿入されている患者
必要性: 低	・排菌が少量の状態 ・中心静脈カテーテルが挿入されていない菌血症患者 ・尿路カテーテルが挿入されていない患者 ・保菌者

2）物品の準備

- 病室の扉に，接触予防策を実施していることがわかるようにピクトグラ
　ムなどを掲示する．
- 以下の物品を準備し，病室の入口（廊下）に配置．

- 擦式消毒用アルコール製剤
- プラスチック手袋（箱のまま）
- ビニールエプロン（箱のまま）
- アイソレーションガウン（必要時）
- 環境除菌用ウェットクロス

- 病室内に感染性廃棄物容器を設置する.
- 体温計・血圧計・聴診器は患者専用とするため, 部屋の中に設置する.
- ディスポ手袋を室内に1箱設置する.

3）医療従事者の入退室手順

＜入室手順＞

①手袋・ビニールエプロンを装着する.
②擦式消毒用アルコール製剤で手指衛生を実施する.

＜退室手順＞

①退室前に, 部屋の中で手袋・ビニールエプロンを外し, 感染性廃棄物容器へ捨てる.
②擦式消毒用アルコール製剤で手指衛生を実施し, 部屋を出る.
③患者に使用した氷枕などは, 部屋を出たところで, 環境除菌用ウェットクロスで消毒し, 元の位置に戻す.

4）患者移動

- 原則的には接触予防策実施患者の移送は, 治療上やむを得ない場合のみとする.
- 移送が必要なときは, 患者の身体の感染部位または病原体定着部位が覆われていることを確認する.
- 検査などで入院患者が病室外へ出る場合以下のようにする.

①検査室へ患者が接触予防策中であることを電話連絡する.
②患者に擦式消毒用アルコール製剤で手指衛生を行ってもらい, 病室外へ出ることによる病原体の拡散を防ぐ.
③患者をストレッチャーや車いすで搬送する場合は, 患者をストレッチャーや車いすへ移動した後, 汚染したPPEは室内で脱いで破棄し, 手指衛生を実施する.
④患者移送中はPPE着用の必要はない.
⑤移送先で患者に接触するときに, 新たなPPEを装着し患者移送を介助する.
⑥患者移送に使用したストレッチャーや車いすは, 患者に使用後環境除菌用ウェットクロスで清拭して室外へ出す.

5）器具・器材の消毒

- 接触予防策が解除になったら, 患者に使用したノンクリティカル器材（粘膜などに直接接触しない器材: 血圧計・聴診器など）は, 環境除菌用ウェットクロスで清拭する.

6）リネン

- 使用後のシーツ類は洗浄処理されるまで他への汚染拡大を防ぐよう注意する.
- 洗濯は, 通常の工程で可.

7）食器類の扱い

- 通常の工程で可.

8）環境

- 環境表面（オーバーテーブル, 床頭台, ベッド柵, ドアノブなど）は,

JCOPY 498-02148

最低 1 日 1 回環境除菌用ウェットクロスで清拭する.
- 清掃性を高めるため，患者周囲は整理整頓を心がける．床面に接する
コードや医療器具をまとめ，ほこりや汚染が蓄積しないようにする.
- 便座は消毒用アルコールで清拭する.
- 浴槽の清掃は，一般の清掃と同じでよい.

9）分泌物・排泄物の処理
- 喀痰などが付着したティッシュは，部屋の中に設置してある感染性廃棄
物容器に廃棄する.
- 排泄物の処理は通常の方法でよい.

10）患者指導
- 適時，手洗い（手指衛生）を実施するように指導をする.

11）外来での対応
- 外来患者には，接触予防策は適用しない．しかし，患者接触後の手指衛
生は確実に実施する.

12）その他
- 点滴接続時などは，手袋をいったん外し，擦式消毒用アルコール製剤で
手を清潔にした後，新しい手袋を装着する.
- 病室内で使用した機器を病室外へ持ち出すときには，環境除菌用ウェッ
トクロスで清拭後，病室外へ出す.
- 便や滲出液などに触れた後など，同一患者でも異なる部位へ触れるとき
には，その都度手袋を交換する.
- 聴診器は，使用前後にイヤーチップを環境除菌用ウェットクロスで消毒
する.
- PHS は部屋の中では使用しない．やむを得ず使用した場合は，使用後環
境除菌用ウェットクロスで清拭する.
- 電子カルテは，病室内に持ち込まない．病室内で使用した場合は，病室
外に出すときに，環境除菌用ウェットクロスで清拭する.
- 接触予防策が必要な患者の配膳・下膳は，ナース配膳・下膳とする.

[参考文献]
1) Siegel JD, Rhinehart E, Jackson M, et al.; Health Care Infection Control
Practices Advisory Committee. 2007 guideline for isolation precautions:
preventing transmission of infectious agents in health care settings. Am
J Infect Control. 2007; 35（10 Suppl 2): S65-164.

〈伊東直哉〉

2. 飛沫予防策の概要

1 飛沫感染とは

● 粒径 5 μm 以上の大きい飛沫粒子に付着した微生物による感染[1].
● 咳, くしゃみ, 会話, 気管内吸引などによって飛んだ微生物を含む飛沫を吸入, 粘膜に付着することにより感染する.
● 特別な空調管理（陰圧個室管理）は原則必要ないが, 室内の換気は重要である.

> **MEMO** ▶ エアロゾル感染とは
>
> 用語および定義の統一化が行われておらず, 特に飛沫とエアロゾルの区別が難しく, 混乱をきたしている. エアロゾルとは, 気体中に液体ないしは固体の微粒子が広がった状態を指す. 微粒子の大きさは 1 μm 未満から 100 μm 程度まで様々である. エアロゾル感染は, このような空気中をただよう微粒子内に病原体が含まれていて, この微粒子を介して感染することを指す. エアロゾル感染は, その感染経路として「飛沫感染」と「空気感染（飛沫核感染）」を包含している用語である. 従来, 飛沫と飛沫核との境界は 5 μm と考えられてきたが, 100 μm とすべきという意見もある[2]. これは, 1.5 m の高さで静止した空気中で 5 秒以上浮遊し, 1〜2 m 離れた場所まで到達する最大の粒子径が 100 μm だからである. 空気感染と飛沫感染は連続したスペクトラムのなかにあり[2,3], 特にエアロゾル発生手技においては, N95 マスクや換気が重要である.

2 飛沫予防策が適応となる代表的疾患

● インフルエンザウイルス感染症
● *Haemophilus influenzae* type b による急性喉頭蓋炎
● 髄膜炎菌感染症
● ムンプスウイルス感染症
● マイコプラズマ肺炎
● パルボウイルス B19 感染症
● 百日咳
● 風疹
● A 群溶連菌性咽頭炎・肺炎・猩紅熱・壊死性筋膜炎
● 新型コロナウイルス感染症（COVID-19）

3 対策の実際

1）患者配置

● "原則" として個室隔離とする. 個室の数が限られている場合は, 以下の観点から患者配置を決定する[1].

・咳や痰の多い患者を優先的に個室隔離する.
・個室隔離が困難ならば同じ微生物の感染症患者は同室に収容しても

JCOPY 498-02148

よい.

- ・個室隔離やコホーティングが難しい場合は，以下の点に注意して同室患者を選択する.
  - ・感染症を発症した場合に有害な結果を招くリスクがある，または伝播を促進させる可能性がある患者（免疫不全患者，長期入院患者など）との同室は避ける.
  - ・患者間はカーテンなどで仕切り，1 m 以上の間隔をあける.
  - ・同室患者に接触する前に，PPE は全て交換し，手指衛生を行う.

- 個室は陰圧設定の空調設備は必要ない.
- 血圧計・聴診器などの医療器具は可能な限り患者専用にする（清拭消毒し共有可能）.
- 感染性を有する時期の患者は，室外に出ることを制限する.
- 室外のトイレやシャワーは使用してもよい.
- 患者退室後の環境は通常清掃で可．30 分程度の換気を実施.

2）物品の準備
- 病室の扉に，飛沫予防策を実施していることがわかるようにピクトグラムなどを掲示する.
- 以下の物品を準備し，病室の入口（廊下）に配置.

- ・部屋の入口にサージカルマスクを準備する[1].
- ・病室内に感染性廃棄物容器を設置する.

3）医療従事者の入退室手順
<入室手順>
①サージカルマスクを着用する.
②擦式消毒用アルコール製剤で手指衛生を実施する.
<退室手順>
①退室前に，部屋の中でサージカルマスクを外し（患者から 1 m 以上離れてから），感染性廃棄物容器へ捨てる.
②擦式消毒用アルコール製剤で手指衛生を実施し，部屋を出る.

4）患者移動
- 特殊な場合を除いては，患者の活動は室内に制限する.
- 検査などで入院患者が病室外へ出る場合以下のようにする.

---

①検査室へ患者が接触予防策中であることを電話連絡する.
②やむを得ず患者が病室外に出るときには，サージカルマスクを着用してもらい，病原体の拡散を防止する.

5）器具・器材の消毒
- 標準予防策に準じる.

6）リネン
- 標準予防策に準じる.

7）食器類の扱い
- 通常の工程で可.

8）環境
- 特別な対策は必要ない.

9）分泌物・排泄物の処理
- 喀痰などが付着したティッシュは，部屋の中に設置してある感染性廃棄物容器に廃棄する.
- 排泄物の処理は通常の方法でよい.

10）患者指導
- 適時，手洗い（手指衛生）を実施するように指導をする.
- 患者の病室からの移動は控えさせる.
- 病室外に出るときは，サージカルマスクを着用させる.

［参考文献］
1）Siegel JD, Rhinehart E, Jackson M, et al.; Health Care Infection Control Practices Advisory Committee. 2007 guideline for isolation precautions: preventing transmission of infectious agents in health care settings. Am J Infect Control. 2007; 35（10 Suppl 2）: S65-164.
2）Wang CC, Prather KA, Sznitman J, et al. Airborne transmission of respiratory viruses. Science. 2021; 373: eabd9149.
3）Leung NHL. Transmissibility and transmission of respiratory viruses. Nat Rev Microbiol. 2021; 19: 528-45.

〈伊東直哉〉

3. 空気予防策の概要

1　空気感染とは

● 直径 5 μm 以下の飛沫核となった小粒子が浮遊し，空気の流れによって広く拡散・伝播し感染する[1]．
● 空気感染は，絶対的空気感染と優先的空気感染に分類される．
● 絶対的空気感染は，自然環境において，飛沫核の付着によってのみ伝播する病原体を指す（肺結核など）．
● 優先的空気感染は，複数の経路により感染が生じるが，主な感染経路は飛沫核である病原体を指す（麻疹や水痘など）．

2　空気予防策が適応となる代表的疾患

● 結核（肺，気道，ドレナージ中）
● 麻疹
● 水痘
● 免疫不全患者の帯状疱疹
● 播種性帯状疱疹
● SARS（重症急性呼吸器症候群）
● COVID-19（エアロゾル発生リスクの高い環境）

3　対策の実際

1）患者配置

● 空気感染隔離室（airborne infections isolation room: AIIR），いわゆる陰圧隔離室で管理する[1]．AIIR では，病室内が陰圧となり，1 時間に 6〜12 回の換気がなされ，空気は病室から建物の外部に直接排気されるか，病室に戻る前に HEPA（high efficiency particulate air）フィルタで濾過されてから再循環される．
● 入室時には抗体価の有無にかかわらず，スタッフは N95 マスクを着用する．
● 個室の扉は常時閉めておく．
● 患者の室外への移動は厳しく制限する．やむを得ず出る場合は，サージカルマスクを着用させる（患者に N95 マスクを装着させないこと）．

MEMO ▶ 患者に N95 マスクを装着させたほうがよいか？
　　　マスクなどの呼吸器防護具は呼吸器系の機能が著しく低下している人は着用すべきではない．ただし，「医療施設における結核菌感染対策のためのガイドライン（2005）」のなかで，米国疾病対策センター（CDC）は「結核患者，結核の疑いのある患者は隔離区域から離れる場合には，サージカルマスクを着用すること」としている．

● 麻疹・水痘の場合は，免疫を有さないスタッフは麻疹・水痘の患者の部屋に入らない（妊娠初期の職員は抗体価が確認されていても，極力対応を避ける）．

2）物品の準備
● 病室の扉に，空気予防策を実施していることがわかるようにピクトグラムなどを掲示する．
● 以下の物品を準備し，病室の入口（廊下）に配置．

> ・病室前に N95 マスクを準備する．
> ・病室前に感染性廃棄物容器を設置する．

3）医療従事者の入退室手順
＜入室手順＞
①病室前で N95 マスクを着用する．
②N95 マスクを装着する者は，事前にフィットテストを受け，自分にあったサイズのマスクを着用する．
③N95 マスク装着時は，マスク装着ごとに必ずユーザーシールチェックを行い，空気がマスクの外側に漏れていないかを確認する（N95 マスクは誤った着用方法では感染防御効果が得られないので注意する）．
④N95 マスク装着後，擦式消毒用アルコール製剤で手指衛生を図った後，病室へ入室する．

MEMO ▶ フィットテスト[2]
- ・フィットテストは，医療従事者が安全および正しい着用方法を身につけるためのトレーニングである．自分にあった N95 マスクを確認するために行う．
- ・N95 マスクの導入時，その後は年に 1 回，それ以外でも，①結核菌の感染リスク，②着用者の顔の形状，③呼吸機能に影響する病態，④マスクの物理的性状（同じモデル番号であっても），⑤指定されたマスクのモデルや大きさ，に基づいて適宜実施する．
- ・フィットテストには，定性的フィットテストと定量的フィットテストがある．
- ・定性的フィットテストは，フードをかぶり，その内側でエアロゾル化した物質〔①サッカリン・ナトリウム（甘味），②Bitrex® 苦味剤など〕を噴霧し検査を行う．N95 マスクを着用した状態で味を感じれば，漏れが生じていることが明らかになる．利点は簡単に費用をかけずにフィット性を確認できることで，欠点は味覚障害があればチェックができなかったり，客観性に欠ける点があげられる．
- ・定量的フィットテストは，室内粉塵を用いて N95 マスクの顔面への密着性を測定する．専用の機器を使い，N95 マスクの外側と内側の粒子の割合を測定し，漏れ率を定量的に示す．利点は，正確な数値で客観的にフィット率を測定することができ，満足度が高い．欠点として，機器が高額であり，機器の準備が煩雑であるという点があげられる．フィットファクター（FF）は外側の粒子の数/内側の粒子の数で計算され，FF100 以上（漏れ率 1.0%以下）が合格ラインである．

 JCOPY 498-02148

MEMO ▶ **ユーザーシールチェック**

- N95 マスク装着時には，顔の密着性を確認するために，装着時に必ずユーザーシールチェックを実施する．
- マスクが十分開いているか，鼻当てがきちんと密着しているかを確認し，手を当てて息を吸ったり吐いたりして隙間がないかチェックする．
- 脇や鼻周辺から息の漏れがあれば，もう一度ゴムバンドや鼻当てを調整して，シールチェックをやり直す．

＜退室手順＞

● 退室後，擦式消毒用アルコール製剤で手指衛生を実施し，N95 マスクを廃棄または保管する．

＜マスクの継続使用と再使用について＞

● マスクの供給不足が懸念される場合は，「継続使用」と「再使用」を考慮する[3]．

■ 継続使用 (extended use) [3]

● 「同一医療従事者が同じ N95 マスクを外さずに着用すること」であり，同じ呼吸器感染症に罹患する複数の患者が専用のエリア・ユニット内にいる場合に適用される．

■ 再使用 (reuse)

● 複数回患者の対応をする際に同じ N95 マスクを使用するが，対応のたびに N95 マスクを外すことを指す．
● N95 マスクは，次の患者の対応をする直前に再装着するために，対応と対応の合間は保管しておく必要がある．
● 接触感染が懸念されない病原体による感染症患者の対応については（例：結核），平常時に N95 マスクの再使用が何十年も運用されてきている．接触感染が懸念される病原体（水痘ウイルス，麻疹ウイルス，SARS-CoV-2 など）については，原則として再使用を行わない．

＜再使用マスクの保管法＞

● N95 マスクが目に見えて汚れた場合や損傷した場合は廃棄する．
● 再使用する場合，マスクのフィルターを損傷させない，湿気を持ったまま保存しない，ゴムひもを伸ばしてしまうような保存はしないことに注意する．
● マスクが湿気を持った状態だと，何らかの細菌が増殖したり，臭いが発生したりするため，乾燥を心掛け保管する（ビニール袋ではなく，紙袋などに保存するのがよい．ビニール袋使用時は，口を縛らずに保管する）．簡易ロッカーなどに，マスクのゴムひもをひっかけて保存すると，ゴムが伸び，顔とマスクの装着が甘くなるため避ける．
● N95 マスクには，耐油性がないため（N＝not resistant to oil），マスク表面に油性ペンで名前を記載しないこと．フィルター損傷のおそれがある．
● 再使用可能回数はマスクの性能と経時的な汚染の程度等により影響されるが，原則として最大 5 回までとする[3,4]．

＜N95 マスクの再使用方法＞

● N95 マスクの除染は通常認められない．

- しかしながら，マスクの供給不足時にどうしても除染後の再使用が必要になる場合は，「N95 マスクの例外的取扱いについて」[5]における除染方法を検討する．

■ 過酸化水素水プラズマ滅菌器を用いた再使用法

- 手術器具の滅菌などに用いられている過酸化水素水プラズマ滅菌器の使用により，N95 マスクの滅菌および再使用が可能である．
- ただし，3 回の再使用で N95 マスクの換気能が低下するため，再使用は 2 回までにする．

■ 過酸化水素水滅菌器を用いた再使用法

- 手術器具の滅菌などに用いられている過酸化水素水滅菌器の使用により，N95 マスクの滅菌および再使用が可能である．
- 10 回までの再使用が可能．

■ 1 人に 5 枚の N95 マスクを配布し，5 日間のサイクルで毎日取り替える再使用法

- SARS-CoV-2 はプラスチック，ステンレス，紙の上では 72 時間しか生存できないことが報告されている．
- N95 マスクを 1 人につき 5 枚配布するとともに，使用したものを通気性のよいきれいなバッグに保管し，毎日取り替えて 5 日間のサイクルで使用する．

4）患者移動

- 特殊な場合を除いては，患者の活動は室内に制限する．やむを得ず患者が室外に出るときには，サージカルマスクを着用してもらい，病原体の拡散を防止する．

5）器具・器材の消毒

- 特別な消毒は必要ない．

6）リネン

- 特別な消毒は必要ない．

7）食器類の扱い

- 通常の工程で可．

8）環境

- 時間換気回数（air changes/hour: ACH）と空気中汚染物質除去 99%および 99.9%に必要な時間は表 1 の通り[6]．
- 患者退室後室内の空気が 99%以上置換されるまでは使用禁止とする．

9）分泌物・排泄物の処理

- 喀痰などが付着したティッシュは，ビニール袋に入れ，部屋の中の感染性廃棄物容器に捨てる．
- 患者の喀痰や排泄部位に触れるときは，手袋を着用する．
- 手袋着用後は，部屋の中で手袋を外し，擦式消毒用アルコール製剤で手指衛生を行う．

表1▶時間換気回数と空気中汚染物質除去
(99%, 99.9%)に要する時間(Sehulster, et al.[6]より)

換気回数 (回/h)	99%除去に 必要な時間（分）	99.9%除去に 必要な時間（分）
2	138	207
4	69	104
6	46	69
8	35	52
10	28	41
12	23	35
15	18	28
20	14	21
50	6	8

[参考文献]
1) Siegel JD, Rhinehart E, Jackson M, et al.; Health Care Infection Control Practices Advisory Committee. 2007 guideline for isolation precautions: preventing transmission of infectious agents in health care settings. Am J Infect Control. 2007; 35 (10 Suppl 2): S65-164.
2) Jensen PA, Lambert LA, Iademarco MF, et al.; CDC. Guidelines for preventing the transmission of Mycobacterium tuberculosis in health-care settings, 2005. MMWR Recomm Rep. 2005; 54 (RR-17): 1-141.
3) Centers for Disease Control and Prevention (CDC). Implementing filtering facepiece respirator (FFR) reuse, including reuse after decontamination, when there are known shortages of N95 respirators. https://www.mhlw.go.jp/content/0000619975.pdf
4) Bergman MS, Viscusi DJ, Zhuang Z, et al. Impact of multiple consecutive donnings on filtering facepiece respirator fit. Am J Infect Control. 2012; 40: 375-80.
5) 厚生労働省新型コロナウイルス感染症対策推進本部. N95マスクの例外的取扱いについて（令和2年5月28日付）. https://www.mhlw.go.jp/content/000621007.pdf
6) Sehulster L, Chinn RY.; CDC; HICPAC. Guidelines for environmental infection control in health-care facilities. Recommendations of CDC and the Healthcare Infection Control Practices Advisory Committee (HICPAC). MMWR Recomm Rep. 2003; 52 (RR-10): 1-42.
7) WHO. Infection prevention and control of epidemic-and pandemic prone acute respiratory infections in health care. https://www.who.int/publications/i/item/infection-prevention-and-control-of-epidemic-and-pandemic-acute-respiratory-infections-in-health-care

〈伊東直哉〉

4. 特定の感染症と状態に推奨される予防策の種類と期間

- 主に 2007 年の CDC の隔離予防策のためのガイドラインに基づいて[1]，特定の感染症と状態に推奨される予防策の種類と期間についてまとめる（表 1）.

表1▶ 特定の感染症と状態に推奨される予防策の種類と期間
(Siegel, et al.[1] より)

感染症/状態	予防策		
	種類	期間	備考
あ			
アクチノミセス症 Actinomycosis	標準		ヒト-ヒト伝播はみられない.
アスペルギルス症 Aspergillosis	標準		大きな軟部組織感染で，大量の排膿や頻回の洗浄が必要ならば，接触予防策・空気予防策を行う.
圧迫潰瘍（褥瘡），感染性 Pressure ulcer (decubitus ulcer, pressure sore) infected			
広範	接触	罹病期間中	排膿が止まるまで，もしくはドレッシングで封じ込められるまで.
限局性	標準		ドレッシングで被覆されていて，排膿が封じ込められている場合.
アメーバ症 Amebiasis	標準		ヒト-ヒト伝播は稀. 精神障害者のための施設や家族間伝播が報告されている. おむつの幼児や精神障害者の取り扱い時には注意する.
RS ウイルス感染症 Respiratory syncytial virus infection 幼児，年少小児，免疫不全の成人	接触＋飛沫	罹病期間中	免疫不全者では，ウイルス排出が遷延するので予防策の期間を延長する. 長期入院の患者の予防策をいつ解除するかを決定するための抗原検査の信頼度は不明である.
い			
胃腸炎 Gastroenteritis			
アデノウイルス Adenovirus	標準		おむつまたは便失禁患者では罹病期間中は接触予防策を実施する. 施設でのアウトブレイク制御にも接触予防策を実施する.
エルシニア・エンテロコリティカ Yersinia enterocolit-ica	標準		
キャンピロバクター属 Campylobacter species	標準		

JCOPY 498-02148

クリプトスポリジウム属 *Cryptosporidium species*	標準		
クロストリディオイデス・ディフィシル *Clostridioides difficile*	接触	罹病期間中	抗菌薬を中止．電子体温計を共有しない．一貫した環境清掃と消毒を確実に実施する．伝播が継続するならば，次亜塩素酸塩溶液が清掃に必要となるかもしれない．水を用いない擦式手指消毒でのアルコールには殺芽胞活性がないので，石鹸と水による手洗いが望ましい．
コレラ *Vibrio cholerae*	標準		
サルモネラ属 *Salmonella* species （*S. typhi* を含む）	標準		
シゲラ属 *Shigella* species （細菌性赤痢）	標準		
ジアルジア・ランブリア *Giardia lamblia*	標準		
大腸菌 *E. coli*			
腸管出血性大腸菌（EHEC）O157: H7および志賀毒素産生株	標準		おむつまたは便失禁患者では罹病期間中は接触予防策を実施する．施設でのアウトブレイク制御にも接触予防策を実施する．
その他の菌種	標準		
腸炎ビブリオ *Vibrio parahaemolyticus*	標準		
ノロウイルス Noroviruses	接触		症状改善後最低 48 時間，または施設でのアウトブレイク制御にも接触予防策を実施する．糞便や吐物でひどく汚染された区域を清掃する人は，ウイルスがエアロゾル化する可能性があるため，マスクを装着するのが有益である．明らかな汚れがなくても，トイレを中心に環境の清掃と消毒を一貫して行う．伝播が継続していれば，次亜塩素酸塩溶液が必要となるかもしれない．アルコールは活性が低いが，擦式アルコール手指消毒剤が手指の汚染除去に有効でないというエビデンスはない．感染者を別々の空間やトイレに分けるコホートは，アウトブレイク中の伝播を止めるのに役立つ可能性がある．
ロタウイルス Rotavirus	接触	罹病期間中	環境清掃と消毒，汚れたおむつを頻繁に替えることを確実に実施する．小児および高齢者ではウイルス排出が遷延する可能性がある．

(表 1 つづき)

感染症/状態	予防策		
	種類	期間	備考
その他のウイルス性	標準		おむつまたは便失禁患者では罹病期間中は接触予防策を実施する．施設でのアウトブレイク制御にも接触予防策を実施する．

インフルエンザ Influenza

感染症/状態	種類	期間	備考
ヒトインフルエンザ[2]（季節性インフルエンザ）seasonal influenza	飛沫	発症後 7 日間もしくは発熱と呼吸器症状の消失後 24 時間，いずれか長い方（免疫不全者以外）	患者を個室またはコホートし，ハイリスク患者との同室は避ける．病室外に移動するときには患者にマスクを装着させる．アウトブレイクを制御/予防するために化学予防/ワクチン接種を行う．標準予防策に従ってガウンと手袋を使用することは，小児科現場では特に重要である．免疫不全患者での予防策の期間は決まっておらず，長期のウイルス排出（数週間）が観察されているが，伝播の関連は不明．
鳥インフルエンザ（H5N1, H7, H9 など）			現在の鳥インフルエンザの手引きは以下を参照する．https://www.cdc.gov/flu/avianflu/novel-flu-infection-control.htm
パンデミックインフルエンザ（ヒトインフルエンザウイルスも）			現在のパンデミックインフルエンザの手引きは以下を参照する．https://www.cdc.gov/flu/avianflu/novel-flu-infection-control.htm

う

ウイルス性呼吸器疾患 Viral respiratory disease（他の箇所でカバーされていない場合）

感染症/状態	種類	期間	備考
成人	標準		
幼児または年少小児（「呼吸器感染症，急性」を参照）			

ウイルス性出血熱（ラッサ Lassa, エボラ Ebola, マールブルグ Marburg, クリミア-コンゴ熱ウイルス Crimean-Congo fever）	飛沫＋接触	罹病期間中	現在のエボラの手引きは以下を参照する．https://www.cdc.gov/vhf/ebola/clinicians/index.html 個室病室が望ましい．下記を強調する．①鋭利物の安全器具の使用と安全な業務行為 ②手指衛生 ③病室への入室時の血液および血性体液に対するバリア予防策（手袋および耐水性または不浸透性のガウン，マスク，ゴーグル，フェイスシールドによる顔面/眼の防御）④廃棄物の適切な取り扱い エアロゾル産生処置をするときは，N95 もしくはそれ以上のレスピレーターを用いる．出血がみられたとき，疾患の末期ではウイルス量が最大となる．特に，清掃や洗濯のオプションが限られていてリソースが制限されている状況では PPE の追加（二重手袋，脚とシューズカバー）を検討する．エボラが疑われたら速やかに保健所に届ける．
え			
HIV 感染症	標準		血液曝露の一部では曝露後の化学予防を行う．
エキノコックス症 Echinococcosis (hydatidosis)	標準		ヒト-ヒト伝達はみられない．
壊死性腸炎 (Necrotizing enterocolitis)	標準		症例が集団でみられれば一時的に接触予防策を行う．
壊疽 Gangrene（ガス壊疽）	標準		ヒト-ヒト伝播はみられない．
EB ウイルス感染症 Epstein-Barr virus infection（伝染性単核球症を含む）	標準		
エムポックス mpox（旧：サル痘 monkeypox）[3,4]	接触＋飛沫	全ての皮疹が痂皮化しなくなるまで	最新の勧告は文献 3 を参照する．エムポックスが空気感染を起こすことは確認されていないが，麻疹や水痘などの空気感染を起こす感染症との臨床的な鑑別が困難であるため，それらが否定できない間は空気予防策の実施が求められる．医療従事者がエムポックス確定患者に接する場合（検体採取含む）は，N95 マスク，手袋，ガウン，眼の防護具を着用し（患者のリネン類を扱う者や清掃担当者も同様とする），患者を換気良好な部屋に収容する．

感染症/状態	予防策		
	種類	期間	備考
お			
オウム病 (*Chlamydia psittaci*)	標準		ヒト-ヒト伝播はみられない.
オルフウイルス感染症 Orf virus infection	標準		
か			
回帰熱 Relapsing fever	標準		ヒト-ヒト伝播はみられない.
疥癬 Scabies	接触	有効な治療開始後 24 時間経過するまで	
回虫症 Ascariasis	標準		ヒト-ヒト伝播はみられない.
肝炎，ウイルス性 Viral hepatitis			
A 型肝炎	標準		曝露後の A 型肝炎ワクチン接種が勧められる.
A 型肝炎（おむつあるいは便失禁状態）	接触		幼児および 3 歳未満の小児では，入院中は接触予防策を継続する．3〜14 歳の小児では症状発現後 2 週間，14 歳を超えると症状発現後 1 週間，接触予防策を実施する.
B 型肝炎(HBs 抗原陽性)：急性および慢性	標準		透析センターの患者ケアには特別な勧告がある.
C 型肝炎と他の特定されていない非 A 非 B 型肝炎	標準		
D 型肝炎（B 型肝炎ウイルスとの合併感染のみでみられる）	標準		
E 型肝炎	標準		おむつまたは便失禁の患者には罹病期間中は接触予防策を行う.
G 型肝炎	標準		
カンジダ症 Candidiasis **（皮膚粘膜型を含む全ての型）**	標準		
き			
Q 熱 Q fever	標準		
狂犬病 Rabies	標準		ヒト-ヒト伝播は稀である．角膜，組織，臓器移植を介しての伝播が報告されている．患者が他の人を咬んだ場合や唾液が開放創や粘膜を汚染した場合には，曝露部分を徹底的に洗浄して，曝露後予防を実施する.
蟯虫症 **Enterobiasis（pinworm disease, oxyuriasis)**	標準		

クラミジア・トラコマティス *Chlamydia trachomatis*			
結膜炎	標準		
性器（鼠径リンパ肉芽腫）	標準		
肺炎（生後 3 ヵ月未満の乳児）	標準		
クラミジア・ニューモニエ *Chlamydia pneumoniae*	標準		稀だが施設内アウトブレイクが報告されている.
クリプトコッカス症 Cryptococcosis	標準		組織や角膜移植で稀に感染する以外は, ヒト-ヒト伝播はみられない.
クロイツフェルト-ヤコブ病 Creutzfeldt–Jakob disease（CJD, vCJD）	標準		CJD や vCJD が疑われているか除外されていなければ, 使い捨ての器具を用いるか, 神経組織で汚染された表面や物には特別な滅菌/消毒を行う. 特別な埋葬法はない.
クロストリジウム属 *Clostridium* species			
クロストリジウム・パーフリンジェンス *Clostridium perfringens*（食中毒）	標準		ヒト-ヒト伝播はみられない.
クロストリジウム・パーフリンジェンス *Clostridium perfringens*（ガス壊疽）	標準		ヒト-ヒト伝播は稀であり, 外科病棟での集団感染が 1 件報告されている. 創部の排膿が大量であれば接触予防策を実施する.
ボツリヌス菌 *Clostridium botulinum*	標準		ヒト-ヒト伝播はみられない.
け			
結核 *Mycobacterium tuberculosis*			
肺または喉頭結核（確定）	空気		効果的な治療が行われている患者が臨床的に改善し, 異なる日に採取された抗酸菌の喀痰塗抹が 3 回連続で陰性になった場合に限り予防策を中止できる.
肺または喉頭結核（疑い）	空気		感染性結核の可能性が無視できる程度であり, かつ以下のどちらかの場合に予防策を中止できる. ①臨床病態を説明する他の疾患がある ②抗酸菌の 3 回の喀痰塗抹の結果が陰性 それぞれの 3 回の喀痰検査は 8～24 時間あけて採取され, 少なくとも 1 回は早朝の採取でなければならない.
肺外, 排膿病変なし, 髄膜炎	標準		肺結核の合併を調べるために検査を行う. 幼児および小児では面会家族の活動性肺結核が除外されるまで空気予防策を行う.

感染症/状態	予防策		
	種類	期間	備考
肺外，排膿病変	空気＋接触		患者が臨床的に改善し，排膿がなくなるか，継続する排膿が 3 回の連続培養で陰性になった場合に予防策を中止できる．肺結核の合併を調べるために検査を行う．
活動性病変はないがツベルクリン反応陽性	標準		

結膜炎 Conjunctivitis

クラミジア	標準		
急性ウイルス性（急性出血性）	接触	罹病期間中	アデノウイルスが最も多い．エンテロウイルス 70，コクサッキーウイルス A24 も市中の集団感染に関連している．感染力が強く，眼科クリニック，小児科および新生児の施設環境での集団感染が報告されている．眼科クリニックでは結膜炎の患者を取り扱う場合には標準予防策に従う．器具や機器の取り扱いにおいて感染防御策を日常的に用いることで，このような状況などでの集団感染の発生を防ぐことができる．
急性細菌性	標準		
淋菌性	標準		

こ

呼吸器感染症 Respiratory infectious disease，急性 （他の箇所でカバーされていない場合）

成人	標準		
幼児および年少小児	接触	罹病期間中	

抗菌薬関連大腸炎（「胃腸炎-クロストリディオイデス・ディフィシル」を参照）

鉤虫症 Hookworm

	標準		

喉頭蓋炎，インフルエンザ菌 b 型 Haemophilus influenzae type b による

	飛沫	有効な治療開始後 24 時間経過するまで	

コクシジオイデス症 Coccidioidomycosis（渓谷熱）

肺炎	標準		Coccidioides immitis の感染性の分節型分生子はヒトでは産生されないため，特別な状況（たとえば，剖検時にエアロゾル化した組織相の内生胞子の吸入，感染肺の移植）以外ではヒト-ヒト伝播しない．

JCOPY 498-02148

排膿病変	標準		*Coccidioides immitis* の感染性の分節型分生子はヒトでは産生されないため, 特別な状況を除いてヒト-ヒト伝播しない.
コロラドダニ熱 Colorado tick fever	標準		ヒト-ヒト伝播はない.
コロナウイルス Corona virus			
SARS に関連したコロナウイルス (「重症急性呼吸器症候群」 を参照)			
SARS-CoV-2 に関連したコロナウイルス (「新型コロナウイルス感染症」を参照)			
MERS に関連したコロナウイルス (「中東呼吸器症候群」を参照)			
さ			
細気管支炎 Bronchiolitis (乳幼児では「呼吸器感染症, 急性」を参照)	接触	罹病期間中	標準予防策に従ってマスクを着用する.
サイトメガロウイルス感染症 Cytomegalovirus infection(新生児または免疫不全者を含む)	標準		妊娠している医療従事者への追加予防策はない.
塹壕口内炎 Trench mouth (ワンサン・アンギーナ Vincent's angina)	標準		
し			
子宮内膜炎 Endometritis	標準		
ジフテリア Diphtheria			
咽頭	飛沫	培養陰性化まで	24 時間あけて採取された 2 回の培養が陰性になるまで
皮膚	接触		24 時間あけて採取された 2 回の培養が陰性になるまで
重症急性呼吸器症候群 Severe acute respiratory syndrome (SARS)	空気+飛沫+接触	罹病期間+解熱後 10 日間を経過し, 呼吸器症状が消失または改善された場合	空気予防策が望ましい. 陰圧室が利用できなければ, 飛沫予防策を行う. N95 またはそれ以上の呼吸器防御(N95 が利用できなければサージカルマスク)を用いる. 眼の防御(ゴーグル, フェイスシールド)を行う. エアロゾル産生手技, 「supersheders」は飛沫核および大きな飛沫を介する伝播について最もハイリスクである. 注意深い環境消毒を行う. 最新の勧告は https://www.cdc.gov/sars/index.html を参照する.

（表 1 つづき）

感染症/状態	予防策		
	種類	期間	備考
種痘疹 Vaccinia			ワクチン接種を受けた医療従事者のみが，活動性のワクチン接種部位に接触し，有害事象のある人のケアを行う．ワクチン未接種の場合，ワクチンの禁忌のない医療従事者のみがケアを行うことができる．
接種部位のケア	標準		ケアする人にはワクチン接種が推奨される．新たにワクチン接種を受けた医療従事者には，痂皮が剥がれ落ちるまでガーゼの上に半透のドレッシングを使用し，液体が溜まったらドレッシングを交換する(3〜5日)．ドレッシングの交換には，手袋着用と手指衛生を行う．ワクチン接種された医療従事者またはワクチンに禁忌のない医療従事者がドレッシング交換を行う．
種痘性湿疹 Eczema vaccinatum	接触	病変が乾燥し痂皮が剥がれ落ちるまで	ウイルスを含んでいる病変や滲出物に接触するときには接触予防策を実施する．
胎児性種痘疹 Fetal vaccinia			
全身性種痘疹 Generalized vaccinia			
進行性種痘疹 Progressive vaccinia			
接種後脳炎 Postvaccinia encephalitis	標準		
眼瞼炎または結膜炎	接触		大量排膿があれば接触予防策を行う．
虹彩炎または角膜炎	標準		
種痘疹関連多形性紅斑（スティーブンス・ジョンソン症候群）	標準		感染症ではない．
住血吸虫症 Schistosomiasis（ビルハルツ住血吸虫症 bilharziasis）	標準		
条虫症 Tapeworm disease			
有鉤条虫 *Taenia solium*（豚肉）	標準		
小形条虫 *Hymenolepis nana*	標準		ヒト-ヒト伝播はみられない．
その他	標準		

JCOPY 498-02148

小児バラ疹 Roseola infantum （HHV-6 による）	標準		
食中毒 Food poisoning			
ウェルシュ菌 （*C. perfringens* または *C. welchii*）	標準		ヒト-ヒト伝播はみられない.
ブドウ球菌性	標準		ヒト-ヒト伝播はみられない.
ボツリヌス	標準		ヒト-ヒト伝播はみられない.
シラミ症 Pediculosis	接触	有効な治療開始後 24 時間経過するまで	
新型コロナウイルス感染症 Coronavirus disease 2019（COVID-19）[5,6]	接触+ 飛沫	原則，発症日から 10 日間経過，かつ，症状軽快後 72 時間経過	エアロゾル排出リスクが高い場合（咳嗽がある，喀痰吸引や口腔ケアを実施するなど）には，医療者や介護者は N95 マスクを着用する.
す			
水痘 Chickenpox	接触+ 空気	病変が乾燥して痂皮化するまで	免疫のある医療従事者がいる場合，感受性のある医療従事者は部屋に入るべきではない．免疫のある医療従事者の顔の保護については推奨はない．感受性のある医療従事者の保護の種類（すなわち，サージカルマスクまたはレスピレーター）についての推奨はない. 水痘肺炎の免疫不全患者では，罹患期間中の予防策の期間は延長する. 曝露後予防（2019 年 5 月時点）：曝露後ワクチンを早急に，ただし 120 時間以内に接種する；ワクチン禁忌の感受性曝露者（免疫不全，妊婦，出産前 5 日以内または出産後 48 時間以内に母親が水痘を発症した新生児）には水痘帯状疱疹免疫グロブリン（VZIG）を 10 日以内に投与する（※日本では VZIG は利用可能ではない）. 曝露された感受性のある人には空気予防策を行い，曝露した感受性のある医療従事者は最初の曝露後 8 日から最後の曝露後 21 日（VZIG が接種されたら 28 日）は曝露後ワクチンの有無にかかわらず休職させる.
髄膜炎 Meningitis			
インフルエンザ菌 b 型 *Haemophilus influen-zae*, type b，確定または は疑い	飛沫	有効な治療開始後 24 時間経過するまで	

(表 1 つづき)

感染症/状態	予防策			
	種類	期間	備考	
結核菌 M. tuberculosis	標準		活動性肺疾患または排膿皮膚病変を合併していれば，接触予防策や空気予防策を追加する必要がある．小児では，面会家族の活動性結核が除外されるまでは空気予防策を行う．	
細菌性，グラム陰性腸内細菌目細菌，新生児	標準			
真菌性	標準			
髄膜炎菌 Neisseria meningitidis, 確定または疑い	飛沫	有効な治療開始後 24 時間経過するまで	「髄膜炎菌疾患」を参照	
肺炎球菌 Streptococcus pneumoniae	標準			
無菌性（非細菌性またはウイルス性）	標準		幼児および年少小児では接触予防策	
リステリア Listeria monocytogenes	標準			
その他の細菌	標準			
髄膜炎菌疾患 Meningococcal disease: 敗血症，肺炎，髄膜炎	飛沫	有効な治療開始後 24 時間経過するまで	呼吸器分泌物に曝露した家族や医療従事者に曝露後化学予防を実施する．曝露後ワクチンはアウトブレイクの制御のみに限定する．	
スポロトリクス症 Sporotrichosis	標準			
せ				
せつ Furunculosis, 黄色ブドウ球菌性	標準		排膿がコントロールできなければ，接触予防策を行う．MRSA ならば施設の指針に従う．	
幼児および年少小児	接触	罹病期間中（排膿が止まるまで）		
節足動物媒介感染症 Arthropod-borne viral disease				
ウイルス性脳炎（東，西，ベネズエラウマ脳脊髄炎 eastern, western, Venezuelan equine encephalomyelitis, セントルイス・カリフォルニア脳炎 St Louis, California encephalitis, ウエストナイルウイルス West Nile Virus）	標準		ヒト-ヒト伝播はみられないが，輸血によって稀に感染することがある．ウエストナイルウイルスでは，臓器移植，母乳，経胎盤で稀に感染することがある．流行地域では，窓やドアに網戸を設置する．DEET を含有した防蚊剤を使用し，四肢を覆う衣服を着用する．	

ウイルス熱（デング dengue，黄熱 yellow fever，コロラドダニ熱 Colorado tick fever）	標準		
接合菌症 Zygomycosis	標準		ヒト-ヒト伝播はみられない．
先天性風疹 Congenital rubella	接触	1 歳になるまで	生後 3 ヵ月以降に鼻咽頭および尿の培養が繰り返し陰性になれば標準予防策を実施する．
旋毛虫症 Trichinosis	標準		

そ

創部感染 Wound infection

広範	接触	罹病期間中	排膿が止まるか，ドレッシングでカバーされるようになるまで．
限局性	標準		ドレッシングで排膿がカバーされていれば．
鼠径リンパ肉芽腫 Granuloma inguinale	標準		
鼠咬症 Rat-bite fever	標準		ヒト-ヒト伝播はみられない．

た

帯状疱疹 Zoster（varicella-zoster）

播種性帯状疱疹（全ての患者），播種性帯状疱疹が否定されるまでの免疫不全患者の限局性帯状疱疹	空気＋接触	罹病期間中	免疫のある医療従事者がいれば，感受性のある医療従事者は病室に入れるべきではない．免疫のある医療従事者の防護についての勧告はない．感受性のある医療従事者の防護の種類（サージカルマスク，レスピレーター）についての勧告はない．
免疫能正常の限局性帯状疱疹（病変が覆われている）	標準	病変が乾燥して痂疲化するまで	免疫のある医療従事者がいれば，感受性のある医療従事者は患者の直接ケアを行うべきではない．

大腸菌性胃腸炎
（「胃腸炎」を参照）

多剤耐性菌，感染または保菌（MRSA，VRE，VISA/VRSA，ESBL産生菌，CRE，耐性肺炎球菌）	接触		アウトブレイク環境，感染リスクが高い急性期医療環境，またはドレッシングでカバーできない創傷では，接触予防策が推奨される．2006 年の医療ケア環境における多剤耐性菌の管理ガイドラインの管理オプションのための勧告を参照[7]．

単純ヘルペス Herpes simplex（*Herpesvirus hominis*）

新生児	接触	病変が乾燥して痂疲化するまで	活動性感染症の母親から経腟または帝王切開で出産し，羊膜が 4～6 時間以上破裂している場合，曝露した無症状の新生児は，生後 24～36 時間での乳児表面の培養が 48 時間培養後に陰性となるまで，接触予防策を実施する．

(表 1 つづき)

感染症/状態	予防策		
	種類	期間	備考
皮膚粘膜, 再発性 (皮膚, 口, 性器)	標準		
皮膚粘膜, 播種または原発性, 重症	接触	病変が乾燥して痂皮化するまで	
脳炎	標準		
炭疽 Anthrax	標準		一般的に, 感染者は伝播のリスクを有していない.
肺	標準		ヒト-ヒト伝播はみられない.
皮膚	標準		排膿病変から皮膚創傷部を通して感染する可能性があるため, カバーされていない大量の排膿がある場合は接触予防策を行う. 水を用いない擦式手指消毒でのアルコールには殺芽胞活性がないため, 水と石鹸による手洗いが望ましい.
環境: エアロゾル化する芽胞を含んだ粉末もしくはその他の物質		環境が完全に除染されるまで	環境の除染が完了するまで. レスピレーター〔N95 マスクまたは PAPR (powered air-purifying respirator)〕, 防護具を着用する; 粉の付着した人を除染する (炭疽汚染現場における除染作業者のための労働衛生ガイドライン)[8]. 手指衛生: 芽胞に接触した後は, 石鹸と水または 2%グルコン酸クロルヘキシジンで 30〜60 秒の手洗い (擦式アルコール製剤は芽胞に活性がない). 環境曝露後の曝露後予防: 60日間の抗菌薬 (ドキシサイクリン, シプロフロキサシン, レボフロキサシン) および曝露後ワクチン接種.
ち			
中東呼吸器症候群 Middle East respiratory syndrome (MERS)[9]	空気+飛沫+接触		最新情報については, MERS-CoV 入院患者に対する感染予防と管理の暫定的な推奨事項[3]を参照する.
腸管ウイルス感染症 Enteroviral infection (A群, B群コクサッキーウイルス, エコーウイルス) (ポリオウイルス以外)	標準		おむつまたは便失禁患者では罹病期間中は接触予防策を実施する. 施設でのアウトブレイク制御にも接触予防策を実施する.
て			
デング熱 Dengue fever	標準		ヒト-ヒト伝播はみられない.
伝染性単核球症 Infectious mononucleosis	標準		

JCOPY 498-02148

伝染性軟属腫 *Molluscum conta-giosum*	標準		
天然痘 Smallpox	空気＋接触	罹病期間中	すべての痂蓋が痂皮化し剥がれ落ちるまで（3〜4週間）．ワクチン接種を受けていない医療従事者は，免疫のある医療従事者がいる場合にはケアを行うべきではない．感受性がある人およびワクチン接種後の人はN95以上の呼吸防護具を使用する．曝露後4日以内にワクチン接種を行えば予防可能である．
と			
トキシックショック症候群 Toxic shock syndrome （ブドウ球菌性，レンサ球菌性）	標準		A群レンサ球菌が原因である可能性があれば，抗菌薬治療開始後最初の24時間は飛沫予防策を実施する．
トキソプラズマ症 Toxoplasmosis	標準		ヒト-ヒト伝播は稀である．母親から子供への垂直伝播，臓器および輸血による伝播は稀である．
トラコーマ，急性 Trachoma, acute	標準		
トリコモナス症 Trichomoniasis	標準		
な			
軟性下疳 Chancroid *Haemophilus ducreyi*	標準		ヒトからヒトへ性行為感染する．
に			
尿路感染症 Urinary tract infection（腎盂腎炎を含む）	標準		
ね			
猫ひっかき病 Cat-scratch fever	標準		ヒト-ヒト伝播はみられない．
の			
膿痂疹 Impetigo	接触	有効な治療開始後24時間経過するまで	
膿瘍 Abscess			
排膿，大量	接触	罹病期間中	排膿が止まるまで，もしくはドレッシングで封じ込められるまで．
排膿，少量または限局性	標準		ドレッシングで被覆されていて，排膿が封じ込められている場合．
ノカルジア症 Nocardiosis 排膿病変もしくは他の病型	標準		ヒト-ヒト伝播はみられない．

(表 1 つづき)

感染症/状態	予防策		
	種類	期間	備考
は			
肺炎 Pneumonia			
アデノウイルス Adenovirus	接触＋飛沫		小児や施設環境でのアウトブレイクが報告されている. 免疫不全宿主では, ウイルスの排出が長引くため, 飛沫予防策および接触予防策の期間を延長する.
インフルエンザ菌 b 型 *Haemophilus influenzae*, type b, 成人	標準		
インフルエンザ菌 b 型 *Haemophilus influenzae*, type b, 幼児と小児	飛沫	有効な治療開始後 24 時間経過するまで	
ウイルス性（その他）成人	標準		
ウイルス性（その他）乳幼児では「呼吸器感染症, 急性」または特定の病原体の項を参照.			
クラミジア *Chlamydia*	標準		
バークホルデリア・セパシア *Burkholderia cepacia* 嚢胞性線維症患者, 気道への保菌を含む	接触	不明	嚢胞性線維症の他の患者に曝露することを避ける. 個室が望ましい. 飛沫・接触予防策の基準は確立していない. 嚢胞性線維症基金のガイドラインを参照する[10].
ニューモシスチス・イロベチイ *Pneumocystis jirovecii*	標準		免疫不全患者との同室は避ける.
A 群レンサ球菌 *Streptococcus*, group A	飛沫	有効な治療開始後 24 時間経過するまで	皮膚病変があれば接触予防策を実施する.
黄色ブドウ球菌 *Staphylococcus aureus*	標準		MRSA では接触予防策を実施する.
真菌	標準		
髄膜炎菌性 Meningococcal	飛沫	有効な治療開始後 24 時間経過するまで	呼吸器分泌物に曝露した家族や医療従事者に曝露後化学予防を実施する. 曝露後ワクチンはアウトブレイクの制御のみに限定する.
肺炎球菌性 Pneumococcal pneumonia	標準		病棟や施設で伝播の証拠があれば飛沫予防策を実施する.
マイコプラズマ Mycoplasma	飛沫	罹病期間中	

JCOPY 498-02148

レジオネラ属 Legionella spp.	標準		
その他の細菌	標準		
梅毒 Syphilis			
潜在性（晩期）,梅毒血清反応陽性で無症状	標準		
皮膚粘膜（先天性, 1期, 2期）	標準		
白癬 ringworm（皮膚糸状菌症 dermatophytosis, 皮膚真菌症 dermatomycosis, 白癬 tinea）	標準		稀に医療施設（NICU, リハビリテーション病院など）でアウトブレイクの報告あり. アウトブレイク時には接触予防策を実施する.
破傷風 Tetanus	標準		ヒト-ヒト伝播はみられない.
バベシア症 Babesiosis	標準		輸血で稀に感染する以外は, ヒト-ヒト感染はみられない.
パラインフルエンザ感染症 Parainfluenza virus infection 幼児と年少小児の呼吸器感染症	接触	罹病期間中	免疫不全患者ではウイルス排出が遷延する可能性がある. 長期入院患者の接触予防策の解除を決定するための抗原検査の信頼性は不明である.
パルボウイルス B19 Parvovirus B19（伝染性紅斑）	飛沫		免疫不全患者に慢性疾患を発症した場合, 入院期間中は飛沫予防策を継続する. 一過性の無形成発作または急性赤芽球癆患者には, 7日間予防策を継続する. PCR が持続的に陽性の免疫不全患者に対する飛沫予防策の期間は定まっていないが, 伝播の報告はある.
ハンセン病 Hansen's disease	標準		
ハンタウイルス肺症候群 Hantavirus pulmonary syndrome	標準		ヒト-ヒト伝播はみられない.
ひ			
非結核性抗酸菌症 Mycobacteria, nontuberculosis			ヒト-ヒト伝播はみられない.
肺	標準		
創部	標準		
ヒストプラズマ症 Histoplasmosis	標準		ヒト-ヒト伝播はみられない.
ヒトメタニューモウイルス Human metapneumovirus	接触	罹病期間中	医療関連感染は報告されているが, 伝播経路は確立していない. RS ウイルスに近縁なウイルスであり, 臨床所見や疫学が類似しているため, RS ウイルスと同様に接触予防策が望ましい. 標準予防策に従って, マスクを着用する.

感染症/状態	予防策		
	種類	期間	備考
百日咳 Pertussis (whooping cough)	飛沫	有効な治療開始後 5 日間経過するまで	個室が望ましい．コホートはオプションとなる．呼吸器分泌物に長期間曝露している家族および医療従事者には曝露後化学予防を実施する．
ふ			
風疹 Rubella	飛沫	発疹の出現から 7 日間経過するまで	免疫のある医療従事者がいれば，感受性のある医療従事者は病室に入るべきではない．免疫がある場合の医療従事者の顔面の防護（サージカルマスク）についての勧告はない．免疫のない妊婦はこれらの患者をケアしてはいけない．非妊婦の感受性のある人が曝露したら 3 日以内にワクチンを接種する．曝露した感受性のある患者は飛沫予防策を実施し，感受性のある医療従事者は曝露後ワクチン接種の有無にかかわらず，「最初の曝露から 5 日目」より「最後の曝露から 21 日目」まで休職する．
ブドウ球菌疾患 Staphylococcal disease（黄色ブドウ球菌 S. aureus）			
皮膚，創部，熱傷 広範	接触	罹病期間中	排膿が止まるまで，もしくはドレッシングで封じ込められるまで．
皮膚，創部，熱傷 限局性	標準		ドレッシングで被覆されていて，排膿が封じ込められている場合．
腸炎	標準		おむつまたは便失禁の小児には罹病期間中は接触予防策を実施する．
肺炎	標準		
ブドウ球菌性熱傷様皮膚症候群 Scalded skin syndrome, staphylococcal	接触	罹病期間中	医療従事者を新生児室，NICU のアウトブレイクの潜在的原因として考える．
トキシックショック症候群	標準		
ブラストミセス症 Blastomycosis	標準		ヒト-ヒト伝播はみられない．
ブルセラ症 Brucellosis	標準		精子バンクや性的接触で稀に感染する以外は，ヒト-ヒト伝播はみられない．検査室での曝露後は予防的抗菌薬を必要とする．
糞線虫症 Strongyloidiasis	標準		
へ			
閉鎖腔感染症 Closed-cavity infection			
開放ドレーンが留置され，排膿が限局的または少量	標準		封じ込められていない大量の排膿があれば，接触予防策を実施する．

排膿がないか，閉鎖式ドレーンシステムが留置されている	標準		
ペスト Plague（*Yersinia pestis*）			
腺ペスト Bubonic	標準		
肺ペスト Pneumonic	飛沫	有効な治療開始後48時間経過するまで	曝露した医療従事者には予防的抗菌薬を投与する.
鞭虫症 Trichuriasis	標準		
は			
蜂窩織炎 Cellulitis	標準		
囊虫症 Cysticercosis	標準		ヒト-ヒト伝播はみられない.
ボツリヌス症 Botulism	標準		ヒト-ヒト伝播はみられない.
発疹チフス Typhus			
発疹チフスリケッチア *Rickettsia prowazekii*（epidemic or louse-borne typhus)	標準		密接な人または衣類の接触で，ヒト-ヒト伝播がみられる.
発疹熱リケッチア *Rickettsia typhi*	標準		ヒト-ヒト伝播はみられない.
ポリオ Poliomyelitis	接触	罹病期間中	
ま			
マイコプラズマ肺炎 *Mycoplasma* pneumonia	飛沫	罹病期間中	
麻疹 Measles	空気	発疹出現後4日間，免疫不全患者では罹病期間	最新情報については，医療現場における麻疹の感染予防策暫定勧告[11]を参照する. 免疫のある医療従事者がいる場合は，感受性のある医療従事者は部屋に入るべきではない．免疫の有無にかかわらず，医療従事者は病室またはケアエリアに入る際に，少なくともN95マスクと同等の防護性能を持つ呼吸保護具を使用する必要がある．曝露した感受性のある医療従事者は，72時間以内に曝露後ワクチン，または利用可能な場合は6日以内に免疫グロブリンを投与する．曝露した感受性のある患者は空気予防策を実施する.
マラリア Malaria	標準		ヒト-ヒト伝播はみられないが，輸血や患者治療中の標準予防策の失敗によって稀に感染することがある．流行地域では窓やドアに網戸を設置する．DEETを含有した防蚊剤を使用し，四肢を覆う衣服を着用する.

(表 1 つづき)

感染症/状態	予防策		
	種類	期間	備考
む			
ムーコル症 Mucormycosis	標準		
ムンプス(流行性耳下腺炎) Mumps	飛沫	耳下腺,顎下腺または舌下腺の腫脹が発現した後5日を経過するまで	腫脹出現後:免疫のある医療従事者がいる場合,感受性のある医療従事者はケアを行うべきではない.
や			
野兎病 Tularemia			
肺	標準		ヒト-ヒト伝播はみられない.
排膿病変	標準		ヒト-ヒト伝播はみられない.
ら			
ライノウイルス Rhinovirus	飛沫	罹病期間中	飛沫感染が最も重要な伝播経路である.NICU,長期ケア施設でのアウトブレイクが報告されている.分泌物が多かったり,濃厚接触(例:幼児など)が起こりそうであれば接触予防策を追加する.
ライム病 Lyme disease	標準		ヒト-ヒト伝播はみられない.
り			
リケッチア症 Rickettsial fevers, ダニ媒介(ロッキー山紅斑熱 Rocky Mountain spotted fever, tickborne typhus fever)	標準		輸血を介して稀に感染する以外は,ヒト-ヒト伝播はみられない.
リケッチア痘瘡 Rickettsialpox	標準		ヒト-ヒト伝播はみられない.
リステリア症 Listeriosis *Listeria monocytogenes*	標準		ヒト-ヒト伝播は稀.新生児環境での交差感染の報告はある.
淋菌性新生児眼炎 Gonococcal ophthalmia neonatorum(淋菌性眼炎 gonorrheal ophthalmia, 新生児の急性結膜炎 acute conjunctivitis of newborn)	標準		
リンパ球性脈絡髄膜炎 Lymphocytic choriomeningitis	標準		ヒト-ヒト伝播はみられない.
淋病 Gonorrhea	標準		

る			
類鼻疽 Melioidosis 全ての型	標準		ヒト–ヒト伝播はみられない.
れ			
レジオネラ症 **Legionellosis**	標準		ヒト–ヒト伝播はみられない.
レプトスピラ症 **Leptospirosis**	標準		ヒト–ヒト伝播はみられない.
レンサ球菌疾患 Streptococcal disease（A 群レンサ球菌 group A _Streptococcus_			
皮膚，創部，熱傷 広範囲	接触	有効な治療開始後 24 時間経過するまで	排膿が止まるまで，もしくはドレッシングで封じ込められるまで
皮膚，創部，熱傷 限局性	標準		ドレッシングで被覆されていて，排膿が封じ込められている場合.
子宮内膜炎（産褥性敗血症）	標準		
幼児，年少小児の咽頭炎	飛沫	有効な治療開始後 24 時間経過するまで	
幼児，年少小児の猩紅熱	飛沫	有効な治療開始後 24 時間経過するまで	
肺炎	飛沫	有効な治療開始後 24 時間経過するまで	
重症侵襲性疾患 （壊死性筋膜炎など）	飛沫	有効な治療開始後 24 時間経過するまで	重症侵襲性疾患のアウトブレイクが患者と医療従事者の間で報告されている. 排膿部位には接触予防策を実施する. 特定の状況では抗菌薬予防についての推奨に従う[12].
レンサ球菌疾患 Streptococcal disease（B 群レンサ球菌 group B _Streptococcus_）新生児	標準		
ろ			
ロッキー山紅斑熱 **Rocky Mountain spotted fever**	標準		稀に輸血を介して伝播するが, ヒト–ヒト伝播はみられない.

第 3 章　感染経路別予防策

[参考文献]

1) Siegel JD, Rhinehart E, Jackson M, et al; Health Care Infection Control Practices Advisory Committee. 2007 guideline for isolation precautions: preventing transmission of infectious agents in health care settings. Am J Infect Control. 2007; 35 (10 Suppl 2): S65-164.

2) Centers for Disease Control and Prevention (CDC). Prevention strategies for seasonal influenza in healthcare settings. Last Reviewed: May 13, 2021. https://www.cdc.gov/flu/professionals/infectioncontrol/healthcaresettings.htm

3) Centers for Disease Control and Prevention (CDC). Infection prevention and control of Mpox in healthcare settings. Updated October 31, 2022. https://www.cdc.gov/poxvirus/mpox/clinicians/infection-control-healthcare.html

4) 国立国際医療研究センター国際感染症センター. 診療マニュアル―エムポックス (Mpox). http://dcc-irs.ncgm.go.jp/material/manual/monkeypox.html

5) 厚生労働省. 新型コロナウイルス感染症診療の手引き 第10版, 2023年8月21日.

6) 日本環境感染学会. 医療機関における新型コロナウイルス感染症への対応ガイド 第5版. 2023年1月17日.

7) Centers for Disease Control and Prevention (CDC). Management of multidrug-resistant organisms in healthcare settings, 2006. Last update: February 15, 2017. https://www.cdc.gov/infectioncontrol/pdf/guidelines/mdro-guidelines.pdf

8) Centers for Disease Control and Prevention (CDC). Occupational health guidelines for remediation workers at Bacillus anthracis-contaminated sites—United States, 2001-2002. MMWR Morb Mortal Wkly Rep. 2002; 51: 786-9.

9) Centers for Disease Control and Prevention (CDC). Interim infection prevention and control recommendations for hospitalized patients with Middle East respiratory syndrome coronavirus (MERS-CoV). Updated June 2015. https://www.cdc.gov/coronavirus/mers/infection-prevention-control.html

10) Saiman L, Siegel J; Cystic Fibrosis Foundation. Infection control recommendations for patients with cystic fibrosis: microbiology, important pathogens, and infection control practices to prevent patient-to-patient transmission. Infect Control Hosp Epidemiol. 2003; 24 (5 Suppl): S6-52.

11) Centers for Disease Control and Prevention (CDC). Interim infection prevention and control recommendations for measles in healthcare settings. Last reviewed: July 23, 2019. https://www.cdc.gov/infectioncontrol/guidelines/measles/index.html

12) Prevention of Invasive Group A Streptococcal Infections Workshop Participants. Prevention of invasive group A streptococcal disease among household contacts of case patients and among postpartum and postsurgical patients: recommendations from the Centers for Disease Control and Prevention. Clin Infect Dis. 2002; 35: 950-9.

〈伊東直哉〉

3-2 接触予防策が必要な感染症

1. MRSA 感染症

1 病原体

1）病原体

- 黄色ブドウ球菌（*Staphylococcus aureus*）はヒトの鼻腔や皮膚に常在しており，様々な感染症の原因となる[1].
- メチシリン耐性黄色ブドウ球菌（methicillin-resistant *Staphylococcus aureus*: MRSA）は多剤耐性菌であり，易感染患者に対して日和見感染を起こすため，院内感染の原因菌として特に注目されている.
- MRSA は従来から院内感染型として知られている hospital-associated MRSA（HA-MRSA）と，市中感染型 community-acquired MRSA（CA-MRSA）がある[2].
- HA-MRSA と CA-MRS の違いは表 1 の通りである[2].

表 1 ▶ 院内感染型および市中感染型 MRSA の比較
（日本化学療法学会, 日本感染症学会, 編. MRSA 感染症の治療ガイドライン 2019 年改訂版）

	院内感染型（HA-MRSA）	市中感染型（CA-MRSA）
臨床的定義	入院患者から分離される MRSA	市中の健康人から分離される MRSA
細菌学的定義（SCC-*mec* による分類）	主に type Ⅱ （他に type Ⅰ，Ⅲ）	主に type Ⅳ （他に type Ⅴ）
主なクローン	NewYork/Japan	USA300（米国が中心）
毒素	種々の毒素	PVL が特徴的（国内では少ない）
流行の場所	院内	学校，幼稚園，家庭
感染（保菌）者の年齢	主に高齢者	主に若年者，小児
感染部位	各種臓器	主に皮膚，軟部組織
薬剤感受性	多剤耐性	比較的多くの抗菌薬に感性
治療経過	難治性	反応良好（ただし肺炎は重症化）

- 細菌学的には SCC*mec* の遺伝子型を調べて Ⅰ，Ⅱ，Ⅲ型を HA-MRSA，Ⅳ型，Ⅴ型を CA-MRSA と定義する[2]. 一般の検査室で確認することは困難であり，実際には臨床的な鑑別を参考にしながら，薬剤感受性が比較的良好な MRSA を CA-MRSA と簡易的に判定する場合が多い（CA-MRSA は抗 MRSA 薬以外に，クリンダマイシン，ミノサイクリン，キノロン系薬，アミノグリコシド系薬に感性を有す場合が多い）.

- 最近では，入院 48 時間以降に CA-MRSA が分離されることが増えている[3]．

2）潜伏期間
- 一定の潜伏期間はない．

3）病態
- 黄色ブドウ球菌は様々な感染症の原因となりうるが，一般には皮膚・軟部組織感染，血管内感染の原因となることが多い．

4）症状
- 罹患部位により症状は異なる．

2 感染経路と予防策
- 感染・保菌の違い，MRSA の検出部位にかかわらず，接触予防策を行う．

3 適応・解除基準
- MRSA に限らず，多剤耐性菌（バンコマイシン耐性腸球菌，多剤耐性グラム陰性桿菌）の至適接触予防策期間は不明である[1]．
- 2018 年の米国医療疫学学会のガイダンスでは，これらに対して接触予防策を行うならば解除基準を策定することを推奨している[1]．
- 我々の施設では，以下の基準で適応と解除基準を設けている．

> **適応**：培養検体から MRSA が検出されたとき．
> **解除**：抗 MRSA 作用のある抗菌薬が中止されてから 48 時間以降に，鼻前庭のスワブおよびもともと MRSA が検出された部位からの培養を，異なる日に 3 回ずつ（連日でも可）採取し，全て陰性であった場合．

MEMO ▶ 2018 年米国医療疫学学会の推奨
抗 MRSA 治療が行われていない患者であれば 1～3 回の鼻腔培養で陰性であれば解除．

- 週 1 回×3 回連続陰性であれば，その後も多くは陰性となる報告はあるが[4]，適切な培養回数，間隔は不明である．
- MRSA の保菌期間にはばらつきがあるため，解除の評価前に，少なくとも 3 ヵ月はあけたほうがよいかもしれない[5]．
- MRSA 保菌が解除されるまでの期間の中央値は 7～9 ヵ月[1]だが，より長期間保菌する患者もいる．
- 長期療養型入院患者や，慢性的に傷がある患者は MRSA の保菌および再保菌のリスクが高い[6]．
- 鼻前庭は MRSA の主要な保菌部位であるが，それ以外の部位（咽頭，腋窩，鼠径部，直腸周囲，慢性創など）にも保菌が認められる．鼻腔外スクリーニングの追加は MRSA の検出率を増加させるが[7]，鼻腔外の保菌を評価することが病院のサーベイランス・プログラムに有益であるかどうか，接触予防策解除を決定する際に考慮すべきかどうかは不明である．

JCOPY 498-02148

4 曝露者の対応

● 特になし.

[参考文献]
1) Banach DB, Bearman G, Barnden M, et al. Duration of contact precautions for acute-care settings. Infect Control Hosp Epidemiol. 2018; 39: 127-44.
2) 日本化学療法学会・日本感染症学会 MRSA 感染症の治療ガイドライン作成委員会, 編. MRSA 感染症の治療ガイドライン改訂版 2019. 東京: 日本化学療法学会, 日本感染症学会; 2019.
3) Harada D, Nakaminami H, Miyajima E, et al. Change in genotype of methicillin-resistant *Staphylococcus aureus* (MRSA) affects the antibiogram of hospital-acquired MRSA. J Infect Chemother. 2018; 24: 563-9.
4) Huckabee CM, Huskins WC, Murray PR. Predicting clearance of colonization with vancomycin-resistant Enterococci and methicillin-resistant *Staphylococcus aureus* by use of weekly surveillance cultures. J Clin Microbiol. 2009; 47: 1229-30.
5) Shenoy ES, Kim J, Rosenberg ES, et al. Discontinuation of contact precautions for methicillin-resistant *Staphylococcus aureus*: a randomized controlled trial comparing passive and active screening with culture and polymerase chain reaction. Clin Infect Dis. 2013; 57: 176-84.
6) Scanvic A, Denic L, Gaillon S, et al. Duration of colonization by methicillin-resistant *Staphylococcus aureus* after hospital discharge and risk factors for prolonged carriage. Clin Infect Dis. 2001; 32: 1393-8.
7) McKinnell JA, Huang SS, Eells SJ, et al. Quantifying the impact of extra-nasal testing of body sites for methicillin-resistant *Staphylococcus aureus* colonization at the time of hospital or intensive care unit admission. Infect Control Hosp Epidemiol. 2013; 34: 161-70.

〈伊東直哉〉

2. 多剤耐性グラム陰性桿菌

1 病原体

1）定義

- 本項の多剤耐性グラム陰性桿菌の対象には腸内細菌目細菌，緑膿菌（*Pseudomonas* 属），アシネトバクターが含まれる.
- 多剤耐性グラム陰性桿菌の定義は，国によって異なる. 日本における定義は表1の通りである[1].
- 欧州疾病対策センター（ECDC），米国疾病対策センター（CDC）は薬剤耐性菌を表2のように分類している[2].

表1▶日本における多剤耐性グラム陰性桿菌の定義（厚生労働省[1]より）

菌名	概要	微量液体希釈法の基準	ディスク拡散法の基準
多剤耐性緑膿菌（MDRP）	下記の全ての条件を満たす *Pseudomonas aeruginosa* ・カルバペネム系（IPM, MEPM のいずれか）が微量液体希釈法で耐性[†]，またはディスク拡散法で"R" ・アミノグリコシド系は AMK が微量液体希釈法で耐性[†]，またはディスク拡散法で"R" ・フルオロキノロン系が"R"（NFLX，OFLX，LVFX，LFLX，CPFX のいずれか）	IPM・MEPM ≧16 μg/mL[†] AMK ≧32 μg/mL[†] NFLX ≧16 μg/mL[*] OFLX・LVFX・LFLX≧8 μg/mL[*] CPFX ≧4 μg/mL[*†]	IPM・MEPM ≦13 mm[†] AMK≦14 mm[*] NFLX・OFLX ≦12 mm[*] LVFX≦13 mm[*] LFLX≦18 mm[*] CPFX≦15 mm[*†]
多剤耐性アシネトバクター属（MDRA）	下記の全ての条件を満たす *Acinetobacter* spp. ・カルバペネム系が"R"（IPM, MEPM のいずれか） ・アミノグリコシド系は AMK が微量液体希釈法で耐性[†]またはディスク拡散法で"R" ・フルオロキノロン系が"R"（LVFX，CPFX のいずれか）	IPM・MEPM ≧16 μg/mL[†] AMK ≧32 μg/mL[†] LVFX ≧8 μg/mL[*] CPFX ≧4 μg/mL[*†]	IPM・MEPM ≦13 mm[†] AMK≦14 mm[†] LVFX≦13 mm[*] CPFX≦15 mm[*†]

JCOPY 498-02148

(表1 つづき)

菌名	概要	微量液体希釈法の基準	ディスク拡散法の基準
カルバペネム耐性腸内細菌目細菌（CRE）	下記のいずれかの条件を満たす腸内細菌目細菌 ・MEPM が耐性[†] ・IPM が耐性[†]，かつCMZ が "R"	MEPM ≧2 μg/mL[†] IPM≧2 μg/mL[†] かつ CMZ ≧64 μg/mL*[†]	MEPM≦22 mm[†] IPM≦22 mm[†] かつ CMZ≦12 mm*[†]

*S（感受性），I（中間），R（耐性）の判定は CLSI2012（M100-S22）に準拠.
[†] 感染症発生動向調査の基準に準拠.
IPM: イミペネム，MEPM: メロペネム，AMK: アミカシン，NFLX: ノルフロキサシン，OFLX: オフロキサシン，LVFX: レボフロキサシン，LFLX: ロメフロキサシン，CPFX: シプロフロキサシン，CMZ: セフメタゾール

表2▶ 欧州疾病対策センター（ECDC），米国疾病対策センター（CDC）の薬剤耐性菌の分類（Magiorakos, et al.[2]より）

	特徴
多剤耐性: MDR（multidrug-resistant）	同一系統内の抗菌薬で 1 個以上耐性となっている抗菌薬が，3 系統以上にわたってある
超多剤耐性: XDR（extensively drug-resistant）	同一系統内の抗菌薬で 1 個以上耐性となっている抗菌薬が，3 系統以上にわたってあるが，効果のある抗菌薬が 1 系統でも残っている
汎薬剤耐性: PDR（pandrug-resistant）	全ての抗菌薬に耐性

● 我々の施設では，以下の①～④の基準を満たすものを多剤耐性グラム陰性桿菌と定義している.

①以下の抗菌薬群のうち 2 つ以上の抗菌薬群に対し，米国臨床検査標準化委員会（Clinical & Laboratory Standards Institute: CLSI）の基準で腸内細菌目細菌は R の場合，緑膿菌，アシネトバクターは I もしくは R と判定される場合:
カルバペネム: イミペネム・シラスタチン（IPM/CS）またはメロペネム（MEPM）
アミノグリコシド: アミカシン（AMK）
キノロン: シプロフロキサシン（CPFX）またはレボフロキサシン（LVFX）
セファロスポリン: セフタジジム（CAZ）
※届出基準を満たしたグラム陰性桿菌の対応は困難を極める可能性があるため，院内規定はさらなる耐性機序を獲得される前に接触予防策を行うことをコンセプトとしている.
②カルバペネマーゼ産生株またはメロペネム MIC（minimum inhibitory concentration）値≧2 μg/mL の腸内細菌目細菌

③Extended spectrum beta lactamase（ESBL）産生株
④メタロβ-ラクタマーゼ産生の緑膿菌，アシネトバクター属

- ただし上記以外のグラム陰性桿菌でも院内感染を疑う場合，感染対策チーム（ICT）の判断で隔離対象とする場合がある.

2）潜伏期間

- 一定の潜伏期間はない.

3）病態

- 多剤耐性グラム陰性桿菌が原因となる感染症には敗血症，肺炎，尿路感染（腎盂腎炎を含む）がある. いずれもショックなどを伴って重篤化しうる.

4）症状

- 罹患部位により症状は異なる.

2 感染経路と予防策

- 接触予防策を行う.

3 適応・解除基準

- 多剤耐性グラム陰性桿菌の至適接触予防策期間は不明である[3].
- 我々の施設では，以下の基準で適応と解除基準を設けている.

> **適応**: 患者の臨床検体から施設基準を満たすグラム陰性桿菌が検出された場合.
>
> **解除**: 検出された多剤耐性菌に対して有効な抗菌薬の投与終了時から48時間以上経過した状態で，もともと耐性菌が検出された部位から培養検体を採取し，培養結果で陰性であった場合. ただし，検出部位からの培養採取が困難な場合は便培養検査を代替とする. ただしカルバペネム耐性腸内細菌目細菌（CRE）[カルバペネマーゼ産生を含む] は一度検出された場合，隔離解除は原則行わない.

- 2018年の米国医療疫学学会のガイダンスでは[3]，多剤耐性腸内細菌目細菌の隔離解除はケースバイケースであるが，①最終陽性から6ヵ月は継続，②多剤耐性腸内細菌目細菌による感染症の発症時ないしそれらに効果のある広域抗菌薬使用時は接触予防策を継続すること，③適切に採取された検体で少なくとも1週間あけて2回の培養が陰性の場合，に考慮するとされている. ただし，カルバペネマーゼ産生のCREや感受性のある抗菌薬が≦2クラスの場合は永久に接触予防策を継続する.
- ESBLやCREに対する接触予防策やその隔離解除基準は病院ごとに異なるが，永続的に接触予防策を継続している病院が多い[3]. これは，長期保菌や，いったん陰性になっても再度陽性になる報告が多いためである.

74

4 曝露者の対応

● 特になし.

5 届出

● 腸内細菌目細菌およびアシネトバクターが表 3, 4 の条件を満たした場合には, 5 類感染症として診断後 7 日以内に保健所に届出を行う. なお, 薬剤耐性緑膿菌感染症は 5 類定点である.

表3▸ カルバペネム耐性腸内細菌目細菌感染症

検査方法	検査材料
分離・同定による腸内細菌目細菌の検出, かつ, 次のいずれかによるカルバペネム系薬剤及び広域 β-ラクタム剤に対する耐性の確認 ア　メロペネムの MIC 値が 2 μg/mL 以上であること, 又はメロペネムの感受性ディスク（KB）の阻止円の直径が 22 mm 以下であること イ　次のいずれにも該当することの確認 　（ア）イミペネムの MIC 値が 2 μg/mL 以上であること, 又はイミペネムの感受性ディスク（KB）の阻止円の直径が 22 mm 以下であること 　（イ）セフメタゾールの MIC 値が 64 μg/mL 以上であること, 又はセフメタゾールの感受性ディスク（KB）の阻止円の直径が 12 mm 以下であること	血液, 腹水, 胸水, 髄液その他の通常無菌的であるべき検体
次のいずれにも該当することの確認 ア　分離・同定による腸内細菌目細菌の検出 イ　次のいずれかによるカルバペネム系薬剤及び広域 β-ラクタム剤に対する耐性の確認 　（ア）メロペネムの MIC 値が 2 μg/mL 以上であること, 又はメロペネムの感受性ディスク（KB）の阻止円の直径が 22 mm 以下であること 　（イ）次のいずれにも該当することの確認 　　a　イミペネムの MIC 値が 2 μg/mL 以上であること, 又はイミペネムの感受性ディスク（KB）の阻止円の直径が 22 mm 以下であること 　　b　セフメタゾールの MIC 値が 64 μg/mL 以上であること, 又はセフメタゾールの感受性ディスク（KB）の阻止円の直径が 12 mm 以下であること ウ　分離菌が感染症の起因菌と判定されること	喀痰, 膿, 尿その他の通常無菌的ではない検体

表4▶ 薬剤耐性アシネトバクター感染症

検査方法	検査材料
分離・同定によるアシネトバクター属菌の検出，かつ，以下の3つの条件を全て満たした場合 ア　イミペネムのMIC値が16 µg/mL以上又は，イミペネムの感受性ディスク（KB）の阻止円の直径が13 mm以下 イ　アミカシンのMIC値が32 µg/mL以上又は，アミカシンの感受性ディスク（KB）の阻止円の直径が14 mm以下 ウ　シプロフロキサシンのMIC値が4 µg/mL以上又は，シプロフロキサシンの感受性ディスク（KB）の阻止円の直径が15 mm以下	血液，腹水，胸水，髄液，その他の通常無菌的であるべき検体
分離・同定によるアシネトバクター属菌の検出，かつ，以下の3つの条件を全て満たし，かつ，分離菌が感染症の起因菌と判定された場合 ア　イミペネムのMIC値が16 µg/mL以上又は，イミペネムの感受性ディスク（KB）の阻止円の直径が13 mm以下 イ　アミカシンのMIC値が32 µg/mL以上又は，アミカシンの感受性ディスク（KB）の阻止円の直径が14 mm以下 ウ　シプロフロキサシンのMIC値が4 µg/mL以上又は，シプロフロキサシンの感受性ディスク（KB）の阻止円の直径が15 mm以下	喀痰，膿，尿，その他の通常無菌的ではない検体

[参考文献]

1) 厚生労働省. 院内感染対策サーベイランス薬剤耐性菌判定基準（Ver. 3.2）. 2019年1月改訂. https://janis.mhlw.go.jp/section/standard/drugresistancestandard_ver3.2_20190109.pdf
2) Magiorakos AP, Srinivasan A, Carey RB, et al. Multidrug-resistant, extensively drug-resistant and pandrug-resistant bacteria: an international expert proposal for interim standard definitions for acquired resistance. Clin Microbiol Infect. 2012; 18: 268-81.
3) Banach DB, Bearman G, Barnden M, et al. Duration of contact precautions for acute-care settings. Infect Control Hosp Epidemiol. 2018; 39: 127-44.

〈伊東直哉〉

3. 単純ヘルペスウイルス

1 病原体

1）病原体[1]

● 単純ヘルペスウイルスはヘルペスウイルス科，アルファヘルペスウイルス亜科に属する．単純ヘルペスウイルス1型（HSV-1）および2型（HSV-2）の2種類がある．

● エンベロープを有するDNAウイルス．消毒薬抵抗性は弱い．

2）病気[1]

● HSV-1の感染のほとんどは小児期に獲得し，感染が生涯にわたる．HSV-1感染症の大部分は口腔ヘルペスであるが，性器ヘルペスもきたす．稀に脳炎や角膜炎（眼感染症）のような深刻な合併症を引き起こす．

● HSV-2の感染は，ほとんど例外なく性交渉で伝播し，性器ヘルペスをきたす．HSV-2感染は，新たにHIV（human immunodeficiency virus）感染症にかかるリスクを約3倍に高める．

● 新生児ヘルペスは出産時に産道でHSV-1または2に接触することで引き起こされる．

3）潜伏期間

● 初感染時: 2〜12日[2].

● 再燃時: なし.

2 感染経路と予防策

● 標準予防策を行う．

● 病変が粘膜，皮膚の狭い範囲のみにとどまらない患者（例: 播種性病変，肺炎など）に対しては接触予防策を行う．

● 活動性感染症の母親から経腟または帝王切開で出産し，羊膜が4〜6時間以上破裂している場合，曝露した無症状の新生児は，生後24〜36時間での乳児表面の培養が48時間培養後に陰性となるまで，接触予防策を実施する[3].

● 患者の湿潤した病変はドレッシング材で覆う．

3 適応・解除基準

● **適応**: 病変が粘膜，皮膚の狭い範囲のみにとどまらないヘルペス性病変が疑われる場合.

● **解除**: 全ての病変が痂皮化するまで．代替診断がつくまで.

4 曝露者の対応

1）患者および患者家族

● 予防投薬，予防接種，隔離は不要.

2）医療従事者

● 予防投薬，予防接種，隔離は不要.

5 職員罹患時の就業制限[4]

● 単純ヘルペスウイルス感染症を発症した医療従事者について，病変部位を覆うことができれば，就業制限はない（例: 口唇ヘルペスの場合にはマスクを着用し，病変部位を覆う）.

● ただし，口唇ヘルペスおよび性器ヘルペスを有する職員は病変部を手で触らないようにし，手指衛生を徹底する. 活動性のヘルペスひょう疽（手指の単純ヘルペスウイルス感染症）を有する職員は免疫不全者のケアは担当してはならない. また，その他の患者の場合であっても，ケアにあたっては手袋を着用し，手指衛生を徹底する.

● 活動性の口唇ヘルペスおよびヘルペスひょう疽を有する職員は，広範な皮膚炎を有する患者のケアを避ける.

[参考文献]
1) World Health Organization (WHO). Fact sheet—Herpes simplex virus. Update Jan 2017. http://www.who.int/mediacentre/factsheets/fs400/en/
2) Heymann DL; APHA (An official report of the American Public Health Association). Control of Communicable Diseases Manual. 20th edition. Herpesvirus disease. Washington, DC: APHA PRESS; 2015. p.275-84.
3) Siegel JD, Rhinehart E, Jackson M, et al.; Health Care Infection Control Practices Advisory Committee. 2007 guideline for isolation precautions: preventing transmission of infectious agents in health care settings. Am J Infect Control. 2007; 35 (10 Suppl 2): S65-164.
4) American Academy of Pediatrics. Herpes Simplex. In: Kimberlin DW, Barnett ED, Lynfield R, et al. (editors). Red Book: 2021-2024 Report of the Committee on Infectious Diseases, 32nd edition. Itasca, IL: American Academy of Pediatrics; 2021. p.407-17.

〈伊東直哉〉

4. RS ウイルス

1 病原体

1）病原体
- RS ウイルス（respiratory syncytial virus: RSV）は，ニューモウイルス科のオルソニューモウイルス属に分類されるエンベロープを持つ RNA ウイルスである[1,2]．

2）病態
- RSV は，あらゆる年齢の人に急性呼吸器感染症をきたす．
- ほぼ全ての小児は 2 歳までに感染し，再感染がよくみられる[2]．
- 初感染の場合，発熱や，鼻汁，咳などの上気道症状が出現し，うち約 20～30％で気管支炎や肺炎などの下気道症状が出現する．また，早産の新生児や早産の生後 6 ヵ月以下の乳児，月齢 24 ヵ月以下で免疫不全を伴う，あるいは血流異常を伴う先天性心疾患や肺の基礎疾患を有する児，またはダウン症候群の児は重症化しやすい[3]．
- 年長児や成人でも重症になることはあるが，高齢者，免疫不全，心肺疾患などでは重症化しやすい[2]．

3）季節性
- RSV は通常世界中で季節的な流行をきたす．北半球では，通常 10 月または 11 月から 4 月または 5 月にかけて発生し，1 月または 2 月にピークを迎える[4-6]．南半球では，冬期の流行は 5 月から 9 月に起こり，5 月，6 月，または 7 月にピークを迎える．
- 本邦においては，11～1 月にかけての流行が報告されている[7]．
- COVID-19 パンデミックに伴う感染対策強化・緩和の影響で，年によって流行パターンに変化がみられるようになった．

4）潜伏期間
- 通常 2～8 日（通常 4～6 日）[2]．

5）排出期間
- 通常 3～8 日間[2]．
- 幼児は 3～4 週間程度ウイルスを排出し，有症期間は伝染性がある．特に幼若乳児や免疫抑制患者では 3～4 週間排出することがある[2]．

6）診断
- RSV の迅速抗原検査または PCR による．
- 迅速抗原検査は，小児では比較的高い感度を有するが，成人では感度が低い[1]．

2 感染経路と予防策

- 飛沫予防策と接触予防策を行う[8]．
- RSV は患者の気道分泌物に存在し，飛沫あるいは RSV で汚染された手や媒介物によって間接的に伝播される．

3 　適応・解除基準

● **適応**: 罹患期間中[9].
● **解除**: 罹病期間中[9]. ただし, ウイルスの排出期間から推定して最低8日間は隔離を行う. 幼若乳児, 免疫不全患者では隔離期間の延長を考慮する.

4 　曝露者の対応

● 検出された場合は飛沫・接触予防策を遵守する.

[参考文献]
1) Centers for Disease Control and Prevention(CDC). Respiratory Syncytial Virus Infection (RSV). Last Reviewed: November 7, 2023. https://www.cdc.gov/rsv/index.html
2) American Academy of Pediatrics. Respiratory syncytial virus. In: Kimberlin DW, Barnett ED, Lynfield R, et al.(editors), Red Book: 2021-2024 Report of the Committee on Infectious Diseases, 32nd edition. Itasca, IL: American Academy of Pediatrics; 2021. p.628.
3) 国立感染症研究所感染症疫学センター. 感染症発生動向調査からみる2018年～2021年の我が国のRSウイルス感染症の状況. 掲載日: 2022年9月16日. https://www.niid.go.jp/niid/ja/rs-virus-m/rs-virus-idwrs/11487-rsv-20220916.html
4) Hall CB, Weinberg GA, Iwane MK, et al. The burden of respiratory syncytial virus infection in young children. N Engl J Med. 2009; 360: 588-98.
5) Rose EB, Wheatley A, Langley G, et al. Respiratory syncytial virus seasonality—United States, 2014-2017. MMWR Morb Mortal Wkly Rep. 2018; 67: 71-6.
6) Obando-Pacheco P, Justicia-Grande AJ, Rivero-Calle I, et al. Respiratory syncytial virus seasonality: a global overview. J Infect Dis. 2018; 217: 1356-64.
7) 国立感染症研究所感染症情報センター. RSウイルス感染症とは. IDWR 2004年第22号掲載. https://www.niid.go.jp/niid/ja/kansennohanashi/317-rs-intro.html
8) Damani N. Manual of Infection Prevention & Control, 4th edition. Oxford: Oxford University Press; 2019.
9) Siegel JD, Rhinehart E, Jackson M, et al; Health Care Infection Control Practices Advisory Committee. 2007 guideline for isolation precautions: preventing transmission of infectious agents in health care settings. Am J Infect Control. 2007; 35 (10 Suppl 2): S65-164.

〈伊東直哉〉

5. 疥癬

1 病原体

1）病原体

- 疥癬（scabies）はヒゼンダニ（疥癬虫，*Sarcoptes scabiei* var. *hominis*）による感染症である[1,2]．
- ヒト皮膚角質層に寄生するヒゼンダニの感染により発症し，ヒゼンダニの虫体，糞，脱皮殻などに対するアレルギー反応による皮膚病変と瘙痒を主症状とする感染症である[1]．

2）病態

- 臨床症状から，一般的にみられる疥癬（通常疥癬，classical scabies）と，<u>角化型疥癬</u>（hyperkeratotic scabies，痂皮型疥癬: crusted scabies，蛎殻様疥癬も同義語である）の二つに大別される[1]．角化型疥癬はノルウェー疥癬（Norwegian scabies）とも表現されるが，最近では差別的表現と考えられることもあるため使用されない．
- 角化型疥癬は高齢者・糖尿病・悪性腫瘍末期・免疫不全（特に HIV 感染者）・ステロイド・免疫抑制薬の投与などに伴う免疫不全者においてみられる．
- 通常疥癬におけるヒゼンダニの寄生数は患者の半数例で 5 匹以下（健康成人の場合）とされるが，免疫不全患者では寄生数が多いこともある[1]．角化型疥癬では，100 万～200 万匹，時として 500 万匹以上と多く感染力が非常に強い．

3）症状

> **好発部位**: 指間，四肢屈側，腹部，陰部，陰嚢など皮膚の柔らかい部位.
> **症状**: <u>疥癬トンネル</u>，紅色丘疹，小水疱，膿疱，結節が混在する.

- 瘙痒は，ダニ，ダニの糞，およびダニの卵に対する<u>遅延型過敏反応</u>に起因する[3]．
- 疥癬トンネルは疥癬に特異的な唯一の皮疹で，雌成虫が産卵しながら角質層内を掘り進んでいる道筋．瘙痒感を伴うが，高齢者では欠くこともある．虫体，虫卵の検出率が高い．
- 特徴的な症状として夜間に増強する激しい瘙痒がある．
- 角化型疥癬の皮疹は，灰色から黄白色で，ざらざらと厚く蛎殻様に重積した角質増殖が，手・足，臀部，肘頭部，膝蓋部などの摩擦を受けやすい部位の他に，通常疥癬では侵されない頭部，頸部，耳介部を含む全身に認められる．また，全身の皮膚が潮紅し，紅皮症状態になることもある．

4）診断

- ①臨床症状，②顕微鏡検査やダーモスコピー検査などでのヒゼンダニの検出，③疥癬患者との接触機会を含めた疫学的流行状況を勘案して診断する．

- 顕微鏡検査においては，疥癬トンネル，丘疹，結節などから虫体を証明する．顕微鏡検査でヒゼンダニを検出できるのは 10〜70％と幅があるので複数部位を頻回に検査する．
- ダーモスコープでヒゼンダニを確認した場合にも疥癬と診断できる.

5）潜伏期間[2]

> **初感染**: 4〜8 週間.
> **再感染**: 1〜4 日.

- 再感染の場合は，一度感作されているため症状出現が初感染よりも早い.
- 角化型疥癬の患者から感染を受けた場合には，多数のダニが移るので，潜伏期間も 4〜5 日と非常に短くなる[1,5].

2 感染経路と予防策

- 接触予防策を行う.
- 疥癬は肌と肌の直接接触が主な感染経路である.
- 通常疥癬と角化型疥癬では感染力が大きく異なる（角化型疥癬が圧倒的である）（表 1）.

表1▶疥癬感染予防のポイント（日本皮膚科学会．疥癬診療ガイドライン第 3 版[1]を基に作成）

対応		通常疥癬	角化型疥癬
潜伏期		4〜8 週	4〜5 日
手洗い	処置ごとの手洗い	励行	
患者ケア	PPE の着用	接触感染対策時は，長袖のエプロン・手袋を着用する	
入浴	入浴後の清掃	通常の方法	入浴は最後とし，入浴後は清掃スタッフへ清掃を依頼する
居室・環境整備	患者の居室・立ち回り先に殺虫剤散布	不要	必要（ピレスロイド系殺虫剤を隔離解除・退室時に 1 回だけ散布）
	掃除	通常の方法	清掃は落屑を残さないように湿式清掃を実施
	布団の消毒	不要	シーツ・寝具類は感染性として対応．外す時に落屑が飛び散らないように注意が必要．50℃・10 分の熱水処理後に通常の洗濯を行う

JCOPY 498-02148

(表 1 つづき)

	対応	通常疥癬	角化型疥癬
居室・環境整備	車いす・ストレッチャー・血圧計の管理	通常の方法	患者専用とし，隔離解除・退室時に粘着シートで落屑を回収後，環境クロスで清拭する
	診察室・検査室などのベッド	通常の方法	接触予防策に準じる
リネン類の管理	シーツ・寝具・衣類の交換	通常の方法	自家感染予防のため治療のたびに交換
	洗濯物の運搬時の注意		常日頃から落屑等が落ちても飛び散らないようにポリ袋などに入れて運搬する
	洗濯	通常の方法	以下のいずれかを行う ・通常洗濯後，乾燥機を使用する ・50℃・10 分間の熱湯消毒後，通常洗濯 ・密閉してピレスロイド系殺虫剤噴霧後，通常洗濯
個室への隔離		個室に隔離し，治療を開始 患者はベッド・寝具ごと移動 隔離期間は通常型で治療開始後 24 時間経過するまで※．角化型は治療開始後 2 週間経過するまで	
接触者への予防治療		雑魚寝状態なら同居者・家族・友人・同棲者には予防治療を検討する	同室者は症状の有無を問わず予防治療を検討する．職員は患者との接触の頻度・密度を考慮して予防治療を検討する

※通常疥癬では特別な感染予防策は不要であるが，筆者の施設では職員の不安軽減および施設の特性（免疫不全患者が多い）点から接触予防策としている.

- 疥癬虫は乾燥に弱く，人間の体を離れると比較的短時間（人体より落下後，室内の湿度環境では活発な運動能力を失い，2～3 時間で新たな宿主への寄生は不可能となる）で死滅するため，通常の疥癬では密接な接触がないと感染しない．しかし，寝具や衣服を洗濯しないで共用すると感染することがある[1,5].
- 院内感染では，患者から脱落した鱗屑内の虫体・虫卵が感染経路となるケースがある.
- 通常疥癬では，効果的な治療開始後少なくとも 24 時間経過するまでは接触予防策を行う.
- 角化型疥癬では，治療開始後 2 週間は隔離を行う[1].

83

- **適応**: 疥癬の診断がついたとき.
- **解除**: 通常型で治療開始後 24 時間経過するまで. 角化型は治療開始後 2 週間経過するまで (疥癬診療ガイドライン第 3 版に準拠) 個室管理.

4 その他

1) 面会者への指導

- 以下の内容について, 面会者へ指導する.

> ①病室に入るとき: 速乾性手指消毒剤により手の衛生を図り, ガウン・手袋を着用する.
> ②病室を出るとき: 室内でガウン・手袋を外し, 感染性廃棄物容器に廃棄後, 速乾性手指消毒剤で手の衛生を図り, 病室外に出る.
> ③面会中: 患者のベッドに腰を掛けたり, 寝転んだりしない.
> ④洗濯物: 自宅へ持ち帰り表 1 に示した方法で洗濯をしてもらう.
> ⑤その他: 毎日入浴し, 更衣をする.

2) 職員が発症した場合

<就業制限>

①疥癬を疑わせる症状のある職員は, 速やかに皮膚科医の診察を受ける.
②疥癬と診断された場合, 原則として治療開始から 24 時間は勤務を休む.

<就業許可となった場合の対応>

①就業中は, 長袖の衣服を着用する.
②更衣は鱗屑をばらまかないように静かに行い, その場でアクアフィルムに入れ, 通常通り洗濯へ出す.
③毎日入浴・更衣を行う.
④ケアを行っている入院患者に疥癬の症状がないか注意深く観察を行い, 疥癬が疑われる場合には速やかに, 皮膚科を受診してもらう.
⑤上記①~③の対策実施期間は, 治療開始後 3 週間を目安とする.

3) 治療 (図 1)[1,6)]

<通常疥癬>

①イベルメクチン (ストロメクトール® 錠 3 mg) を 200 μg/kg を 1 回内服する (表 2). 2 回目は 1 回目投与の 1 週間後に再度内服する. 通常疥癬ではイベルメクチン内服でヒゼンダニの殺虫効果は十分であり, 外用は不要である. 皮疹に外用を希望する場合は, ワセリン, 保湿薬などを用いることで十分である. 2 回目の投与については, ヒゼンダニの卵は 3~5 日で孵化するが, イベルメクチンは卵には無効と考えられているためである. そのため 1 週間隔でイベルメクチンを投与すれば, 1 回目の投与時に卵があったとしても, 2 回目の投与時には幼虫か若虫になっている. 2 回目を 2 週間後に投与すると, 産卵によって卵が存在する場合があり, ヒゼンダニが駆除できない.
②フェノトリン (スミスリン® ローション 5%) を 1 週間隔で少なくとも 2 回外用する. 外用薬は塗布後 12 時間以上経過してから入浴, シャワー

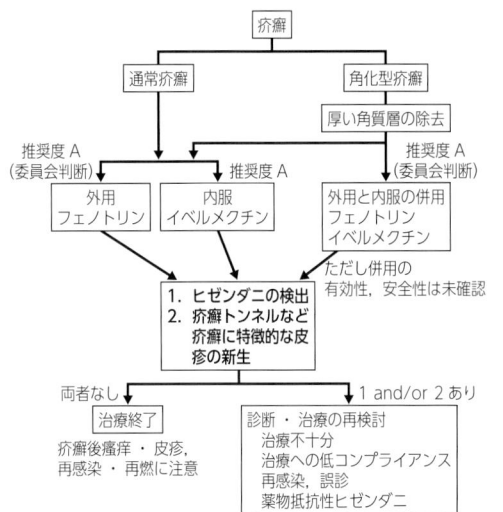

図1▶疥癬治療のアルゴリズム（日本皮膚科学会. 疥癬診療ガイドライン第3版. 日皮会誌. 2015; 125: 2023-48[1]）, 第3版追補版. 日皮会誌, 2018; 128: 2791-801[6]）より許諾を得て転載）

表2▶イベルメクチンの体重あたりの容量

体重（kg）	容量
15〜24	3 mg 錠数: 1 錠
25〜35	3 mg 錠数: 2 錠
36〜50	3 mg 錠数: 3 錠
51〜65	3 mg 錠数: 4 錠
66〜79	3 mg 錠数: 5 錠
80≦	3 mg 錠数: 約 200 μg/kg

などで洗浄する. ヒゼンダニの卵は 3〜5 日で孵化し, 10〜14 日後には成虫となり次の産卵が始まるため, 2 回目の外用は産卵前である初回外用の 1 週間後に行う.

＜角化型疥癬＞

①イベルメクチン（ストロメクトール®）を 200 μg/kg を 1 回内服する. 10〜14 日後に再度内服する.

②フェノトリン（スミスリン® ローション 5%）を 1 週間隔で少なくとも 2 回外用する. 外用薬は塗布後 12 時間以上経過してから入浴, シャワーなどで洗浄する.

［参考文献］
1) 日本皮膚科学会. 疥癬診療ガイドライン（第3版）. 日皮会誌. 2015; 125: 2023-48. https://www.dermatol.or.jp/uploads/uploads/files/guideline/kaisenguideline.pdf
2) Centers for Disease Control and Prevention (CDC). Scabies. Last reviewed: June 6, 2023. https://www.cdc.gov/parasites/scabies/index.html
3) Currie BJ, McCarthy JS. Permethrin and ivermectin for scabies. N Engl J Med. 2010; 362: 717-25.
4) Siegel JD, Rhinehart E, Jackson M, et al.; Health Care Infection Control Practices Advisory Committee. 2007 guideline for isolation precautions: preventing transmission of infectious agents in health care settings. Am J Infect Control. 2007; 35 (10 Suppl 2): S65-164.
5) 国立感染症研究所. 疥癬とは. 2015年2月12日 改訂. https://www.niid.go.jp/niid/ja/kansennohanashi/380-itch-intro.html
6) 日本皮膚科学会. 疥癬診療ガイドライン（第3版追補）. 日皮会誌. 2018; 128: 2791-801.

〈伊東直哉〉

JCOPY 498-02148

6. O157 を含む腸管出血性大腸菌感染症

1 病原体

1）病原体

- 腸管出血性大腸菌（enterohemorrhagic *Escherichia coli*: EHEC）感染症の原因菌は、ベロ毒素（verotoxin または Shiga toxin と呼ばれている）を産生する大腸菌である.
- 大腸菌は、菌の表面にある O 抗原（細胞壁由来）と H 抗原（鞭毛由来）により細かく分類されている. 日本では、EHEC の血清型は「O157」が最も多く、次いで「O26」、「O103」、「O111」などが多い[1,2].
- EHEC は、感染を成立させるために必要な菌量が 100 個以下と非常に少ないため[3]、感染力が強く、二次感染（ヒト-ヒト感染）が起こりやすい.
- 熱に弱く、75℃で 1 分間加熱をすれば死滅するが、強い酸抵抗性を示し、胃酸の中でも生残する[1].

2）潜伏期間

- 約 3〜4 日間（1〜8 日間の場合までありえる）[4].

3）病態

- EHEC が産生するベロ毒素の作用により、感染者の大半が出血を伴う腸炎を生じる. 稀に無症候性保菌者もいる.
- さらにベロ毒素は、溶血性尿毒症症候群（hemolytic uremic syndrome: HUS）を引き起こす場合もある. HUS は小児や高齢者で合併しやすく、死亡する可能性のある重篤な病態である.

4）症状

- まったく症状のないものから軽度の腹痛や下痢のみで終わるもの、さらには激しい腹痛、頻回の水様便、著しい血便とともに重篤な合併症を起こし、時には死に至るものまで様々である[1].
- 下痢は、発症時に血液が混じることはほとんどなく、2〜3 日すると徐々に血液が混じるようになる[5]. 通常、下痢は約 7 日後にはおさまる.
- 発熱は稀であり[6]、一過性で終わることが多い.
- 有症者の 6〜7％において、下痢などの初発症状出現から数日〜2 週間以内（典型的には 7 日頃）に HUS または脳症などの重篤な合併症を発症する[1,4]. 5 歳以下では HUS の発症率は 15％と高く、成人と小児では発症率が異なる[4].

2 感染経路と予防策

1）感染経路[7]

- 飲食物を介する経口感染で、汚染された飲食物を摂取するか、患者の糞便で汚染されたものを口にすることが原因である[1]. そのため、ヒトからヒトへの二次感染を起こすことがある.

2）予防策

- EHEC 検出患者は菌陰性化が確認されるまでは、「標準予防策」＋「接触予防策」を実施する[1].
- 二次感染を防ぐには、手指衛生をしっかり行うことが大切である.

- 特に，糞便を介した二次感染予防が重要となるため，患者の糞便に触れた後は直ちに手袋を外し，流水と石鹸にて十分に手洗いを行い，擦式消毒用アルコール製剤で手指衛生を実施する．
- 患者の手洗いの指導も徹底する．

3 適応・解除基準

- **適応**: 便よりベロ毒素を産生する大腸菌を確認した場合．
- **解除**: 保健所と相談の上，判断する．院内の運用では，患者における陰性化の確認については，24時間以上の間隔をおいた連続2回（抗菌薬を投与した場合は，服薬中や服薬中止後48時間以上経過した時点の連続2回）の検便によって，いずれも菌が検出されない場合に感染対策解除とする[1]．無症状の保菌者については，直近の1回の検便で病原体が検出されなかった場合は，菌陰性化とみなしてよい．職員就業制限も上記に順じる．

4 曝露者の対応

- 特になし．

5 その他

1）感染症法・学校保健安全法

- 感染症法の3類感染症（全数把握疾患）に分類され，診断した医師は直ちに最寄りの保健所に届け出ることが定められている[8]．保健所は病状を確認し，原因に関することや二次感染予防について患者および家族と相談する．感染症法においては，調理など食品を扱う仕事の場合は，就業制限することがある[9]．
- 学校保健安全法の第三種に分類され，下痢が完全に消失するなど医師が感染のおそれがないと判断するまでは出席停止である[10]．

2）汚染物の消毒・滅菌[1,11]

- 大腸菌に関しては，全ての消毒薬が有効である．第四級アンモニウム塩（ベンザルコニウム塩化物など），両性界面活性剤，次亜塩素酸ナトリウムおよびアルコール（消毒用エタノール，70％イソプロパノールなど）等を用いる．
- また，80℃・10分間の熱水も有効である（70℃・1分間や80℃・10秒間などの熱水でも有効と推定されるが，安全を見込んで80℃・10分間とする）．

<消毒・滅菌例>

■ 患者環境

- 患者が使用したトイレの取手，ドアノブ，洗面所など直接触れた部位: アルコールクロスで清拭消毒する．
- 寝衣・リネン: 水溶性リネンバッグに収納・運搬し，熱水洗濯する．便汚染のあるシーツも同様に処理する．熱水消毒できない場合は，1,000ppmの次亜塩素酸ナトリウム液に浸漬後通常の洗濯を行う．
- 食器: 十分な洗剤と流水でよく洗浄する．
- 入浴: できるだけ浴槽につからず，シャワーか掛け湯を使用する．風呂

に入る場合は，最後に入り，他の者と一緒に入浴しないようにする．最後に風呂の水は流し，その後十分に水・浴槽用洗剤で洗浄する．バスタオルは他の者と共用しない．

■ 分泌物，排泄物

● 水洗トイレに流す．
● 便の付着した物品: 糞便を洗い流した後，フラッシャーディスインフェクターによる熱消毒を行う．フラッシャーディスインフェクターにかけられない場合は，洗浄後 1,000 ppm 次亜塩素酸ナトリウム液に 30 分浸漬する．
● 便座: 便汚染がなければアルコールによる清拭消毒を行う．

■ 手術器械など

● 耐熱性の器具: フラッシャーディスインフェクターなど熱水を使用した洗浄装置で一時処理する．その後器械組みをして高圧蒸気滅菌など通常の滅菌を行う．
● 非耐熱性の器具: 流水による洗浄，薬液消毒を行う．その後過酸化水素プラズマ滅菌を行う．

3）治療

● 対症療法が中心[1]．
● 抗菌薬は，原則必要ないが[12,13]，医師が患者の状態に応じて総合的に判断する[1]．

[参考文献]

1) 厚生労働省．一次，二次医療機関のための腸管出血性大腸菌（O157 等）感染症治療の手引き（改訂版）．1999．https://www.mhlw.go.jp/www1/o-157/manual.html（Accessed 2023/7/10）
2) 国立感染症研究所．病原微生物検出情報．O157, O26, O103, O111, O121, O145 分離報告数，2000 年第 1 週〜2023 年第 20 週（NESID 病原体検出情報: 2023 年 5 月 17 日現在報告数）https://www.niid.go.jp/niid/images/iasr/rapid/vtec/150908/vtnen4_230517.gif
3) Tilden J Jr, Young W, McNamara AM, et al. A new route of transmission for *Escherichia coli*: infection from dry fermented salami. Am J Public Health. 1996; 86: 1142-5.
4) American Academy of Pediatrics. *Escherichia coli* Diarrhea（Including Hemolytic-Uremic Syndrome）. In: Kimberlin DW, Brady MT, Jackson MA,（editors）. Red Book: 2018 Report of the Committee on Infectious Diseases. 31st edition. Itasca, IL: American Academy of Pediatrics; 2018; p.338-43.
5) Tarr PI, Gordon CA, Chandler WL. Shiga-toxin-producing *Escherichia coli* and haemolytic uraemic syndrome. Lancet. 2005; 365: 1073-86.
6) Wong CS, Jelacic S, Habeeb RL, et al. The risk of the hemolytic-uremic syndrome after antibiotic treatment of *Escherichia coli* O157: H7 infections. N Engl J Med. 2000; 342: 1930-6.
7) Centers for Disease Control and Prevention（CDC）. *E. coli*（*Escherichia coli*）Questions and Answers, Shiga toxin-producing *E. coli*（STEC）. Last reviewed: December 1, 2014.
8) 厚生労働省．腸管出血性大腸菌感染症，感染症法に基づく医師及び獣医師の届出について．http://www.mhlw.go.jp/bunya/kenkou/kekkaku-kansenshou11/01-03-03.html（Accessed 2023/7/10）

9) 厚生労働省. 腸管出血性大腸菌 Q & A（最終改訂: 令和 3 年 12 月 17 日）. https://www.mhlw.go.jp/stf/seisakunitsuite/bunya/0000177609.html（Accessed 2023/7/10）

10) 学校保健安全法施行規則（昭和三十三年文部省令第十八号）施行日: 令和五年五月八日（令和五年文部科学省令第二十二号による改正）

11) 大久保憲, 尾家重治, 金光敬二, 編. 2020 年版 消毒と滅菌のガイドライン. 改訂第 4 版. 東京: へるす出版; 2020.

12) Tarr PI, Freedman SB. Why antibiotics should not be used to treat Shiga toxin-producing *Escherichia coli* infections. Curr Opin Gastroenterol. 2022; 38: 30-8.

13) Guerrant RL, Van Gilder T, Steiner TS, et al; Infectious Diseases Society of America. Practice guidelines for the management of infectious diarrhea. Clin Infect Dis. 2001; 32: 331-51.

〈赤澤奈々〉

JCOPY 498-02148

7. バンコマイシン耐性腸球菌

1 病原体

1）病原体[1]

- 腸球菌は健常者の腸管や外陰部などからしばしば分離される常在菌であり，高い病変性を持つわけではないため，健常者にはほとんど問題とはならない.
- バンコマイシン耐性腸球菌（vancomycin-resistant enterococci: VRE）は，バンコマイシンに耐性を獲得した腸球菌で，バンコマイシンの MIC (minimum inhibitory concentration) 値が 16 μg/mL 以上と定義される.
- 生物学的な特徴は一般の腸球菌と変わらず，健常者に感染症を引き起こすことは極めて稀である.
- VRE として臨床上問題にされ，院内感染対策の対象となっているのは vanA または vanB 遺伝子を保有する腸球菌である. 表1に分類を示す.

表1▶ VRE の分類

クラス	耐性遺伝子	VCM	TEIC	菌種
A	vanA	高度耐性	耐性	E. faecium, E. faecalis
B	vanB	耐性	感受性	E. faecium, E. faecalis, E. gallinarum
C	vanC	中等度耐性	感受性	E. gallinarum, E. casseliflavus, E. flavescens
D	vanD	高度耐性	耐性	E. faecium

VCM: バンコマイシン, TEIC: テイコプラニン.

2）潜伏期間

- 一定の潜伏期間はない.

3）病態

- 健常者の場合は，腸管内に VRE を保菌していても通常，無害/無症状であるが，術後の患者や担癌患者など免疫能が低下している患者では血流感染症，腹膜炎，創部感染，尿路感染症などの感染症を引き起こす場合がある[1,2].

4）症状

- 罹患部位により症状は異なる.

2 感染経路と予防策

1）感染経路

- VRE は，患者から患者への直接伝播，および医療従事者の手指・医療材料・ケア物品を介して間接伝播する. 特に排泄ケアが伝播リスクとなりやすい[1].

2）予防策

- アイソレーションガウン（長袖ガウン）を含めた接触予防策を実施する.
- 体位変換など患者・環境に触れる場合は,エプロンではなく,アイソレーションガウン（長袖ガウン）を接触の頻度に合わせて着用する[3].
- 病院環境表面のVREが感染に関与したという報告があるため,患者が退院・退室後は床・壁も丁寧に清掃を行う[4].
- VREを院内伝播させないためには,感染対策のプログラムの整備,隔離・コホート化,物品の消毒,環境表面の徹底的な消毒・清掃が必要となる.
- 上記の接触予防策に加えて,以下の感染予防対策の追加も考慮する[3].

- ・VREに感染/定着した患者を個室または他のVRE患者と同じ部屋に配置する.
- ・環境に付着・残存しやすいため,高頻度接触部位（ベッド柵,ドアノブなど）・トイレの清拭を徹底する.
- ・聴診器,体温計などは患者専用のものを部屋に用意し,外部では使用しない.
- ・患者への手洗いの指導を行う.

---

3 適応・解除基準

- **適応**: 培養検体からVCMのMIC値が16 µg/mL以上のE. faecalis, E. faecium が検出されたとき.
- **解除**[3,5]:
① 便からVREが検出された場合: 便培養を1週間隔で3回提出し,3回とも陰性であった場合に感染対策解除（VREを治療した場合は,治療終了3日以降に検査を行う）.
② 便以外の部位からVREが検出された場合: VREが検出された部位と便培養を1週間隔で3回提出し,3回とも陰性であった場合に感染対策解除（VREを治療した場合は,治療終了3日以降に検査を行う）.

4 曝露者の対応[3]

- 入院中の患者で,新たにVRE感染/定着が判明した場合は,同室患者への便検体のスクリーニング検査を行い,VRE定着患者の早期発見に努める.加えて,感染対策チーム（ICT）で協議を行い,同病棟の便検体のスクリーニング検査も検討する.
- 検出された患者が外来の場合は,状況に応じてスクリーニング対象者を検討する.

5 その他

1）感染症法における取り扱い

- 感染症法の5類感染症（全数把握疾患）に分類され,診断した医師は7日以内に最寄りの保健所に届け出ることが定められている[6].

JCOPY 498-02148

2）VRE 保菌者について[7]

● 便への保菌状態は，数ヵ月〜数年にわたり継続することがあるため，除菌のために経口抗菌薬を投与しても成功しない．VRE の根絶や菌量を減らす目的での除菌療法も成功率が低いので推奨されない．

3）汚染物の消毒・滅菌[8]

● VRE は，全ての消毒薬が有効である．高・中水準消毒薬に加えて，第四級アンモニウム塩（ベンザルコニウム塩化物など）や両性界面活性剤などの低水準消毒薬も有効である．

● 80℃・1 分間などの熱水も有効である．

● 環境や器材の消毒には，アルコールや第四級アンモニウム塩（ベンザルコニウム塩化物など）等で清拭する．

● リネンの消毒には熱水（80℃・10 分間など）が最も適しており，0.02〜0.1%（200〜1,000 ppm）次亜塩素酸ナトリウムへ 30 分間浸漬でもよい．

[参考文献]

1) Centers for Disease Control and Prevention (CDC). Vancomycin-resistant Enterococci (VRE) in healthcare settings. Last reviewed: November 13, 2019. https://www.cdc.gov/hai/organisms/vre/vre.html

2) Kajihara T, Nakamura S, Iwanaga N, et al. Clinical characteristics and risk factors of enterococcal infections in Nagasaki, Japan: a retrospective study. BMC Infect Dis. 2015; 15: 426.

3) Recommendations for preventing the spread of vancomycin resistance. Recommendations of the Hospital Infection Control Practices Advisory Committee (HICPAC). MMWR Recomm Rep. 1995; 44 (RR-12): 1-13.

4) Martinez JA, Ruthazer R, Hansjosten K, et al. Role of environmental contamination as a risk factor for acquisition of vancomycin-resistant enterococci in patients treated in a medical intensive care unit. Arch Intern Med. 2003; 163: 1905-12.

5) Banach DB, Bearman G, Barnden M, et al. Duration of contact precautions for acute-care settings. Infect Control Hosp Epidemiol. 2018; 39: 127-44.

6) 厚生労働省. バンコマイシン耐性腸球菌感染症, 感染症法に基づく医師の届出のお願い. https://www.mhlw.go.jp/bunya/kenkou/kekkaku-kansenshou11/01-05-14-01.html

7) Damani N. Manual of Infection Prevention & Control, 4th ed. Oxford: Oxford University Press; 2019.

8) 大久保憲, 尾家重治, 金光敬二, 編. 2020 年版 消毒と滅菌のガイドライン. 改訂第 4 版. 東京: へるす出版; 2020.

〈赤澤奈々〉

8. ウイルス性急性胃腸炎（冬季下痢症）

1 病原体

1）病原体
- 冬季に流行するウイルス性急性胃腸炎はノロウイルス，ロタウイルス，アデノウイルス，サポウイルスが原因であることが多い[1]．ただし急性胃腸炎のうち最大 50％が，原因微生物が不明である[1]．
- 日本ではノロウイルスが食中毒の原因微生物として最も多い[2]．
- ノロウイルスのウイルス排出期間は免疫正常者の場合は 20〜40 日とされるが，免疫不全者では数年にわたる場合もある[3]．

2）症状
- 無症候性から重度の下痢症まで症状は多岐にわたる．
- 有症状の場合，潜伏期の後に嘔吐，腹痛，下痢，発熱，悪寒戦慄，筋肉痛，全身倦怠感が起こる．
- 潜伏期は 24〜72 時間である[1]．
- 発症は急激で症状は激しいことが多いが，特別な治療を要することなく自然に改善し，免疫能が正常であれば通常 2〜5 日以内に症状が回復する[1]．

3）検査
- 基本的には感染性腸炎は臨床診断であり，ルーチンでの検査は不要である．ただし院内アウトブレイクが疑われた場合や，食品関連・医療・介護施設のスタッフで急性下痢症のアウトブレイクが発生した場合は検査を検討する[4,5]．
- ノロウイルスの検査としては，糞便を検体とした抗原検査がある．ただし感度は 52〜78％と低いため，陰性でもノロウイルス感染を否定できない．また 3 歳未満もしくは 65 歳以上，移植患者，免疫不全者などしか保険適用がないので注意する．
- ロタウイルスも便中抗原検査が利用可能であり，感度・特異度ともに 90％以上である[1]．ただしロタウイルスワクチン接種後は偽陽性となることがある．
- multiplex-nested polymerase chain reaction（PCR）法ではウイルスだけでなく細菌，寄生虫を一度に検索することができるが，検査費用が高いため症例を選んで検査をオーダーする[5]．

2 感染経路と予防策
- 感染経路は病原体が付着した手で口に触れることによる接触感染や，汚染された食品を食べることによる経口感染である．
- ノロウイルスはこれに加え，吐物がエアロゾルを形成し，これを吸入することでも感染する[4]．
- 感染対策は標準予防策に加え，接触予防策を行う．
- 嘔吐を繰り返している患者を対応するときは，飛沫感染の可能性を考慮しサージカルマスクやゴーグルを標準予防策に加えて装着する．

- ノロウイルスはアルコールに対して抵抗性であり，ノロウイルス感染者と接触後は流水＋石鹸による手指衛生を実施する.

3 適応・隔離解除基準

> **適応**: 冬季に急性発生した嘔吐・下痢・腹痛のうち2つ以上を満たす場合.
> ノロウイルス，ロタウイルス，アデノウイルス迅速抗原診断検査が陽性であった場合.
> **解除**: 症状消失48時間までは接触予防策を継続する.

- 感染性腸炎が疑われる患者は，他の患者と接触しないようにトイレ付個室などにコホーティングする[6].
- 症状消失後もウイルス排出は継続するため，隔離解除後も手指衛生を徹底する.

4 曝露者の対応

- 特になし.

5 環境整備

1）吐物・糞便の処理方法[7]

- 吐物・糞便には，大量のウイルスが存在し感染源となりうるため，処理には十分注意する.
- 床などに飛び散った吐物・糞便を処理するときは以下の手順で行う.

> ①手袋・サージカルマスク・袖付きガウンを着用する.
> ②吐物は広範囲（半径2m程度）に飛散する[8]. したがって吐物の周囲2mを汚染範囲として対応する（図1）.

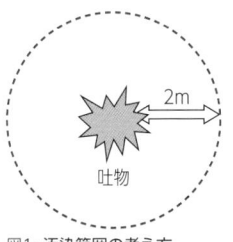

図1▶汚染範囲の考え方

> ③使い捨てのペーパータオルや布などで外側から内側に向けて静かに拭き取る.
> ④拭き取った吐物・糞便を，ビニール袋に入れ封をし，感染性廃棄物容器に破棄する.

第3章 感染経路別予防策

⑤1,000 ppm 次亜塩素酸ナトリウム液をしみこませたペーパータオ
ルや布で汚染範囲を覆い，外側から内側に向けて拭き取る．拭き
取ったものは感染性廃棄物容器に破棄する．

⑥1,000 ppm 次亜塩素酸ナトリウム液で靴やスリッパなどの裏面を
消毒する．

⑦ベッド柵などが汚染された場合は，汚染部位を 1,000 ppm 次亜塩
素酸ナトリウム液で拭き取る．

- なお次亜塩素酸ナトリウムは金属を腐食させるため，次亜塩素酸ナトリ
ウム液使用後は水拭きをする．

2）清掃

- ドアノブやベッド柵などの高頻度接触部位の清掃は，通常清拭・アル
コール消毒でよいが，感染性腸炎の患者の場合は 200 ppm 以上の次亜
塩素酸ナトリウム液を使用する[6]．
- アウトブレイク時には高頻度接触部位の清掃を 1 日 2 回以上行う[6]．
- トイレやバスルームを清掃する際は，ドアノブや便座に加え，水洗レ
バーや手すり，ペーパーホルダー，ウォシュレットの操作ボタンも忘れ
ずに清掃する[6]．

3）リネン類の取り扱い

- リネン類を扱うときは手袋・ガウン・マスクを装着する[6]．
- リネン類の処理を外部委託している場合は，リネン類を専用の袋に入
れ，「感染性腸炎」などと明記する．
- 自院で処理する場合は，汚染物を十分に取り除いた後，200 ppm 次亜
塩素酸ナトリウム液に 30〜60 分浸すか，85℃以上の熱湯で 1 分以上
熱湯消毒する．その後，他のものと分けて最後に洗濯する[8]．

4）食事

- 配膳・下膳はスタッフが行う．
- 使用した食器は可能であれば厨房に戻す前に 200 ppm 次亜塩素酸ナト
リウム液で消毒をする[9]．

6 その他

- 職員が嘔吐・下痢・腹痛など感染性腸炎を疑う症状を発症した場合は，
症状消失 48 時間後までは就労を制限する[6]．
- 症状消失後もウイルス排出は継続するため，手指衛生は徹底する．

[参考文献]
1) Bányai K, Estes MK, Martella V, et al. Viral gastroenteritis. Lancet. 2018;
392: 175-86.
2) 厚生労働省．令和 4 年（2022 年）食中毒発生状況．https://www.mhlw.go.jp/
stf/seisakunitsuite/bunya/kenkou_iryou/shokuhin/syokuchu/04.html
(Accessed 2023/6/26)
3) Bok K, Green KY. Norovirus gastroenteritis in immunocompromised
patients. N Engl J Med. 2012; 367: 2126-32.
4) Centers for Disease Control and Prevention (CDC). Norovirus guidelines
for healthcare settings. Last reviewed: November 5, 2015. https://

www.cdc.gov/infectioncontrol/guidelines/norovirus/index.html (Accessed 2023/6/26)

5) Riddle MS, DuPont HL, Connor BA. ACG clinical guideline: diagnosis, treatment, and prevention of acute diarrheal infections in adults. Am J Gastroenterol. 2016; 111: 602-22.
6) New South Wales Government. Viral gastroenteritis-infection control implications for hospitals and aged care facilities. Last updated May 7, 2019. https://www.health.nsw.gov.au/Infectious/factsheets/Pages/gastroenteritis-infection-control.aspx （Accessed 2023/6/26）
7) 東京都福祉保健局. 社会福祉施設等におけるノロウイルス対応標準マニュアル（第3版）. 2013年12月改訂. https://www.fukushihoken.metro.tokyo.lg.jp/shokuhin/noro/files/zenbun.pdf （Accessed 2023/6/26）
8) 東京都安全研究センター. 東京都健康安全研究センター「ノロウイルス対策緊急タスクフォース」最終報告. 2010. https://idsc.tmiph.metro.tokyo.lg.jp/assets/diseases/gastro/noro_task/final_report.pdf （Accessed 2023/6/26）
9) 厚生労働省. ノロウイルスに関するQ&A. 最終改訂: 2021年11月19日. https://www.mhlw.go.jp/stf/seisakunitsuite/bunya/kenkou_iryou/shokuhin/syokuchu/kanren/yobou/040204-1.html （Accessed 2023/6/26）

〈古谷賢人〉

第3章　感染経路別予防策

9. *Clostridioides difficile* 感染症（CDI）

1 病原体

1）病原体

- *Clostridioides difficile* は偏性嫌気性グラム陽性桿菌であり，芽胞を形成する[1].
- 潜伏期間は数日～4 週間である[2].
- 2016 年に *Clostridium difficile* から *Clostridioides difficile* へと再分類された[1].

2）病態

- *C. difficile* は入院患者の 3～26％で保菌している[3]. また生後 12 ヵ月以内の乳児の保菌率はこれよりも高く，40％以上とされる[3].
- *C. difficile* は toxin A，toxin B，binary toxin という 3 種類の毒素を産生する[4].
- 北米や欧州では強毒株である BI/NAP1/027 株が問題となっているが，日本ではこの株によるアウトブレイクの報告はまだない[5].
- 日本における CDI の発生率は 7.4/10,000 患者・日と欧米と同程度である[6].
- 疫学調査における CDI の分類を表 1 に示す[5].

3）症状

- *C. difficile* が産生する毒素により発熱や腹痛，下痢といった腸炎症状が引き起こされる[3].
- 下痢は入院患者の 12～32％にみられるが，そのうち最大 20％が CDI が原因であったという報告もあり，院内で下痢をしている患者をみたら CDI を必ず鑑別にあげる[7].
- イレウスや中毒性巨大結腸症をきたしている場合は，下痢を伴わないこともあるので注意する[5].

4）検査

- 検査の対象は入院中に発症した下痢症状を有する患者である.

表1▶ CDI の分類（日本化学療法学会，日本感染症学会，CDI 診療ガイドライン作成委員会. *Clostridioides difficile* 感染症 診療ガイドライン 2022. 日化療会誌. 2023; 71: 1-90, 感染症誌. 2023; 97: S1-96 を一部改変）

分類	定義
Healthcare facility-onset(HO) CDI	入院後 3 日を超えて発症. 10,000 患者・日あたりの症例数.
Community-onset, healthcare facility-associated(CO-HCFA) CDI	医療関連施設から退院後 28 日以内に市中で発症. 1,000 入院患者あたりの症例数.
Community-associated (CA) CDI	過去 12 週以内に入院歴がなく市中で発症した症例.

- 新生児や生後 12 ヵ月以内の乳児では，上述の通り無症候性キャリアの割合が多いため，ルーチンでの CDI 検査は行わない[3]．
- 下痢症状のない場合は，疫学調査の場合を除き CDI の検査を提出しないことが推奨されている[3]．
- CDI の検査を表 2 に示す．
- GDH 検査では毒素産生の有無はわからないため，GDH 検査陽性，トキシン検査陰性の場合は NAAT 検査や培養検査を追加する（図 1）[5]．
- CDI の治療効果判定や隔離解除判定目的に CDI 検査を用いることは推奨されていない[5]．

表2▶ CDI の検査（文献 3，5 を基に作成）

検査	メリット	デメリット
GDH 検査	感度が高い	毒素産生の有無はわからない
トキシン検査	特異度が高い	感度が低い
NAAT 検査	感度・特異度ともに高い	検査費用が高い 導入している施設が少ない
培養検査	感度・特異度が高い	結果判明までに時間がかかる

GDH: glutamate dehydrogenase, NAAT: nucleic acid amplification test.

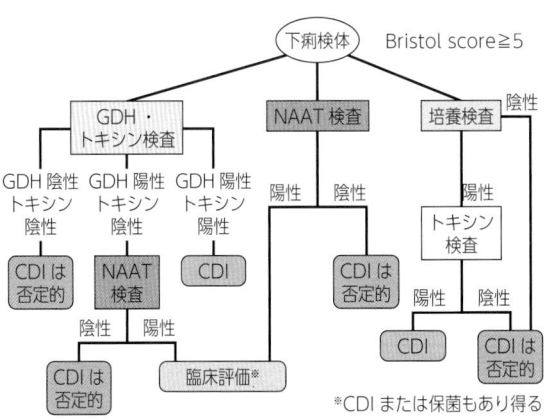

図1▶ C. difficile 検査のフローチャート（日本化学療法学会，日本感染症学会，CDI 診療ガイドライン作成委員会．Clostridioides difficile 感染症 診療ガイドライン 2022．日化療会誌．2023; 71: 1-90, 感染症誌．2023; 97: S1-96 より）

99

2 感染経路と予防策

- *C. difficile* の感染経路は症候性キャリアからの伝播, 病院環境からの伝播, 無症候性キャリアからの伝播の 3 つである[8].
- CDI が疑われてから診断が確定されるまでに 2 日かかり, その間に患者と接触した医療従事者の 69%が *C. difficile* を獲得したという報告もあるため[9], CDI を疑った時点から接触予防策を行う.
- CDI 疑いもしくは確定例はできるだけトイレ付の個室に患者を配置する[3].
- 個室の数に限りがある場合は, 便失禁がある患者から優先的に個室に配置し, 個室管理できない CDI 患者同士を同室にコホーティングする[3].
- コホーティングされた患者は非コホーティング患者より重症 CDI が多く, 再発率も高いため注意する[10].
- CDI 患者をケアする医療従事者は手袋・ガウンを着用する[3]. *C. difficile* は芽胞を形成し, アルコールに対して抵抗性を示すため, ケア後は流水と石鹸による手指衛生を徹底する.

3 適応・隔離解除基準

> **適応**: CDI 疑いもしくは確定症例.
> **解除**: 下痢が治まってから 48 時間以降.
> ※アウトブレイク時は退院まで感染対策を継続することも検討
> してもよい.

- 隔離解除基準は多くのガイドラインで, 下痢が治まってから最低 48 時間以降とされている[3,5].
- 隔離期間を延長することが CDI 発生率の低下と関連するかは不明であるため[3], CDI 患者全例を退院まで隔離するのは非現実的である. ただしアウトブレイク時は, CDI 患者が退院するまで, 接触予防策を継続することを検討してもよい[3].
- 経管栄養など CDI 以外の影響で下痢が継続する場合の隔離解除基準は定まった見解はない. このような場合は CDI の治療終了時が隔離解除を検討する一つの目安となる.

4 曝露者の対応

- 特になし.

5 環境整備

- 血圧計や体温計といったノンクリティカルな医療機器は専用化する[11].
- 次亜塩素酸ナトリウムによる日々の環境清拭は各ガイドラインにより若干記載が異なる (表 3).
- CDI 患者が退室した後の病室は少なくとも 1,000 ppm 以上の塩素含有洗浄液を用いた清拭が推奨されている[5]. 推奨される次亜塩素酸ナトリウム濃度と消毒対象を表 4 に示す[5].

表3▶ 日々の環境清拭における次亜塩素酸ナトリウムの推奨（文献 3，5，12，13 を基に作成）

CDC	次亜塩素酸ナトリウムを含む殺芽胞剤を使用し，毎日環境清拭することを推奨する．
IDSA/SHEA	アウトブレイク時や CDI の発生率が高い場合，他の感染対策とともに次亜塩素酸ナトリウムによる環境清拭を検討する．
ESCMID	CDI 患者の環境清拭に殺芽胞剤による毎日の消毒と退室後の消毒を推奨する．
日本化学療法学会/日本感染症学会	定期的な CDI 患者の病室の消毒に，1,000 ppm 以上の塩素含有の洗浄剤もしくは他の殺芽胞製剤を使用する．

CDC: Centers for Disease Control and Prevention, IDSA: Infectious Diseases Society of America, SHEA: Society for Healthcare Epidemiology of America, ESCMID: European Society of Clinical Microbiology and Infectious Diseases.

表4▶ 次亜塩素酸ナトリウムの濃度と使用対象（日本化学療法学会，日本感染症学会，CDI 診療ガイドライン作成委員会. *Clostridioides difficile* 感染症 診療ガイドライン 2022. 日化療会誌. 2023; 71: 1–90，感染症誌. 2023; 97: S1–96 より）

使用濃度	消毒対象	備考
1,000 ppm	汚染したリネン・器材便器	洗浄後に 30 分以上浸漬浸漬が困難なものは洗浄後に清拭
	汚染した環境	清拭錆びやすい材質のものは清拭後水拭き
5,000〜10,000 ppm	排泄物	含浸した布などで汚れを拭き取り

- 高濃度・広範囲の次亜塩素酸ナトリウムは人体への影響や材質劣化などの面から，手指消毒・日常の環境消毒としての使用は避ける．
- 病室の環境消毒として，近年紫外線照射や過酸化水素蒸気が注目されているが，十分なデータがそろっておらず Infectious Diseases Society of America（IDSA）/Society for Healthcare Epidemiology of America（SHEA）の CDI に関する推奨では「Unresolved Issues」となっている[11]．これらを使用する場合は上記の環境清拭と併用する．

6 予防

- 抗菌薬の適正使用は CDI の発生率を減少させる[14]．
- 無症候性キャリアを発見・隔離することの有用性は不明である[3]．
- CDI の予防目的でルーチンにプロバイオティクスを使用することは推奨されていない[15]．

[参考文献]

1) Lawson PA, Citron DM, Tyrrell KL, et al. Reclassification of *Clostridium difficile* as *Clostridioides difficile* (Hall and O'Toole 1935) Prévot 1938. Anaerobe. 2016; 40: 95-9.

2) Walker AS, Eyre DW, Wyllie DH, et al. Characterisation of *Clostridium difficile* hospital ward-based transmission using extensive epidemiological data and molecular typing. PLoS Med. 2012; 9: e1001172.

3) McDonald LC, Gerding DN, Johnson S, et al. Clinical practice guidelines for *Clostridium difficile* infection in adults and children: 2017 update by the Infectious Diseases Society of America (IDSA) and Society for Healthcare Epidemiology of America (SHEA). Clin Infect Dis. 2018; 66: e1-e48.

4) Gerding DN, Johnson S, Rupnik M, et al. *Clostridium difficile* binary toxin CDT: mechanism, epidemiology, and potential clinical importance. Gut Microbes. 2014; 5: 15-27.

5) 日本化学療法学会，日本感染症学会，CDI 診療ガイドライン作成委員会. *Clostridioides difficile* 感染症 診療ガイドライン 2022. 日化療会誌. 2023; 71: 1-90, 感染症誌. 2023; 97: S1-96.

6) Kato H, Senoh M, Honda H, et al. *Clostridioides* (*Clostridium*) difficile infection burden in Japan: a multicenter prospective study. Anaerobe. 2019; 60: 102011.

7) Polage CR, Solnick JV, Cohen SH. Nosocomial diarrhea: evaluation and treatment of causes other than *Clostridium difficile*. Clin Infect Dis. 2012; 55: 982-9.

8) Durovic A, Widmer AF, Tschudin-Sutter S. New insights into transmission of *Clostridium difficile* infection—narrative review. Clin Microbiol Infect. 2018; 24: 483-92.

9) Sunkesula VC, Kundrapu S, Jury LA, et al. Potential for transmission of spores by patients awaiting laboratory testing to confirm suspected *Clostridium difficile* infection. Infect Control Hosp Epidemiol. 2013; 34: 306-8.

10) Islam J, Cheek E, Navani V, et al. Influence of cohorting patients with *Clostridium difficile* infection on risk of symptomatic recurrence. J Hosp Infect. 2013; 85: 17-21.

11) Kociolek LK, Gerding DN, Carrico R, et al. Strategies to prevent *Clostridioides difficile* infections in acute-care hospitals: 2022 update. Infect Control Hosp Epidemiol. 2023; 44: 527-49.

12) Centers for Disease Control and Prevention (CDC). Strategies to prevent *Clostridioides difficile* infection in acute care facilities. Last reviewed December 17, 2021. https://www.cdc.gov/cdiff/clinicians/cdi-prevention-strategies.html (Accessed 2023/6/10)

13) Tschudin-Sutter S, Kuijper EJ, Durovic A, et al. Committee. Guidance document for prevention of *Clostridium difficile* infection in acute healthcare settings. Clin Microbiol Infect. 2018; 24: 1051-4.

14) Mounsey A, Lacy Smith K, Reddy VC, et al. *Clostridioides difficile* infection: update on management. Am Fam Physician. 2020; 101: 168-75.

15) van Prehn J, Reigadas E, Vogelzang EH, et al. European Society of Clinical Microbiology and Infectious Diseases: 2021 update on the treatment guidance document for *Clostridioides difficile* infection in adults. Clin Microbiol Infect. 2021; 27 Suppl 2: S1-S21.

〈古谷賢人〉

10. エムポックス (mpox)

1 病原体

1）病原体

- エムポックス (mpox) はオルソポックスウイルス属のエムポックスウイルス (mpox virus) による急性発疹性疾患であり，日本では感染症法上の 4 類感染症に位置づけられている[1,2].
- 1970 年にヒトでの感染が確認されて以来，中央アフリカから西アフリカにかけて流行していた.
- 2022 年 5 月以降，欧州や米国など，これまで流行がみられなかった複数の国と地域でエムポックス患者との疫学的リンクの確認できない事例が複数報告され世界的な流行となっている[3].
- エムポックスウイルスは clade Ⅰ（コンゴ盆地 clade）と clade Ⅱ（西アフリカ clade，clade Ⅱa と Ⅱb に分かれる）の 2 系統が確認されている. Clade Ⅰによる感染例の死亡率は 10％程度であるのに対し，clade Ⅱによる感染例の死亡例は 1％程度と報告されている. 今回の流行は clade Ⅱ a/b によるものである[4].

2）潜伏期間[4]

- 潜伏期は通常 6〜13 日（最大 5〜21 日）.

3）病態[4]

- エムポックスウイルスは様々な感染症の原因となりうるが，一般には皮膚・軟部組織感染症となることが多い.
- 頻度の高い合併症として，直腸炎・直腸穿孔・肛門直腸周囲膿瘍，急性喉頭蓋炎，前立腺炎などが報告されている.
- 稀だが，注意が必要な合併症として，ウイルス性肺炎，心筋炎，結膜炎，関節炎・骨髄炎，播種性病変，脳炎・脊髄炎が報告されており，播種性病変や脳炎・脊髄炎を起こした場合は重症化しているため特に注意が必要である.

4）症状[4]

- 古典的なエムポックスの症状は，発熱，頭痛，リンパ節腫脹で，これらの前駆症状が最大 5 日程度持続した後に皮疹が出現することが典型的な経過である. 皮疹は典型的には顔面から始まり体幹部へと拡大し，原則として紅斑→丘疹→水疱→膿疱→結痂→落屑と段階が移行すると報告されていた.
- 一方で，今回の流行では非典型的な症状が報告されていることに注意が必要である.
- 皮疹が会陰部・肛門周囲や口腔などの局所に集中しており，全身性の皮疹がみられない場合があるほか，口腔内や陰部の粘膜疹が先行することもあり，異なる段階の皮疹が同時にみられることがある.

2 感染経路[4]

- 主な感染経路は，性交渉時の皮膚・粘膜接触による感染である. 感染したヒトや動物の皮膚の病変・体液・血液との接触（性的接触を含む），患

者との接近した対面での飛沫への長時間の曝露によってヒトからヒトに感染する.

- 皮疹の痂皮をエアロゾル化することで空気感染させた動物実験の報告があるものの，実際に空気感染を起こした事例は確認されていない.
- 医療機関においては，針刺し事故からの感染事例の報告があることにも注意が必要である.

3 感染予防策[4,5]

- 主な感染対策は接触予防策と飛沫予防策である.
- 接触予防策では，特に皮疹や痂皮，滲出液などとは直接的に接触しないように注意する.
- 痂皮や滲出液で汚染された衣類やリネンなど，物品を介した感染にも注意する.
- エムポックス疑い例やエムポックス患者が滞在しうる環境は，通常に清掃を行い，その後，消毒（消毒用エタノールなど，エンベロープウイルスに対して強い消毒効果を発揮する薬剤）を行う.
- リネン類などを扱う際は，手指衛生（流水と石鹸による手洗い，または擦式アルコール手指消毒薬での消毒）を頻回に行う.
- エムポックスが空気感染を起こすことは確認されていないが，麻疹や水痘などの空気感染を起こす感染症との臨床的な鑑別が困難であるため，それらが否定できない間は空気予防策の実施が求められる.
- これらの感染対策を，確定例のみならず疑い例にも実施することが大切である.
- 詳細な感染対策に関しては，国立感染症研究所，国立国際医療研究センター病院国際感染症センター「エムポックス患者とエムポックス疑い例への感染予防策」を参照.

4 解除基準[4,5]

- 発症後から全ての皮疹が消失し，新しい正常な皮膚に覆われるまで感染予防策をとることが推奨されている.

5 曝露者の対応

- 天然痘ワクチンがエムポックスの患者との接触後に発症・重症化を予防する効果が期待されるとされている[6].
- エムポックス患者の濃厚接触者〔患者の性的パートナー，同居人，適切な個人防護具を着用せずに患者の皮膚，粘膜，体液，呼吸器飛沫，体液に汚染された物質（寝具など）に触れた可能性のある人〕について，発症リスクと重症化予防を目的として，曝露後 14 日以内かつ発症前，理想的には曝露後 4 日以内の接種が推奨されている[6].
- WHO は，エムポックス患者を診療する医療従事者やウイルスを取り扱う研究者らに曝露前接種を，中等度以上のリスクのある接触者に曝露後予防を推奨しており，1980 年 8 月に天然痘に対する予防ワクチンとして承認された日本で生産されている天然痘ワクチン（LC16 ワクチン）も推奨ワクチンに位置づけている[6].

JCOPY 498-02148

- 日本では，LC16 ワクチンについて，2022 年 8 月にエムポックスに対する適応が薬事承認されたが，LC16 ワクチンが一般には流通していないこと，さらなる知見の収集を推進する観点から，安全性・有効性の評価が必要である．
- 曝露前接種として，国立国際医療研究センター等は，エムポックス発症に対する LC16 ワクチンの予防効果を評価することなどを目的に，エムポックスへの罹患リスクが高い人に対し，臨床研究を通じて LC16 ワクチンを用いた接種を 2023 年 6 月から開始した[7]．
- 曝露後接種として，国立国際医療研究センターでは，2022 年 6 月より，エムポックス患者に対する積極的疫学調査により判明した接触者に対して，特定臨床研究として，エムポックスにおける曝露後予防接種としての痘そうワクチンの有効性及び安全性を検討する非盲検単群試験を開始し，曝露後予防接種を開始した[8]．
- 2022 年 8 月に LC16 ワクチンにエムポックスの予防が適応追加されたことを受けて，2023 年 1 月 29 日に，新たに「エムポックス予防における痘そうワクチンの有効性及び安全性を検討する観察研究」が開始され，研究が引き継がれ，曝露後接種が実施されている[9]．

6 差別偏見への対応[10]

- 今回のエムポックスは，男性間の性交渉を行う者（men who have sex with men: MSM）における性交渉時の皮膚・粘膜接触による感染事例が多く報告されている．
- しかし，特定の集団や感染者，感染の疑いのある者らに対する差別や偏見は人権の侵害につながる可能性がある．
- さらに，差別や偏見は受診行動を妨げ，感染拡大の抑制を遅らせる原因となる可能性もある．偏った情報や誤解は，差別や偏見を生むため，客観的な情報に基づき，先入観を排除した判断と行動が推奨される．

7 保健所への連絡と感染症法に基づく届出[1]

- エムポックスは，2024 年 1 月時点で，感染症法に基づく 4 類感染症の全数届出疾患である．
- 届出基準に従い，診断した医師は，直ちに最寄りの保健所に届け出る義務がある．

[参考文献]
1) 厚生労働省．エムポックスについて．https://www.mhlw.go.jp/stf/seisakunitsuite/bunya/kenkou/kekkaku-kansenshou19/monkeypox_00001.html（Accessed 2023/7/15）
2) 国立感染症研究所．エムポックスとは．2022 年 5 月 20 日改訂．https://www.niid.go.jp/niid/ja/kansennohanashi/408-monkeypox-intro.html（Accessed 2023/7/15）
3) WHO. Multi-country outbreak of mpox, External situation report #24. Updated June 10, 2023. https://www.who.int/publications/m/item/multi-country-outbreak-of-mpox--external-situation-report--24---10-june-2023（Accessed 2023/7/15）

第3章 感染経路別予防策

4) 国立国際医療研究センター病院国際感染症センター. エムポックス（Mpox）の診療指針 ver. 2.1. 2023 年 5 月 29 日作成. https://dcc-irs.ncgm.go.jp/material/manual/monkeypox.html（Accessed 2023/7/15）
5) 国立感染症研究所, 国立国際医療研究センター病院国際感染症センター. エムポックス患者とエムポックス疑い例への感染予防策. 2023 年 5 月 26 日一部改正. https://www.niid.go.jp/niid/en/2013-03-15-04-55-59/2595-disease-based/sa/monkeypox/cfeir/11196-monkeypox-01.html（Accessed 2023/7/15）
6) World Health Organization（WHO）. Vaccines and immunization for monkeypox: Interim guidance, 16 November 2022. https://www.who.int/publications/i/item/WHO-MPX-Immunization（Accessed 2023/7/15）
7) 臨床研究等提出・公開システム. 乾燥細胞培養痘そうワクチン LC16 によるエムポックス発症予防効果を検討する無作為化比較試験. https://jrct.niph.go.jp/latest-detail/jRCT1031230137（Accessed 2023/7/15）
8) 臨床研究等提出・公開システム. サル痘における暴露後予防としての痘そうワクチンの有効性及び安全性を検討する非盲検単群試験. https://jrct.niph.go.jp/latest-detail/jRCTs031220137（Accessed 2023/7/15）
9) UMIN-CTR. エムポックス予防における痘そうワクチンの有効性及び安全性を検討する観察研究. https://center6.umin.ac.jp/cgi-open-bin/ctr/ctr_view.cgi?recptno=R000056918（Accessed 2023/7/15）
10) 国立感染症研究所. 複数国で報告されているエムポックスについて（第 5 報）. 2023 年 5 月 26 日一部改訂. https://www.niid.go.jp/niid/ja/monkeypox-m/2596-cepr/12016-mpox-ra-0509.html（Accessed 2023/7/15）

〈石金正裕〉

JCOPY 498-02148

3-3 飛沫予防策が必要な感染症

1. パルボウイルス B19

1 病原体

1）病原体

● パルボウイルス B19 はパルボウイルス科のエリスロウイルス属に属する，ヒトのみを宿主とするエンベロープを持たない一本鎖 DNA ウイルスである．

● 1975 年に無症状ドナーの B 型肝炎ウイルスをスクリーニングしていたときに発見され[1]，そのときの検体がパネル B の 19 番であったことが名前の由来となっている．

● パルボウイルス B19 特異的 IgG 抗体を持つ人の割合は年齢が高くなるにつれて増加し，成人の 50〜80％が抗体を持っているとされる[2]．

2）潜伏期間

● 潜伏期間は 4〜14 日である[3]．

● ウイルスの複製および排出が活発な時期に最も感染力が強くなり，ウイルス血症は曝露後約 5〜10 日で発症し，通常約 5 日間続く．

3）病態

● パルボウイルス B19 感染に伴う臨床症状は良性から生命を脅かすものまで様々で，感染者の年齢や，血液学的および免疫学的状態に影響される．

● 確立された 5 つの症候群として，①伝染性紅斑，②関節症，③慢性溶血性疾患の一過性無形成発作，④非免疫性胎児水腫，子宮内胎児死亡，流産，心筋炎に至る胎児感染症，⑤免疫不全者における赤芽球癆がある．

4）症状

Ⅰ．免疫正常宿主における感染

● 感染者の約 25％は感染期間中，完全に無症状で，50％は倦怠感，筋肉痛，発熱などの非特異的なインフルエンザ様症状が約 3 日間続いて終わり，残りの 25％は伝染性紅斑の発疹および関節痛を呈する[4]．

● 小児では主に伝染性紅斑を呈し，成人（特に女性）では関節症状が最も一般的な症状である．

<伝染性紅斑>

● ウイルス血症の発症時期と一致して発熱，カタル症状，頭痛，嘔気，下痢などの非特異的な前駆症状で始まり，口囲蒼白を伴う蝶形紅斑が出現する．

● この顔面の発疹に続いて，数日後に体幹や四肢に網目状またはレース状の発疹や，関節痛・関節炎が現れる二相性の経過を辿ることが多い．

<関節症・関節炎>

● 関節症状は，小児よりも成人，特に女性に多くみられる[5]．

● 通常，急性で左右対称性であり，手の小関節，手関節，膝関節，および

足関節を侵すことが最も多い.

● 関節症状は通常 3 週間で消失し，関節破壊は引き起こさない.

＜一過性の無形成発作＞

● パルボウイルス B19 は赤血球前駆細胞を破壊するため，特に赤血球破壊の亢進（例: 鎌状赤血球症，サラセミア，遺伝性球状赤血球症）または赤血球産生の低下（例: 鉄欠乏性貧血）などの血液学的異常がある人では，感染に伴う赤血球産生の低下が重篤な貧血を伴う一過性の無形成発作を引き起こす可能性がある.

● ウイルス血症が減少し感染が消失すると赤血球産生はベースラインに戻り，無形成発作は通常 1～2 週間で消失する.

＜胎児感染＞

● 赤血球半減期が短いため貧血の影響を受けやすい.

● 免疫系が未熟であるためウイルス感染を制御する能力も低く，妊娠中のパルボウイルス B19 感染により流産，子宮内胎児死亡，および非免疫性胎児水腫を含む胎児合併症を引き起こす可能性がある.

Ⅱ．免疫不全宿主における慢性感染

● ウイルス血症を除去する免疫応答ができないか，あるいはその能力が低下しているため，免疫不全宿主では慢性または再活性化したパルボウイルス B19 感染が起こりうる.

● 赤血球系細胞および前駆細胞の低～無形成により，重篤な急性または慢性貧血を引き起こす.

● 不十分な免疫応答を反映し，一般に発疹や関節症状などの特徴的な免疫介在性症状は呈さない.

2 感染経路と予防策

● 垂直感染や血液製剤を介した血行性感染もあるが，呼吸器感染経路が最も一般的で，院内での予防策としても重要である.

● パルボウイルス B19 はウイルス血症期に呼吸器分泌物から検出され[6]，また，エンベロープを有さないビリオンカプシドのため環境中で安定しており，環境中の媒介物も重要な感染源となる. そのため，飛沫予防策および接触予防策を行う.

● パルボウイルス B19 感染に特徴的な症状・徴候（皮疹，関節痛・関節炎など）は免疫介在性であり，このような臨床症状を呈する患者ではもはや感染性は消失している.

● 一方で，抗体産生が不十分な免疫不全患者では，長期間感染性を有する可能性がある[7].

3 適応・解除基準

● **適応**: 診断がついたとき，あるいは疑いがあるとき.
● **解除**: 病態による. 一過性無形成発作の患者では発症日を 0 日目として 7 日間，免疫不全患者では入院期間中の感染予防策が必要である.

4 曝露者の対応

● 曝露した職員の就業制限は不要である.

● 職員が妊婦の場合はパルボウイルス B19 罹患者のケアにはあたらない
　ようにする.

[参考文献]
1) Cossart YE, Field AM, Cant B, et al. Parvovirus-like particles in human sera. Lancet. 1975; 1: 72-3.
2) Cohen BJ, Buckley MM. The prevalence of antibody to human parvovirus B19 in England and Wales. J Med Microbiol. 1988; 25: 151-3.
3) Anderson LJ. Role of parvovirus B19 in human disease. Pediatr Infect Dis J. 1987; 6: 711-8.
4) Waza K, Inoue K, Matsumura S. Symptoms associated with parvovirus B19 infection in adults: a pilot study. Intern Med. 2007; 46: 1975-8.
5) Scroggie DA, Carpenter MT, Cooper RI, et al. Parvovirus arthropathy outbreak in southwestern United States. J Rheumatol. 2000; 27: 2444-8.
6) Chorba T, Coccia P, Holman RC, et al. The role of parvovirus B19 in aplastic crisis and erythema infectiosum (fifth disease). J Infect Dis. 1986; 154: 383-93.
7) Flunker G, Peters A, Wiersbitzky S, et al. Persistent parvovirus B19 infections in immunocompromised children. Med Microbiol Immunol. 1998; 186: 189-94.

〈倉員侑己〉

2. アデノウイルス感染症

1 病原体

1）病原体
- ヒトアデノウイルスは 7 つの種，60 以上の血清型からなる，エンベロープを持たない二本鎖 DNA ウイルスである．
- 世界中で季節によらず一年中感染が発生しており，乳児および幼児における全発熱性疾患の 5〜10％を引き起こす[1]．

2）潜伏期間
- 2〜14 日間と幅があるが，ほとんどは曝露後 5〜6 日間で症状が出現する[2]．

3）病態
- 特定の疾患と血清型との関連性が指摘されているが，感染部位の約 8 割は呼吸器由来とされている[3]．
- 重症化することは少ないが，免疫不全，特に細胞性免疫不全患者では重篤な症状を呈することがある[4]．
- 地域社会や密な環境，また保育園や幼い子供がいる家庭で流行し，また院内感染も報告されている．
- 公共プールに関連した咽頭結膜熱や，病院内で汚染された手や医療器具，点眼薬によって伝染しうる流行性角結膜炎などがある．
- 血清型によって，また宿主の年齢と免疫能によって臨床症状が異なるが，幼児および小児では咽頭炎，中耳炎，上気道炎，気管支炎，肺炎，胃腸炎などが多く，免疫不全者では肝炎，間質性腎炎，髄膜脳炎などを起こすこともある（表 1）．

4）症状
<気道感染症>
- アデノウイルスは咽頭炎や扁桃炎の最も一般的な原因の一つであり，中耳炎も特に 1 歳未満の小児によくみられる症状である[5]．
- 肺炎の発症も多くの血清型で報告されており，年長の小児よりも乳児で重篤になりやすい．

表1▶アデノウイルス感染症 主な血清型と臨床症状

種	血清型	臨床症状
A	31	胃腸炎
B	3，7，21	上気道感染症，肺炎，咽頭結膜熱
	11，34，35	出血性膀胱炎，間質性腎炎
	14	肺炎
C	1，2，5	上気道感染症，肺炎，肝炎
D	8，19，37	流行性角結膜炎
E	4	上気道感染症，肺炎
F	40，41	胃腸炎

JCOPY 498-02148

<咽頭結膜熱>

- 発熱，咽頭炎，頸部リンパ節炎を伴う良性濾胞性結膜炎を三徴とする古典的なアデノウイルス症候群である．
- 咽頭結膜熱の発生は，特にプールや湖と関連してサマーキャンプで発生することが報告されている[6]．ただし，現在では塩素濃度管理の徹底などにより，プールでの感染は稀と考えられている．
- アデノウイルスB種の血清型3および7が最も一般的であるが，B種，C種，D種，およびE種からの複数の血清型が関与していると考えられている．

<流行性角結膜炎>

- 主にD種の血清型8，19，および37に関連するより重篤な疾患である．
- 耳介前リンパ節腫脹，急性濾胞性結膜炎，疼痛を伴う角膜上皮下混濁を三徴とする．
- 眼瞼腫脹が強く，蜂窩織炎と間違えられることもある．
- 自然に治癒し，永久的な角膜損傷を引き起こすことはほとんどないが，最長4週間続く長期にわたる経過をたどることがある．
- D種は特に伝染性が強いとされ，職場や院内感染症として問題となる．

<胃腸炎>

- 幼児では，急性下痢症の5〜10%がアデノウイルスF種の血清型40および41によって引き起こされる．
- 6〜24ヵ月の児で最も発生率が高く[7]，下痢は8〜12日間程度続く[8]．
- 血清型によっては，腸間膜リンパ節炎と関連して虫垂炎と鑑別を要したり，時に腸重積を引き起こすこともある．
- 感染後，数ヵ月間糞便中にウイルスが排出されることがある．

2 感染経路と予防策

- アデノウイルスの感染は，飛沫，糞口経路，および汚染された媒介物との接触によって起こるため，接触予防策および飛沫予防策を行う[9]．
- エンベロープを持たないため一般的な消毒剤には耐性であり，加熱，ホルムアルデヒド，次亜塩素酸ナトリウムによって不活化される．

3 適応・解除基準

- **適応**: 診断がついたとき，あるいは疑いがあるとき．
- **解除**: 発症日を0日目として14日間．

4 曝露者の対応

- 曝露された後の発症予防策は確立していない．

[参考文献]

1) Fox JP, Hall CE, Cooney MK. The Seattle Virus Watch. Ⅶ. Observations of adenovirus infections. Am J Epidemiol. 1977; 105: 362-86.
2) American Thoracic Society (ATS). Adenovirus 2022. https://www.thoracic.org/patients/patient-resources/resources/adenovirus.pdf (Accesed 2023/8/27)
3) Binder AM, Biggs HM, Haynes AK, et al. Human adenovirus surveillance—United States, 2003-2016. MMWR Morb Mortal Wkly Rep. 2017; 66: 1039-42.
4) Zahradnik JM, Spencer MJ, Porter DD. Adenovirus infection in the immunocompromised patient. Am J Med. 1980; 68: 725-32.
5) Pacini DL, Collier AM, Henderson FW. Adenovirus infections and respiratory illnesses in children in group day care. J Infect Dis. 1987; 156: 920-7.
6) Foy HM, Cooney MK, Hatlen JB. Adenovirus type 3 epidemic associated with intermittent chlorination of a swimming pool. Arch Environ Health. 1968; 17: 795-802.
7) do Nascimento LG, Fialho AM, de Andrade JDSR, et al. Human enteric adenovirus F40/41 as a major cause of acute gastroenteritis in children in Brazil, 2018 to 2020. Sci Rep. 2022; 12: 11220.
8) Uhnoo I, Wadell G, Svensson L, et al. Importance of enteric adenoviruses 40 and 41 in acute gastroenteritis in infants and young children. J Clin Microbiol. 1984; 20: 365-72.
9) Centers for Disease Control and Prevention (CDC). Adenoviruses. Last reviewed: November 28, 2022. https://www.cdc.gov/adenovirus/index.html (Accessed 2023/8/27)

〈倉員侑己〉

JCOPY 498-02148

3. エンテロウイルス

1 病原体

1）病原体

- エンテロウイルスはピコルナウイルス科に属するエンベロープを持たない小型の（約 27 nm）一本鎖 RNA ウイルスである.
- エンテロウイルスはさらにポリオウイルス，A 群コクサッキーウイルス，B 群コクサッキーウイルス，エコーウイルス，エンテロウイルスに分類され，その血清型は 100 以上とされている.
- エンテロウイルス感染症は全ての年齢層で起こるが，1 歳未満の乳児の感染率が最も高い[1].
- 一年中感染する可能性があるが，夏と秋に多い[2].
- 比較的酸に強く，広い範囲の pH で感染性を維持する. エーテルやアルコールには耐性を示す一方で，50℃以上の温度で不活化される.

2）潜伏期間

- 通常，3〜6 日とされている[3].

3）病態

- ポリオ以外のエンテロウイルス感染症では，約半数は不顕性感染である[4].
- 血清型によって種々の病態を引き起こすが，重症度は宿主の年齢, 性別, 免疫状態によって異なる.
- 軽度の症状では発熱, 鼻汁, 咳嗽, 発疹などにとどまるが，乳児や免疫不全者では髄膜炎・脳炎, 心筋炎・心膜炎, 弛緩性麻痺などが起こることがある[2].

4）症状

＜手足口病＞

- 発熱，および口腔粘膜, 手（手掌, 手背）, 足（足底, 足背）, また臀部や体幹, 四肢に小さな圧痛性皮膚病変が分布する，主に小児が罹患する急性ウイルス感染症である[5].
- 5 歳以下が 90％を占め，1〜3 歳にピークがある.
- 皮膚病変は紅斑, 丘疹として始まり，中心がやがて盛り上がって楕円形の水疱となり，潰瘍化する.
- 特にエンテロウイルス A71 とコクサッキーウイルス A16 が原因となることが多い.
- 通常，手足口病は軽症であるが，エンテロウイルス A71 に起因する場合は，稀ではあるが脳幹脳炎などの重篤な中枢神経系疾患，肺水腫および肺出血, 心不全を伴うことがある[6,7].

＜ヘルパンギーナ＞

- 主に 3〜10 歳の小児が罹患する軟口蓋から口蓋弓にかけての部位にみられる小水疱性粘膜疹であり，発熱や頭痛, 嚥下時痛を伴うことが多い.
- A 群コクサッキーウイルスが原因となり，ほとんどの症例は夏季の流行期に発症する.
- 一般には軽症で，数日の経過で解熱して口腔内潰瘍も治癒するが，熱性

けいれんを合併することがある.

● 鑑別診断として単純ヘルペスがあるが,一般に単純ヘルペスの水疱は口腔内の前部(口唇,頬粘膜,舌,歯肉)に,ヘルパンギーナは後部(扁桃腺の前部,軟口蓋,口蓋垂)に分布する.

2 感染経路と予防策

● 主に上気道や糞便中に排出されたウイルスとの直接的または間接的な経口接触によって起こるため,接触予防策および飛沫予防策を行う.

● 感染ウイルスは上気道から1〜3週間,糞便から3〜8週間排出されるが,感染力が最大になるのは感染後2週間である.

3 適応・解除基準

● **適応**: 診断がついたとき,あるいは疑いがあるとき.

● **解除**: 小児病棟に限定して発症してから症状改善まで.

4 曝露者の対応

● 発症した小児病棟の職員については,原則として症状改善までは就業制限を行う.

● ただし,出勤後も標準予防策を徹底する必要がある.

[参考文献]
1) Marier R, Rodriguez W, Chloupek RJ, et al. Coxsackievirus B5 infection and aseptic meningitis in neonates and children. Am J Dis Child. 1975; 129: 321-5.
2) Centers for Disease Control and Prevention (CDC). Non-polio enterovirus. Last reviewed: August 8, 2020. https://www.cdc.gov/non-polio-enterovirus/index.html(Accesed 2023/8/27)
3) Begier EM, Oberste MS, Landry ML. An outbreak of concurrent echovirus 30 and coxsackievirus A1 infections associated with sea swimming among a group of travelers to Mexico. Clin Infect Dis. 2008; 47: 616-23.
4) Kogon A, Spigland I, Frothingham TE, et al. The virus watch program: a continuing surveillance of viral infections in metropolitan New York families. Ⅶ. Observations on viral excretion, seroimmunity, intrafamilial spread and illness association in coxsackie and echovirus infections. Am J Epidemiol. 1969; 89: 51-61.
5) Adler JL, Mostow SR, Mellin H, et al. Epidemiologic investigation of hand, foot, and mouth disease. Infection caused by coxsackievirus A 16 in Baltimore, June through September 1968. Am J Dis Child. 1970; 120: 309-14.
6) Alexander JP Jr, Baden L, Pallansch MA, et al. Enterovirus 71 infections and neurologic disease—United States, 1977-1991. J Infect Dis. 1994; 169: 905-8.
7) Jiang M, Wei D, Ou WL, et al. Autopsy findings in children with hand, foot, and mouth disease. N Engl J Med. 2012; 367: 91-2.

〈倉員佑己〉

4. 風疹ウイルス

1 病原体[1,2]

1）病原体
● 風疹ウイルスはマトナウイルス科の RNA ウイルスである.

2）潜伏期
● 12～21 日間.

3）臨床症状
● 発熱, 皮疹, リンパ節腫脹を特徴とする. 一般的に成人と比べて小児は症状が軽微である.
● 成人の場合は発熱, 全身倦怠感, 食思不振, 頭痛, 鼻汁, 結膜充血などを認め, 皮疹出現の数日前からリンパ節腫脹 (耳介後部, 後頸部, 後頭下リンパ節) がみられる.
● 皮疹は顔面から始まり, 体幹や四肢に拡大する. 皮疹出現時には解熱することが多い. 皮疹は 3～5 日間持続する.
● 軟口蓋に Forchheimer spots という点状紅斑・紫斑を認めることがある.
● 妊婦, 特に妊娠初期の母体が風疹に罹患すると先天性風疹症候群の危険性がある.

4）診断
● 下記のいずれかで診断する.

> ・急性期に IgM 抗体検出もしくは急性期と回復期のペア血清で IgG 抗体が 4 倍以上上昇.
> ・急性期の咽頭拭い液, 血液, 尿の RT-PCR 検査.

● 全数報告対象 (5 類感染症) であり, 診断した医師は直ちに最寄りの保健所に届出を行う.

2 感染経路と予防策[1~3]

● 標準予防策に加えて飛沫＋接触予防策 (感染者の鼻咽頭より排出され, 分泌物を介して直接または飛沫感染する).
● 皮疹出現 7 日前から皮疹出現後 7 日間程度は感染性を有する.

3 適応・解除基準[3~5]

> **適応**: 風疹と確定診断がついた場合.
>   風疹の可能性が高い場合.
> **解除**: 皮疹出現から 7 日間経過.

● 医療者が発症した場合も上記期間は就業制限を行う.

4 曝露者の対応 (表1)[3~5]

表1▶ 風疹ウイルス曝露者の対応

2回の風疹予防接種記録あり	対策不要	
2回の風疹予防接種記録なし →抗体価測定（基準: 表2）	基準を満たす	対策不要
	基準を満たさない	・医療者は最初の曝露後5日目から発症がない場合でも最終曝露後21日目まで就業制限. ・入院患者はこの期間，個室管理とする.

表2▶ 抗体価基準（日本環境感染学会[5]を参考に作成）

抗体陰性	抗体陽性 （基準を満たさない）	抗体陽性 （基準を満たす）
[HI法] 1：8未満 [EIA法（IgG）] 2.0未満	[HI法] 1：8, 1：16 [EIA法（IgG）] 2.0以上8.0未満	[HI法] 1：32以上 [EIA法（IgG）] 8.0以上

- 曝露後早期のワクチン接種や免疫グロブリン投与の予防効果は乏しいため推奨しない.
- 医療者は勤務中に曝露するリスクがあり，発症した場合の影響も甚大である．そのため，原則は勤務開始前に2回の接種記録を提出する．2回の記録がない，もしくは不足している場合には施設の基準に沿って風疹ワクチンの追加接種を考慮する.

［参考文献］
1) Heymann DL. Control of Communicable Diseases Manual, 21st edition. Washington DC: American Public Health Assn; 2022.
2) Bennett JE, Dolin R, Blaser MJ, editors. Mandell, Douglas, & Bennett's Principles & Practice of Infectious Diseases, 9th edition. Amsterdam: Elsevier; 2019.
3) 国公立大学附属病院感染対策協議会. 病院感染対策ガイドライン（改訂第5.1版）. 2020年3月掲載. https://kansen.med.nagoya-u.ac.jp/general/gl/gl.html（Accessed 2023/8/31）
4) Centers for Disease Control and Prevention (CDC). Manual for the surveillance of vaccine-preventable diseases. Chapter 14: Rubella. Last reviewed: March 6, 2020. https://www.cdc.gov/vaccines/pubs/surv-manual/chpt14-rubella.html（Accessed 2023/8/31）
5) 日本環境感染学会. 医療関係者のためのワクチンガイドライン第3版. 環境感染誌. 2020; 35（Supplement Ⅱ）.

〈中屋雄一郎〉

5. インフルエンザウイルス感染症

1 病原体[1,2]

1）病原体

- インフルエンザウイルスには A 型，B 型，C 型が存在し，季節性インフルエンザとして臨床的に問題となるのはインフルエンザ A 型と B 型である．
- インフルエンザ A 型はさらにウイルス表面の HA 抗原（H 抗原）と NA 抗原（N 抗原）の組み合わせによってサブタイプに分けられる．

2）潜伏期間

- 1〜4 日間（平均 2 日間）．

3）症状

- 典型的には突然発症の高熱と頭痛，関節痛，筋肉痛に続いて，徐々に鼻汁，咽頭痛，咳などの上気道症状が出現する．発熱は 2，3 日程度持続し，その他の症状は 5〜7 日間かけて改善することが多い．
- 高齢者では典型的な症状経過を呈さない場合もある．

4）診断

- 例年は冬季を中心に流行がみられていたが，最近は冬季以外にも感染者が多くみられているため地域の流行状況を参考にして鑑別診断にあげる．
- 流行時期には上記症状と明らかな曝露歴があれば臨床診断可能であるが，COVID-19 などの他のウイルス感染症と鑑別が困難な場合も決して珍しくない．
- 抗ウイルス薬の適応となりうる高齢者や基礎疾患がある患者，入院患者では事前確率も考慮した上で SARS-CoV-2 との同時検査（迅速検査や核酸増幅検査）の実施を検討する．

2 感染経路と予防策[1〜4]

- 標準予防策に加えて飛沫予防策（咳嗽やくしゃみ，会話などで発生したウイルスを含む飛沫を吸入，または飛沫が粘膜に直接付着することによって感染）．
- 成人ではウイルスの排出期間は発症直前から発症後 5 日間程度であり，最初の 2〜3 日間が最も感染力が高い．
- 小児や免疫不全者ではウイルス排出期間がさらに長くなることがある．

3 適応・解除基準[1,3,4]

1）入院患者

> **適応**: インフルエンザと確定診断がついた場合．
> インフルエンザの可能性が高い場合．
> ※確定診断例と疑い例を同室にまとめるのは避ける．
> **解除**: 「発症から 7 日間経過」かつ「症状軽快から 24 時間以上経過」．

2）職員

- インフルエンザと診断された職員は発症後最低 5 日間の就業制限を考慮する（所属施設の感染制御部門の指示に従う）.
- 復職後も患者と接する際はマスク着用と手指衛生を徹底する.

4　曝露者の対応[3~6)]

- インフルエンザを発症した患者と同室であった患者（曝露者）は，別室に隔離する. 期間については潜伏期間を考慮して感染制御部門と相談の上で設定する.
- 曝露者が無症状の場合，年齢や基礎疾患などリスクを評価した上で抗ウイルス薬の予防投与を考慮する. 予防投与により 70〜90% 発症を防ぐことができるとされ，投与する場合は曝露から 48 時間以内のできるだけ早期に開始する.
- 重症化リスクが高い集団を下記に示す.

・5 歳未満（特に 2 歳未満）	・慢性腎臓病
・65 歳以上	・肝硬変
・妊婦	・糖尿病
・気管支喘息	・血液悪性腫瘍，治療中の固形癌
・慢性肺疾患	・HIV 感染症 /AIDS
・心疾患	・免疫抑制薬使用

＜予防投与の適応となる薬剤＞（表 1）

- オセルタミビルが有効性に関するデータが多い.

表1▶インフルエンザ予防投与の適応となる薬剤

薬剤	投与方法（腎機能正常の成人）
オセルタミビル	1 回 75 mg 1 日 1 回内服 7〜10 日間
ザナミビル	1 回 10 mg 1 日 1 回吸入 10 日間
バロキサビル	1 回 40 mg 内服 単回投与 ※体重 80 kg 以上では 1 回 80 mg

[参考文献]
1) Heymann DL. Control of Communicable Diseases Manual, 21st edition. Washington DC: American Public Health Assn; 2022.
2) Cox NJ, Subbarao K. Influenza. Lancet. 1999; 354: 1277-82.
3) Centers for Disease Control and Prevention (CDC). Prevention strategies for seasonal influenza in healthcare settings. Last reviewed: May 13, 2021. https://www.cdc.gov/flu/professionals/infectioncontrol/health caresettings.htm (Accessed 2023/8/31)
4) 国公立大学附属病院感染対策協議会. 病院感染対策ガイドライン（改訂第 5.1 版）. 2020 年 3 月掲載. https://kansen.med.nagoya-u.ac.jp/general/gl/gl.html (Accessed 2023/8/31)
5) Centers for Disease Control and Prevention (CDC). Influenza antiviral

medications. Last reviewed: September 8, 2022. https://www.cdc.gov/
flu/professionals/antivirals/ (Accessed 2023/8/31)

6) Uyeki TM, Bernstein HH, Bradley JS, et al. Clinical Practice Guidelines by
   the Infectious Diseases Society of America: 2018 update on diagnosis,
   treatment, chemoprophylaxis, and institutional outbreak management
   of seasonal influenza. Clin Infect Dis. 2019; 68: 895-902.

〈中屋雄一郎〉

第3章　感染経路別予防策

6. ムンプスウイルス（おたふくかぜ，流行性耳下腺炎）

1 病原体[1,2]

1）病原体
- ムンプスウイルスはパラミクソウイルス科の RNA ウイルスである.

2）潜伏期間
- 12〜25 日間（多くは 16〜18 日）.

3）臨床症状
- ムンプスウイルスによる耳下腺を主とする唾液腺炎. 唾液腺の腫脹，圧痛，嚥下痛，発熱を主症状として発症し，通常 7〜10 日間で軽快する.
- 唾液腺腫脹は，両側あるいは片側の耳下腺に起こることがほとんどであるが，顎下腺，舌下腺にも起こることがあり通常 48 時間以内にピークを認める.
- 精巣炎，卵巣炎，難聴，無菌性髄膜炎，膵炎などを合併することがある.

4）診断
- 下記のいずれかで診断する.

> ・急性期に IgM 抗体検出もしくは急性期と回復期のペア血清で IgG 抗体が 4 倍以上上昇.
> ・急性期の頰粘膜スワブ，咽頭拭い液，唾液または髄液の RT-PCR 検査.

2 感染経路と予防策[1,2]

- 標準予防策に加えて飛沫＋接触予防策（唾液の直接の接触もしくは気道分泌物の飛沫による感染を主体とする）.
- 唾液腺炎発症の 7 日前から発症後 9 日頃まで唾液からウイルスが検出されうる. 唾液腺炎の発症 2 日前から発症後 5 日目までが感染力が高い.

3 適応・解除基準[3〜5]

> **適応**: ムンプスと確定診断がついた場合.
>   ムンプスの可能性が高い場合.
> **解除**: 唾液腺炎の発症日から最低 5 日間経過.

- 医療者が発症した場合には少なくとも唾液腺炎の発症 5 日目までは就業制限を行い，それ以後については施設の復職基準に従う.

JCOPY 498-02148

4 曝露者の対応 (表1)[3〜5]

表1▶ムンプスウイルス曝露者の対応

2回のムンプス予防接種記録あり	対策不要	
2回のムンプス予防接種記録なし →抗体価測定 (基準: 表2)	基準を満たす	対策不要
	基準を満たさない	・医療者は最初の曝露後12日目から最終曝露後25日目まで就業制限. ・入院患者はこの期間, 個室管理とする.

表2▶抗体価基準 (日本環境感染学会[5]を参考に作成)

抗体陰性 (基準を満たさない)	抗体陽性 (基準を満たさない)	抗体陽性 (基準を満たす)
[EIA法 (IgG)] 2.0未満	[EIA法 (IgG)] 2.0以上 4.0未満	[EIA法 (IgG)] 4.0以上

● 曝露後早期のワクチン接種や免疫グロブリン投与の予防効果は乏しいため推奨しない.
● 医療者は勤務中に曝露するリスクがあり, 発症した場合の影響も甚大である. そのため, 原則は勤務開始前に2回の接種記録を提出する. 2回の記録がないもしくは不足している場合には施設の基準に沿ってムンプスワクチンの追加接種を考慮する.

[参考文献]
1) Heymann DL. Control of Communicable Diseases Manual, 21st edition. Washington DC: American Public Health Assn; 2022.
2) Bennett JE, Dolin R, Blaser MJ, editors. Mandell, Douglas, & Bennett's Principles & Practice of Infectious Diseases, 9th edition. Amsterdam: Elsevier; 2019.
3) Centers for Disease Control and Prevention (CDC). Manual for the surveillance of vaccine-preventable diseases. Chapter 9: Mumps. Last reviewed: September 13, 2023. https://www.cdc.gov/vaccines/pubs/surv-manual/chpt09-mumps.html (Accessed 2023/8/31)
4) 国公立大学附属病院感染対策協議会. 病院感染対策ガイドライン (改訂第5.1版). 2020年3月掲載. https://kansen.med.nagoya-u.ac.jp/general/gl/gl.html (Accessed 2023/8/31)
5) 日本環境感染学会. 医療関係者のためのワクチンガイドライン第3版. 環境感染誌. 2020; 35 (Supplement Ⅱ).

〈中屋雄一郎〉

7. レジオネラ症

1 病原体[1,2]

1）病原体

- レジオネラ属菌のなかで *Legionella pneumophila* 血清群 1 が原因となることが多い.
- 自然環境中に存在し，水環境中にアメーバなどの原虫に寄生した状態で分裂・増殖しやすい.
- 増殖至適温度は 25～40℃.
- レジオネラが増殖しやすい場所[3]を下記に示す.

・貯水槽	・パイプ，弁
・湯沸し器	・ミスト発生装置，アトマイザー
・水撃防止器	・（加熱式でない）加湿器
・膨張タンク	・使用頻度が低い機器（洗眼器など）
・浄水器	・製氷機
・水道蛇口	・循環式浴槽
・エアレーター	・噴水
・蛇口リストリクター	・冷却塔
・シャワーヘッド	・医療機器（CPAP，気管支鏡）
・ホース	

2）潜伏期間

- レジオネラ肺炎では 2～10 日間（中央値 4～6 日間）.
- Pontiac fever は 4～60 時間（中央値 32～36 時間）.

3）症状

＜レジオネラ肺炎＞

- 発熱，全身倦怠感，頭痛，筋肉痛などの症状で始まり，その後咳嗽や呼吸困難などが出現する.
- 肺外症状として嘔気・嘔吐，下痢，意識障害，血液検査で肝機能障害や低ナトリウム血症などがみられることがある.
- 重症度は様々で，適切な抗菌薬投与により軽快する例から重症肺炎で多臓器不全に至る例まで存在する.

＜Pontiac fever＞

- エアロゾルの吸入などに続いて急性発症の発熱，頭痛，悪寒，筋肉痛，嘔気・嘔吐がみられる.
- 2～5 日間程度で自然治癒する.

4）診断

- 発生リスクが高い場所として循環式浴槽などを想起しやすいが，エアロゾルが発生する場所（病院内も含む）であれば起こりうる. 病歴聴取の際に曝露歴がはっきりしない場合もあるため注意する.
- ハイリスク患者の入院を要する市中肺炎や重症の院内肺炎では鑑別にあげて検査を考慮する.

JCOPY 498-02148

- レジオネラ症のハイリスク患者を下記に示す.

・高齢者	・慢性腎臓病
・喫煙者	・悪性腫瘍
・慢性肺疾患	・細胞性免疫不全の病態や免疫抑制薬使用
・糖尿病	

- ハイリスク患者の院内肺炎では下記の場合も積極的に疑うべきである.

- ・過去 12 ヵ月以内にレジオネラ症の患者が院内発生.
- ・過去 2 ヵ月以内に実施した水質検査でレジオネラが陽性.
- ・水質変化が疑われる状況(塩素濃度低下,断水を伴う工事など).

- 下記のいずれかの検査で診断可能.

①喀痰からレジオネラの検出(レジオネラ専用の培地で培養もしくは
　PCR・LAMP 法).
②レジオネラ尿中抗原陽性.

- 感染症法において全数報告対象(4 類感染症)であり,診断した医師は
　直ちに最寄りの保健所に届出を行う.

2 感染経路と予防策[3,4]

- 標準予防策(ヒト-ヒト感染しないため).
- レジオネラを含むエアロゾルの吸入,汚染水の誤嚥などにより感染する.そのため,水システムでの増殖とエアロゾルを介した感染に適する条件をつくりださないことが予防として重要である.

3 曝露者の対応[3,4]

- 患者発生時の特別な隔離予防策は不要である.
- 10 日間以上の入院歴がある患者で確定例が 1 例,もしくは 12 ヵ月以内に疑い例が 2 例以上発生した場合,感染制御部に報告.
- 同時期に発症した院内肺炎の患者はレジオネラ症の可能性を積極的に疑い,検査を実施する.
- また過去に遡り,レジオネラ症が疑われる患者の有無を確認する.
- レジオネラ菌の発生源について疫学的調査を行い,疑わしい設備からレジオネラ菌の培養を提出し,汚染源の特定を行う.

[参考文献]
1) Heymann DL. Control of Communicable Diseases Manual, 21st edition. Washington DC: American Public Health Assn; 2022.
2) Bennett JE, Dolin R, Blaser MJ, editors. Mandell, Douglas, & Bennett's Principles & Practice of Infectious Diseases, 9th edition. Amsterdam: Elsevier; 2019.
3) Centers for Disease Control and Prevention (CDC). Developing a water

management program to reduce Legionella growth & spread in buildings. Version 1.1. June 24, 2021. https://www.cdc.gov/legionella/downloads/toolkit.pdf (Accessed 2023/8/31)
4) Centers for Disease Control and Prevention (CDC). Guidelines for environmental infection control in health-care facilities. 2003. https://www.cdc.gov/mmwr/preview/mmwrhtml/rr5210a1.htm (Accessed 2023/8/31)

〈中屋雄一郎〉

JCOPY 498-02148

8. 新型コロナウイルス感染症

1 病原体

1）病原体

- 新型コロナウイルス (severe acute respiratory syndrome coronavirus 2: SARS-CoV-2) は 2019 年末に中国武漢で発見され，その後世界中にまたたくまに拡大した新興感染症 COVID-19 の原因ウイルスである．
- 出現以来変異を繰り返しており，感染性や重症度が変化し続けているが，一貫して免疫不全者や高齢者にとっては生命の脅威となりうる．
- 時に long-COVID と呼ばれる後遺症を引き起こし，若年健常者であっても QOL を低下させることがある．
- ワクチンにより感染率，重症化率は低下するが，流行を制御するには至らず大規模な流行により絶対数として多くの重症者が発生すると医療逼迫が起きる．また感染性が高く医療機関内で容易に職員と患者を巻き込んだアウトブレイクを起こしうる．
- 変異を繰り返し世界での主たる流行株はアルファ株，デルタ株などを経て 2022 年以降はオミクロン株となり，またオミクロン株のなかで系統が BA.1，BA.5，XBB1.5，EG5.1 と変化している．非常に変異しやすいウイルスであり今後もしばらくは変異株の交替は継続していくと推測される．
- 変異を繰り返すことにより感染性が高く，病原性が低い方向に変化してきているが，今後感染性を維持したままより病原性の高い方向に変化する可能性も十分にありえるので変異株の情報には注意が必要である．

2）潜伏期間

- 起源株では最長 14 日程度であったが，変異を繰り返すうちに短くなり，オミクロン株の現在では平均 2〜3 日で，95％が 5 日目までに発症する[1]．

3）病態

- 無症状〜軽微な上気道感染〜重症肺炎まで起こしうる．高齢者，免疫不全者では重症化リスクが高い．
- 発症から 3〜5 日以内に抗ウイルス薬 (レムデシビル，ニルマトレルビル/リトナビル，モルヌピラビル) を投与することで重症化リスクを下げられる．重症肺炎は発症から数日経過してから進展することが多く，過剰な免疫による肺炎の要素もあるとされステロイドや免疫調整薬 (トシリズマブやバリシチニブ) も有効である．
- リツキシマブなどの抗 CD20 モノクローナル抗体による治療などで B 細胞が枯渇した状態にある患者では臨床的な再発を繰り返し，ウイルス排出が長期間続く持続感染の状態を呈することがある[2]．

4）症状

- 発熱，咽頭痛，咳といった全身症状と気道症状を呈する．ワクチンを 3 回以上接種している感染者では 2 回までの感染者と比較すると鼻水，

125

咳，咽頭痛などの上気道症状が出現しやすくなり，発熱などの全身症状が出にくくなる傾向が報告されている[3].

- 特異的な症状はなく，他の発熱性疾患やウイルス性気道感染症と症状で区別するのは困難である.

2 感染経路と予防策

- 飛沫感染とエアロゾルの吸入による感染が主たる感染経路である．結核，麻疹のような空気感染はしないと考えられている．感染者同士を同じ部屋に収容するコホーティングを行う場合を除き個室隔離する．適切な換気が得られている個室であれば陰圧管理は必須ではない.
- エアロゾルは気管吸引などの医学的処置や大声での会話などで発生する．発生源になる側のマスク着用も重要である．室内で発生したエアロゾルは適切な換気で排除することが可能である.
- 飛沫予防策と同様のマスク着用で十分であるが，エアロゾルの飛散量が多いと推測される場合は医療者側が N95 マスクを使用する．詳細は表1 を参照.

表1▶ 個人防護具の選択（日本環境感染学会．医療機関における新型コロナウイルス感染症への対応ガイド第 5 版．2023 年 1 月 17 日[4]．p.9, 表 2 より許諾を得て転載）

	サージカルマスク	N95マスク	手袋	ガウン	眼の防護
診察（飛沫曝露リスク大）[注1]	○	△	△	△	○
診察（飛沫曝露リスク小）[注2]	○	△	△	△	△
呼吸器検体採取	○	△	○	○	○
エアロゾル産生手技		○	○	○	○
環境整備	○	△	○	○	○
リネン交換	○	△	○	○	○
患者搬送[注3]	○	△	△	△	△

○: 必ず使用する．△: 状況により使用する.
注 1）飛沫リスク大: 患者がマスクの着用ができない，近い距離での処置など，顔面への飛沫曝露のリスクが高い.
注 2）飛沫リスク小: 患者はマスクを着用し，顔面への飛沫曝露のリスクは高くない.
注 3）患者搬送: 直接患者に触れない業務（ドライバーなど）ではガウンは不要.

- 流行期は食事休憩中のマスクを外した会話が医療従事者間の感染の原因になりうる．医療従事者の勤務中のマスク着用徹底，休憩中の黙食も有用である.

3 適応・解除基準

- 感染性のあるCOVID-19患者と判明した場合に感染予防策を適用する.
- 周囲への感染性がなくなった時点で解除とするが，基準は施設によって様々である.

● 発症を 0 日として 3 日目まではウイルス排出が多いが，4 日目から 6 日目にかけて減少していく．8 日目で 15%，11 日目で 4% 程度の患者で培養可能なウイルスが検出される[5]．

● 「新型コロナウイルス感染症診療の手引き第 10.0 版」に記載されている院内での解除基準の例をあげる[6]．

> **例1**：発症後 10 日間経過かつ症状軽快後 72 時間経過すれば，医療機関のなかでも特別な隔離などの感染対策は必要でなく，多床室へ移動してもよい．
>
> **例2**：発症後 5 日間経過かつ症状軽快後 24 時間経過し，感染性がなくなったと判断されれば医療機関のなかでも特別な感染対策は必要でなく，多床室に移動してもよい．

● 免疫不全者ではウイルスの排出が遷延することからより厳密な隔離解除基準を用いることもある．例として米国 CDC での推奨を記載する．

> **米国 CDC の免疫不全者の隔離解除基準**[7]
> ・発症から 20 日間以上経過かつ症状改善から 24 時間以上経過＋24 時間以上間隔をあけて検査した PCR で 2 回陰性を確認．
>
> **CDC における免疫不全の定義（抄）**
> ・固形がんおよび血液悪性腫瘍の治療が進行中である
> ・血液悪性腫瘍
> ・固形臓器移植または膵島移植を受け，免疫抑制療法を受けている
> ・キメラ抗原受容体（CAR）-T 細胞療法または造血幹細胞移植を受けた（移植後 2 年以内または免疫抑制療法を実施中）
> ・中等度または重度の原発性免疫不全症（DiGeorge 症候群，Wiskott-Aldrich 症候群など）
> ・進行または未治療の HIV 感染症（HIV 感染者で CD4 細胞数が 200/mm^{3}未満など）
> ・高用量コルチコステロイド（プレドニゾン換算 20 mg/日以上×＞2 週間）
> ・免疫抑制または免疫調節作用を有するその他の生物学的製剤による治療〔アルキル化剤，代謝拮抗剤，移植関連免疫抑制剤，重度の免疫抑制に分類されるがん化学療法剤，腫瘍壊死因子（TNF）遮断剤〕

● ウイルス検出の基準として PCR 検査の Ct 値（cycle threshold）を用いる場合は 30 または 35 が採用されることが多い[8]．またヨーロッパでは PCR 陰性のかわりに抗原定性陰性を用いる方法も提示されている[9]．

● 感染した医療従事者の復帰時期に定まったものはないが，感染症法における位置づけ変更後は発症日を 0 日目として 5 日間，かつ解熱および症状軽快から 24 時間経過するまでは外出を控えることが推奨されており，これを参考にしつつ職務内容や施設の業務逼迫の程度に応じて決定する．

4 曝露者の対応

● 接触の程度によってリスク評価し施設ごとに対応を決定する．日本環境感染学会のガイドラインには接触者となった医療従事者の対応として下記の選択肢が提示されている[4]．

> ①直ちに業務を停止し自宅等で最終曝露から5日間の隔離待機とし，発症しなければ6日目から通常の業務を再開．
> ②直ちに業務を停止し自宅等で隔離待機とするが，2日目および3日目に薬事承認された抗原定性検査キットを用いた検査で陰性を確認した場合は，3日目から解除（ただし，曝露3日目に陰性であっても，4日目以降に発症することもあるため，感染した場合に重症化リスクのある患者との接触を避け，マスク着用などの基本的な対策を遵守すること）．
> ③待機期間中であっても，施設内の状況に合わせて，毎日の検査による陰性確認等によって業務従事．

● 患者が接触者となっている場合は，上記を参考に院内での取り扱いを決定する．

● どのような対応をとっても最も重要なのは適切な健康観察を行い軽微であっても症状が出現した場合は速やかに休務あるいは隔離の対象として診断のため検査を行うことと，マスク着用を徹底させることである．

● 曝露者への抗ウイルス薬の投与による発症リスクの低下は報告されていない．抗体医薬は当初曝露者の発症抑制に用いられたものもあるが，変異株の出現により効果が期待されなくなっている．

[参考文献]

1) Ogata T, Tanaka H. SARS-CoV-2 incubation period during the Omicron BA.5-dominant period in Japan. Emerg Infect Dis. 2023; 29: 595-8.
2) Lee CY, Shah MK, Hoyos D, et al. Prolonged SARS-CoV-2 infection in patients with lymphoid malignancies. Cancer Discov. 2022; 12: 62-73.
3) Nakakubo S, Kishida N, Okuda K, et al. Associations of COVID-19 symptoms with omicron subvariants BA.2 and BA.5, host status, and clinical outcomes in Japan: a registry-based observational study. Lancet Infect Dis. 2023; 23: 1244-56.
4) 日本環境感染学会．医療機関における新型コロナウイルス感染症への対応ガイド 第5版．2023年1月17日．http://www.kankyokansen.org/uploads/uploads/files/jsipc/COVID-19_taioguide5.pdf（Accessed 2023/9/18）
5) 国立感染症研究所感染病理部．オミクロン系統感染者鼻咽頭検体中の感染性ウイルスの定量．令和5年4月5日 第120回厚生労働省新型コロナウイルス感染症対策アドバイザリーボード専門家提出資料．https://www.mhlw.go.jp/content/10900000/001084525.pdf（Accessed 2023/9/18）
6) 厚生労働省．新型コロナウイルス感染症診療の手引き．第10.0版．2023年8月．
7) Centers for Disease Control and Prevention (CDC). 2020. Healthcare Workers. 2020. https://www.cdc.gov/coronavirus/2019-ncov/hcp/duration-isolation.html（Accessed 2023/9/18）

JCOPY 498-02148

8) Itoh N, Akazawa N, Kurai H, et al. A nationwide cross-sectional study using a web-based questionnaire survey of the duration of isolation of COVID-19 inpatients with cancer at Japanese cancer centers. J Infect Chemother. 2023; 29: 1185-8.

9) European Centre for Disease Prevention and Control (ECDC) Guidance on ending the isolation period for people with COVID-19, third update. Jan 28, 2022. https://www.ecdc.europa.eu/en/publications-data/covid-19-guidance-discharge-and-ending-isolation (Accessed 2023/9/18)

〈藤田崇宏〉

第3章　感染経路別予防策

9. 髄膜炎菌

1 病原体

1）病原体

- 髄膜炎菌（*Neisseria meningitidis*）は，ヒトのみに感染する病原体である．鼻咽頭に定着しており，患者のみならず健常者からも分離される．欧米における調査では，健康者の保菌率は 5〜20％程度[1,2]と報告されるが，国内の健康保菌者は約 0.4％程度である[3,4].
- 髄膜炎菌は，莢膜多糖の種類により血清群（serogroup）に分類することができ，髄膜炎菌感染症の起因菌として分離されるものは，A，B，C，X，Y，W-135 が多く，そのなかでも大流行の原因は A，B，C が全体の 90％以上を占める．
- 髄膜炎菌性髄膜炎の hot spot としてアフリカ赤道直下の地域は髄膜炎ベルト（meningitis belt）と呼ばれている地域が有名であるが，米国や英国などの先進国でも年間 1,000 人以上の発生が報告されている[4,5].
- 本邦では，侵襲性髄膜炎菌感染症は，感染症法上の 5 類全数把握疾患で，診断した医師は直ちに届出を行う必要がある．

2）潜伏期間

- 潜伏期間は平均 4 日（範囲 1〜10 日[6]）とされる．
- 感染力のある時期は，患者の症状出現日 7 日前から有効な抗菌薬投与後 24 時間の間と考えられる[7,8].

3）病態

- 保菌者や患者から飛沫感染で伝播する[9]．髄膜炎菌感染症は，一般には髄膜炎を起こす以外に，菌血症を起こしうる．特に，脾臓摘出後など液性免疫の低下した患者で，侵襲性髄膜炎菌感染症を起こしやすい．

4）症状

- 髄膜炎菌感染症は，一過性の発熱や菌血症から，発症後数時間以内に死に至る劇症型まで様々な臨床症状を引き起こし，重症度も様々である．
- 髄膜炎菌感染症の特徴の一つは，発熱，倦怠感，および頭痛と同時に出現する点状出血や紫斑の存在である[6]．重症例では発症から 24〜48 時間以内に病状が進行し，適切な治療を行っても，侵襲性髄膜炎菌感染症全体の死亡率は 7〜19％，髄膜炎菌性菌血症の死亡率は 18〜53％と報告されている[9].

JCOPY 498-02148

2 感染経路と予防策

● 保菌者や患者から飛沫感染をするため，飛沫予防策を行う[9~11].
● 予防策として，髄膜炎菌ワクチンがあり，本邦でも4価結合体ワクチンが2015年に発売されている．日本環境感染学会の「医療関係者のためのワクチンガイドライン（第3版）」では，以下に該当する55歳以下の医療関係者を接種対象者としている[12].

> ・検査室や研究室で髄膜炎菌を扱う可能性がある臨床検査技師や微生物研究者.
> ・患者と濃厚接触が予測される医療従事者.
> ・無脾症，持続性補体欠損症，HIV感染などの疾患を有する者や脾臓摘出例，MSM（men who have sex with men）.
> ・侵襲性髄膜炎菌感染症の発症頻度の高い地域（髄膜炎ベルトなどの海外）へ訪れる者.
> （上記全て過去5年以内に髄膜炎菌結合体ワクチンを接種していない場合に接種を検討する）
> ・補体阻害薬投与例（治療開始2週前までの接種が推奨される）.

3 適応・解除基準

● **適応**: 髄膜炎菌感染症が疑われるあるいは，髄膜炎菌感染症の診断をされた.
● **解除**: 髄膜炎菌感染症が除外，あるいは有効な治療終了後24時間まで[4].

4 曝露者の対応

● 侵襲性髄膜炎菌感染症患者の曝露者に関する聞き取り情報などにより，患者の周囲の接触者を濃厚接触者，ハイリスク者，その他の接触者に区分し，表1（資料を筆者が一部編集）を参考に，それぞれのカテゴリー相当の対応を行う[4,7).
● 濃厚接触者，ハイリスク者に対しては，表2を参考に抗菌薬予防投与の推奨に沿って，できるだけ速やかに（初発の患者探知後24時間以内が望ましい）一斉投与が推奨される.
  ※ガイドラインによっては予防投与が推奨される期間を患者との最終接触後28日間としているものもある[13).

表1▶侵襲性髄膜炎菌感染症患者の接触者のカテゴリーと実施すべき対応
と対策の一覧

接触の程度（例） 他者へ感染させうる期間とは，患者の症状出現7日前から有効な治療後24時間までとする	濃厚接触者	ハイリスク者	その他の接触者
接触の程度（例） 他者へ感染させうる期間とは，患者の症状出現7日前から有効な治療後24時間までとする	患者と以下のような接触がある ・衣食住をともにするような濃厚接触をした者 ・患者が幼少児の場合には特に濃厚な接触でなくても，同じユニットにいた者 ・医療従事者で，適切な感染防護具を使用せずに気管挿管・気管吸引を行った者や咽頭分泌物に直接曝露した者 ・その他: mouth-to-mouth蘇生を行った者，飛行機で8時間以上患者の隣席だった者等	濃厚接触者には該当しないが以下のいずれかに該当する接触者 ・補体欠損症 ・エクリズマブ等の免疫抑制薬使用中等の補体機能低下者 ・無脾症（脾機能不全を含む） ・免疫不全者	濃厚接触者には該当しないが以下のいずれかに該当する接触者 ・同じ学校や職場だが，患者の唾液と直接接触していない者 ・濃厚接触者の接触者 ・患者の唾液と直接接触のない医療従事者 ・8時間以上のフライトで患者の隣席ではないが，同じ便に搭乗した患者（一部）
健康観察 （最終接触日当日から20日間）	担当者が毎日連絡するなど，厳重な健康観察を推奨	担当者が毎日連絡するなど，厳重な健康観察を推奨	各自で健康観察を実施し，症状を認めた場合はすぐに担当者へ連絡をもらう
抗菌薬予防投与	推奨*	推奨*	不要
緊急ワクチン接種** （起因菌の血清群を考慮）	推奨*	推奨*	推奨

*エビデンスとしては高くないものの，より強く推奨される.

**2024年2月現在，本邦では髄膜炎菌の血清群がA，C，WおよびYの場合には，メンクアッドフィ®筋注（1回，0.5 mLを筋肉内接種）を考慮できる．2歳未満の小児などに対する安全性および有効性は確立していないことや，B群には効果がないこと，接種不適当者や接種要注意者がある点など接種に際して注意する.

JCOPY 498-02148

表2▶国内における侵襲性髄膜炎菌感染症の濃厚接触者ならびにハイリスク者に対して発症予防目的に投与する推奨抗菌薬一覧

薬剤	年齢	用量	投与期間	注意事項
リファンピシン	1 歳未満	5 mg/kg 12 時間毎	2 日間	催奇形性のおそれがあり, 妊婦には推奨されない.
	1 歳以上 15 歳未満	10 mg/kg 12 時間毎	2 日間	
	15 歳以上	1 回 600 mg 12 時間毎	2 日間	
シプロフロキサシン	15 歳以上	500 mg	1 回	軟骨障害のおそれがあり, 18 歳未満の小児, 妊婦, 授乳中の投与は一般に推奨されない.
アジスロマイシン	15 歳未満	10 mg/kg	1 回	妊婦, 小児ともに投与可能.
	15 歳以上	500 mg	1 回	
セフトリアキソン	15 歳未満	125 mg	1 回	筋肉注射による投与.
	15 歳以上	250 mg	1 回	

第3章 感染経路別予防策

[参考文献]

1) Neal KR, Nguyen-Van-Tam JS, Jeffrey N, et al. Changing carriage rate of Neisseria meningitidis among university students during the first week of term: cross sectional study. BMJ. 2000; 320: 846-9.
2) Bevanger L, Bergh K, Gisnås G, et al. Identification of nasopharyngeal carriage of an outbreak strain of Neisseria meningitidis by pulsed-field gel electrophoresis versus phenotypic methods. J Med Microbiol. 1998; 47: 993-8.
3) 田中 博, 黒木俊郎, 渡辺祐子, 他. わが国の健康者における髄膜炎菌の保菌状況. 感染症学雑誌. 2005; 79: 527-33.
4) 国立感染症研究所. 侵襲性髄膜炎菌感染症発生時対応ガイドライン〔第一版〕. 2022 年 3 月 31 日.
5) 高橋英之. 髄膜炎菌 Neisseria meningitidis の病原性に関する研究. 日本細菌学雑誌. 2009; 64: 291-301.
6) American Academy of Pediatrics. Meningococcal infections. In: Kimberlin DW, Brady MT, Jackson MA,(editors). Red Book: 2018-2021 Report of the Committee on Infectious Diseases. 31st edition. Itasca, IL: American Academy of Pediatrics; 2018; p.550-61.
7) New South Wales Government, Australia. Meningococcal disease control guidelines. Last updated: 06 August 2020 . https://www.health.nsw.gov.au/Infectious/controlguideline/Pages/meningococcal-disease.aspx
8) British Columbia Centre for Disease Control. Communicable disease control manual. Meningococcal disease. June 2017.
9) Kirsch EA, Barton RP, Kitchen L, et al. Pathophysiology, treatment and outcome of meningococcemia: a review and recent experience. Pediatr Infect Dis J. 1996; 15: 967-78; quiz 979.
10) Takahashi H, Haga M, Sunagawa T, et al. Meningococcal carriage rates in healthy individuals in Japan determined using Loop-Mediated Iso-

thermal Amplification and oral throat wash specimens. J Infect Chemother. 2016; 22: 501-4.
11) 国公立大学附属病院感染対策協議会. 病院感染対策ガイドライン 2018 年版 (2020 年 3 月増補版). 第 2 章 隔離予防策. 東京: じほう; 2020. p.38.
12) 日本環境感染学会. 医療関係者のためのワクチンガイドライン. 環境感染誌. 2020; 35（Supplement Ⅱ）.
13) Public Health England. Guidance for public health management of meningococcal disease in the UK. Updated: August 2019. https:// assets.publishing.service.gov.uk/government/uploads/system/ uploads/attachment_data/file/829326/PHE_meningo_disease_guide line.pdf

〈寺田教彦〉

JCOPY 498-02148

3-4 空気予防策が必要な感染症

1. 結核感染症

1 病原体

1）病原体

- 結核菌群（*Mycobacterium tuberculosis* complex, ただし*Mycobacterium bovis* BCGを除く）による感染症である[1]. 結核菌群は好気性で染色性の低いグラム陽性桿菌であり, 他のマイコバクテリウムと同様に抗酸性のため, Kinyoun染色やZiehl-Neelsen染色で確認することができる[2].
- 第二次世界大戦前後, 日本は高蔓延状況にあり, 死亡原因の第1位だったが, 結核対策により患者数が減少し, 現在は低蔓延国に位置している.
- 結核感染症は, 活動性結核と潜在性結核感染症（latent tuberculosis infection: LTBI）に分類され, 次いで活動性結核は肺結核と肺外結核に分類される. 活動性結核とは活動性の病変が存在し, 治療を要する結核のことを指す. LTBIとは, 結核菌に感染しているが, 症状や活動性の病変はなく, 感染性がない状態である. 診断にあたっては, インターフェロンγ遊離試験（interferon-gamma release assays: IGRA）またはツベルクリン反応検査を実施し感染の有無を確認するとともに, 臨床症状の確認や胸部画像検査などによって, 発病していないことを確認する.

2）潜伏期間

- 数ヵ月～数十年.

3）病態

- 初感染後速やかに発症する一次結核（潜伏期は約4～12週間）と, 初感染から期間をおいて再活性化することで発症する二次結核がある[1,2].
- 免疫能が不十分で菌体を排除できないようであれば, 結核菌は肺胞マクロファージの中で増殖し, 結核性肉芽腫を形成する. それでも結核の増殖がコントロールされない場合は, 肉芽腫は拡大し, 支配域のリンパ節に広がり, リンパ節腫脹を起こす.
- 結核菌による感染の多くは無症候性で, 活性化したマクロファージによって発育や増殖が抑制されるが, 十分な細胞性免疫の応答がなく, また組織修復の際に肺構造の破壊が起こると, 抑制しきれなかった結核菌が発育して血行性に拡散し, 播種性結核菌感染症になる.
- 結核を発症するのは, 曝露から1～2年以内が多く, 特に最初の6～12ヵ月のリスクが最も高い. 約50％が曝露から5年以内の発症である.
- 結核菌に曝露した患者の約90％は宿主の防御機構によって囲い込まれ, その後, 潜在的に何らかのタイミングで発症しうる状態になる（LTBI）. 10～15％の症例で休眠中の結核菌が, 加齢や薬物投与など免疫能低下により再度増殖し, 再活性化が起こりうる.

4）症状[1,2]

- 全身倦怠感，体重減少，発熱，咳嗽，寝汗が初期症状として出現する．進行すると，主として嗄声，血痰を伴う咳嗽，胸痛が出現する．
- 再燃例（二次結核）では，発熱，寝汗，咳嗽，体重減少，全身倦怠感，胸痛，血痰がみられる．
- 2週間以上咳嗽，喀痰が続く患者は結核も念頭に置いた診療が必要である．

2 感染経路と予防策

- 結核菌は通常，飛沫核の空気感染によって伝播するため，空気予防策を行う．
- 排菌のある肺結核患者では咳，くしゃみ，会話によって飛散し，結核菌を含むエアロゾル化した飛沫核は，長時間にわたって環境中に浮遊するため，これを吸入して結核菌が肺胞に到達すると結核感染症となる．
- 肺外結核は，膿瘍からの排液があるような特殊な場合を除けば，一般的には感染性を持たない．

＜感染予防策＞

- 全ての肺結核（特に薬剤耐性結核）患者は，空気予防策が可能な個室に隔離する．感染性を有する患者とは，喀痰の Ziehl-Neelsen 染色で結核菌が陽性の患者と考える．
- 結核の確定例/疑い例では，開放病棟，特に免疫不全者（たとえば HIV 感染者や臓器移植後，担癌患者）の入院している病棟を避け，個室の扉は閉じておく．
- 患者に，咳をするときには口や鼻をティッシュで覆い，咳やくしゃみのときには他人に向けないように咳エチケットの指導をする．使用後のティッシュは医療廃棄物として捨てる必要がある．
- 患者が部屋の外に出る場合は，患者にサージカルマスクを着用してもらう．
- 医療従事者が病室に入る場合は，空気感染対策として N95 マスクを着用する．

3 適応・解除基準[3]

- **適応**:
①肺結核と診断された場合（排菌のない結核性胸膜炎は隔離不要）
②肺結核が疑われる場合
- **解除**:
①肺結核と診断された場合は，以下の全ての基準を満たす場合に，隔離解除ならびに退院可能とする．
  - a）2週間以上の標準的化学療法が実施され，咳，発熱，痰などの臨床症状が消失した．
  - b）8時間以上あけて連続3回採取した喀痰の塗抹検査または培養検査の結果が陰性である．
  - c）患者が治療の継続および感染拡大の防止の重要性を理解し，かつ，退院後の継続および他者への感染の防止が可能である．

②肺結核が疑われる場合は，以下の基準を満たす場合に，隔離解除可能とする．

  a) 喀痰の塗抹検査または培養検査の結果が，8 時間以上あけて連続 3 回陰性である．

  b) 追加された，臨床症状，検査データ，画像検査を総合的に考慮すると，感染性の高い結核の可能性が考えにくい．

MEMO ▶ 3 連痰

> 診断および，肺結核における感染性評価目的に 3 回連続した喀痰を採取する必要がある．「3 連痰」とも呼ばれ，1 日 1 回採取されることが多かった．判断を急ぐ必要がある場合は少なくとも 1 つ早朝の検体があれば 8〜24 時間間隔で採取されていればよいとされ，3 日を要さずに実施することも可能である[4,5]．

4 曝露者の対応

● 医療機関で診療中の患者が結核に罹患していることが明らかになった場合には，表 1 のような対応を行う〔結核菌陽性患者が発生後の対応の流れは図 1[6]を参照．より詳細な対応については，東京都福祉保健局による「医療機関における結核対策の手引（令和 3 年 3 月）」[7]を参考にすることができる〕．

● 患者発生時には，感染症法第 12 条の規定に基づいて肺結核，肺外結核にかかわらず，最寄りの保健所に直ちに届け出る必要があり，接触者への対応（接触者健診を含む）について保健所と緊密な連携をとる．また，接触者健診の詳細については，結核予防会結核研究所のホームページに掲載されている「結核の接触者健康診断の手引き（改訂第 6 版）」を参照する．

● 保健所は，症状があり，かつ蔓延防止のため必要と認められたときは入院の勧告または措置を行い，病原体を保有しなくなるまで，接客業その他の多数の者に接触する業務への就業を制限する．

表1▶ 結核菌陽性患者が発生後の対応の流れ

・結核が診断されたことを本人，家族へ説明する．患者は，必要に応じてサージカルマスクを着用する．
・肺結核の場合は，診断がつき次第，排菌量を減少させるため治療開始する．治療に不慣れな場合は専門機関に相談する．
・院内感染対策委員会に報告する．
・患者の排菌状況を踏まえて，入院先を決定する．
・発生届を保健所に直ちに提出し，接触者健診について保健所と協議する．
・職員，他の患者への感染の可能性および院内の感染源について検討する．
・接触者健診を実施し，必要に応じてその 1〜2 年程度の経過観察を行う．

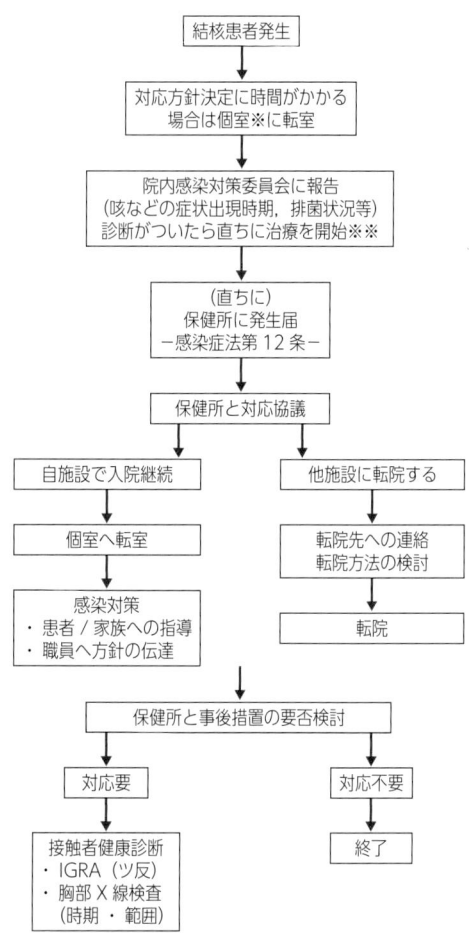

図1▶入院患者から結核菌陽性患者が発生した場合の対応策の流れ
（厚生労働省インフルエンザ等新興再興感染症研究事業「結核の革新的な診断・治療及び対策の強化に関する研究」．結核院内（施設内）感染対策の手引き平成26年版[6]より）

※独立した換気系統を持つ陰圧病室が望ましい．
※※治療に不慣れな場合は，専門機関に相談する．

[参考文献]
1) 日本結核病学会, 編. 結核診療ガイド. 東京: 南江堂; 2018.
2) Association for Professionals in Infection Control and Epidemiology (APIC). The APIC TextOnline. Tuberculosis and other Mycobacteria. Published: October 2, 2014. https://text.apic.org/toc/healthcare-associated-pathogens-and-diseases/tuberculosis-and-other-mycobacteria
3) 厚生労働省. 感染症の予防及び感染症の患者に対する医療に関する法律における結核患者の入退院及び就業制限の取扱いについて. 平成19年9月7日付け健感発第0907001号.
4) Jensen PA, Lambert LA, Iademarco MF, et al; CDC. Guidelines for preventing the transmission of Mycobacterium tuberculosis in health-care settings, 2005. MMWR Recomm Rep. 2005; 54 (RR-17): 1-141.
5) Toman K. Chapter 4. How many bacilli are present in a sputum specimen found positive by smear microscopy? In: Frieden T, editor. Toman's Tuberculosis. Case detection, treatment, and monitoring—questions and answers. 2nd edition. Geneva, Switzerland: World Health Organization; 2004, p.11-3.
6) 厚生労働省インフルエンザ等新興感染症研究事業「結核の革新的な診断・治療及び対策の強化に関する研究」. 結核院内 (施設内) 感染対策の手引き 平成26年版.
7) 東京都福祉保健局. 医療機関における結核対策の手引. 令和3年3月.

〈寺田教彦〉

2. 水痘・帯状疱疹

1 病原体

1）病原体

- 水痘の病原体は，水痘帯状疱疹ウイルス（varicella zoster virus: VZV）である.
- 本邦では冬の終わりから春の始めに多く，10 歳未満の発生が多かったが，2014 年より水痘ワクチンの定期接種が行われ，小児における発生数が減少している[1].
- 水痘に罹患する頻度は小児で高いが，合併症併発率や死亡率は成人か 1 歳未満の乳児が高い[2].

2）潜伏期間

- 潜伏期間は 2〜3 週間（通常は 10〜21 日間）である[3,4].

3）病態

- VZV の初感染時に発症する疾患が水痘である.
- 水痘のウイルス排出は皮疹の出現する 1〜2 日前から始まり，水疱からの排出は痂皮化するまでと考えられており，皮疹の出現 2 日前から出現後 5 日目までが感染可能期間の目安である.
- 初感染後の VZV は，脊髄後根神経節に潜伏感染し，宿主は長期間無症状で経過するが，宿主の加齢を含めた細胞性免疫低下に伴い，VZV が再活性化し帯状疱疹を発症する.
- 帯状疱疹では，皮疹が痂皮化するまではウイルスが排出されるが，痂皮化すれば感染性はないとされる.
- 帯状疱疹のうち発疹が広範囲に広がり，3 つ以上の皮膚分節に及ぶ場合を播種性帯状疱疹と呼ぶ[5].

4）症状

- 水痘は，小児では発疹が初発症状であることが多いが，成人では発疹出現前に 1〜2 日の発熱と全身倦怠感を伴うことがある.
- 帯状疱疹は，神経支配領域に時に疼痛を伴う水疱が集簇して出現する疾患である.
- 帯状疱疹の合併症は，帯状疱疹後神経痛（postherpetic neuralgia: PHN）が有名だが，その他にも視力喪失を含む眼部帯状疱疹，細菌の重複皮膚感染症，Ramsay Hunt 症候群，髄膜炎，肺炎，肝炎，急性網膜壊死などがある.

2 感染経路と予防策

- 水痘の感染経路は，ウイルスを含有した飛沫による感染，飛沫核による空気感染とともに，水疱から排出されたウイルスを介した接触感染がある．帯状疱疹の感染経路は，一般的に皮疹から排出されたウイルスを介した接触感染である.
- 水痘患者の感染対策は，標準予防策に加えて，空気予防策と接触予防策を行う[6].

- 帯状疱疹患者の感染対策は，帯状疱疹患者が免疫能正常者か免疫不全者か，発疹が限局性か播種性かによって異なり，**表1**の通りである[7].
- 免疫不全者の具体的な対象を CDC（米国疾病対策センター）では示していないため，重症の VZV 感染症リスクについて提案している論文[8]を参考に**表2**を作成した.
- 国公立大学附属病院感染対策協議会のガイドラインの場合は，免疫不全者の帯状疱疹は播種性帯状疱疹が除外されるまで，標準予防策に加えて空気予防策と接触予防策を推奨している[6].

表1▶帯状疱疹患者の感染管理

	限局性の帯状疱疹	播種性帯状疱疹
免疫健常者	病変を完全に覆えれば，病変が痂皮化するまで標準予防策を行う.	病変が乾燥して，痂皮化するまで空気予防策および接触予防策を行う.
免疫不全者	播種性帯状疱疹が除外されるまで，空気予防策および接触予防策を行う. 播種性帯状疱疹が除外されれば，病変を完全に覆えれば，病変が痂皮化するまで標準予防策を行う.	

表2▶帯状疱疹患者の感染管理における免疫不全の目安
　　　（Tunbridge, et al.[8]より）

1. 重症複合免疫不全症（SCID）または Wiskott-Aldrich 症候群などの重度の原発性免疫不全症の患者.
2. 悪性疾患に対して免疫抑制化学療法または放射線療法を受け，治療終了後6ヵ月以内の患者.
3. 固形臓器移植後に免疫抑制療法を受けている患者.
4. 骨髄移植を受け，全ての免疫抑制薬投与終了後1年以内，あるいは移植片対宿主病発症後の患者.
5. 高用量の全身性ステロイドを服用している患者.
   例：プレドニゾン換算で 40 mg/日（成人）か 2 mg/kg/日（小児）を 1 週間以上，または 1 mg/kg を 1 ヵ月以上の投与歴．リスクは，治療終了後3ヵ月まで維持される.
6. アザチオプリン，シクロスポリン，メトトレキサート，シクロホスファミドおよびサイトカイン阻害薬などの他の免疫調節薬，および/または慢性的な低用量ステロイド療法を受けている患者.
7. HIV に感染しており，特に CD4 数が 200 細胞/mm^{3}未満の患者.

3 適応・解除基準

● **適応**:
①水痘・播種性帯状疱疹が疑われる，あるいは診断された.
②帯状疱疹が疑われる，あるいは診断された.

● **解除**:
①病変が乾燥して痂皮化するまで.
②免疫健常者か免疫不全者かにより以下の対応を行う.

- 免疫健常者の場合は，病変を完全に覆うことができれば，病変が痂皮になるまで標準予防策を継続する．病変を覆いきることができない場合は，接触予防策を追加する．
- 免疫不全者の場合は，播種性帯状疱疹が除外されるまでは，播種性帯状疱疹に準じた感染対策を行い，播種性帯状疱疹が除外されれば，免疫健常者の帯状疱疹に準じた感染対策を行う．

4 曝露者の対応[7,9]

①曝露者を特定するために，接触者調査を行う．

②曝露者のワクチン接種歴・抗体価を把握する．

(1) 接触者調査で抽出された患者および来院者，外部業者，学生などのワクチン接種歴と既往歴を確認する．

(2) 職員のワクチン接種歴・抗体価を確認する．

(3) 接触者のなかで抗体価が不明の場合で，明確なワクチン接種歴や罹患歴がない者の抗体価測定を行うかを検討する．

③接触者の二次感染予防

- 曝露者のうち，水痘の免疫がない者に対して，接種不適当者でなければ水痘ワクチン接種を勧める．
- 曝露後 3 日以内，遅くとも 5 日以内に水痘ワクチンを接種する（1 回目接触後，年齢にあった間隔をあけて 2 回目のワクチン接種を行う）ことが望ましい．水痘ワクチン接種不適当者などで必要時には本邦では，水痘・帯状疱疹免疫グロブリン（VZIG）が入手できないため，一般の静注用免疫グロブリン製剤（IVIG）の投与も検討する．

④接触者の隔離

(1) 免疫のない患者の曝露者は，全員できるだけ早く退院とする．曝露者のうち，免疫がないが退院することができない患者は，発端患者との接触後 8～21 日目までは隔離する必要がある．IVIG を投与した場合は，隔離は接触後 28 日まで続ける．経過中に発症する場合は，水痘患者に対する感染対策に移行する．

(2) 接触した免疫のない医療従事者は，二次感染を想定する必要がある．最初の曝露後 8 日目から就業を停止し，発症がない場合でも最終曝露後 21 日目まで就業制限をすることを考慮する．

(3) ワクチン接種を 2 回受けている職員が VZV と接触した場合は，曝露後 8～21 日目までの間，毎日健康観察を行う．もし，発熱，頭痛その他身体症状や皮疹などが出現する場合は，医師の診察を受ける．

(4) ワクチン接種を 1 回のみ受けている職員が VZV に接触した場合は，曝露後 3 日以内，遅くとも 5 日以内に水痘単独ワクチンを用いて 2 回目の接種を行うことが望ましい．ただし，1 回目の接種から 4 週間以上の間隔をあけて行う．

JCOPY 498-02148

[参考文献]

1) 国立感染症研究所. 水痘ワクチン定期接種後の水痘発生動向の変化～感染症発生動向調査より・2021年第26週時点～. 2021年9月1日現在 (掲載日: 2022年1月13日). https://www.niid.go.jp/niid/ja/varicella-m/varicella-idwrs/10892-varicella-20220113.html

2) Preblud SR. Age-specific risks of varicella complications. Pediatrics. 1981; 68: 14-7.

3) Centers for Disease Control and Prevention (CDC). Chickenpox (varicella). Last reviewed: October 21, 2022. https://www.cdc.gov/chickenpox/hcp/index.html

4) Association for Professionals in Infection Control and Epidemiology (APIC). The APIC Text Online. Herpes virus. Published: October 2, 2014. https://text.apic.org/toc/healthcare-associated-pathogens-and-diseases/herpes-virus?token=0BFDC6B3948F483F

5) Centers for Disease Control and Prevention (CDC). Shingles (herpes zoster) —Clinical overview. Last reviewed: May 10, 2023. https://www.cdc.gov/shingles/hcp/clinical-overview.html#print

6) 国公立大学附属病院感染対策協議会. 病院感染対策ガイドライン2018年版 (2020年3月増補版). 第2章 隔離予防策. 東京: じほう; 2020. p.37, 39.

7) Centers for Disease Control and Prevention (CDC). Shingles (herpes zoster) —Preventing varicella-zoster virus (VZV) transmission from herpes zoster in healthcare settings. Last reviewed: May 10, 2023. https://www.cdc.gov/shingles/hcp/hc-settings.html

8) Tunbridge AJ, Breuer J, Jeffery KJ; British Infection Society. Chickenpox in adults- clinical management. J Infect. 2008; 57: 95-102.

9) 国公立大学附属病院感染対策協議会. 病院感染対策ガイドライン2018年版 (2020年3月増補版). 第3章 病原体別感染対策. 東京: じほう; 2020. p.76-77.

〈寺田教彦〉

3. 麻疹

1 病原体

1）病原体

- 麻疹は，パラミクソウイルス科（*Paramyxoviridae*），モルビリウイルス属（*Morbillivirus*）に属するマイナス鎖の一本鎖 RNA ゲノムを持つ麻疹ウイルスによる感染症である[1]．
- 本邦は 2015 年 3 月 27 日以降，麻疹排除状態であることが世界保健機関西太平洋地域事務局により認定されている．しかし，海外からの輸入例と，輸入例からの感染事例は認められており，特に海外渡航後の発熱患者では鑑別疾患として検討する必要がある[2]．
- 本邦では，麻疹は感染症法上の全数報告対象疾患（5 類感染症）で，診断した医師は直ちに届出を行う必要がある[3]．また，麻疹と臨床診断した場合は，速やかに管轄の保健所に届け出るとともに，麻疹ウイルス遺伝子検査のための 3 点セット（EDTA 血，咽頭拭い液，尿）の提出を相談し，確定診断をする[4]．

2）潜伏期間

- 麻疹の潜伏期間は約 10〜12 日である[4]．

3）病態

- 麻疹ウイルスに対する免疫を持たない者が麻疹ウイルスに感染すると，典型的には前駆期（カタル期），発疹期，回復期の経過をたどるが，麻疹ウイルスに対する免疫が不十分な者が感染すると修飾麻疹を呈する．
- 修飾麻疹は，典型的な麻疹の症状を示さず軽度で，感染力も麻疹と比較すると弱い．麻疹ウイルスに対する免疫が不十分な場合（例：母胎からの移行抗体を持つ乳児や，麻疹含有ワクチンによって誘導された免疫が不十分な場合，麻疹ウイルスに曝露された後にヒト免疫グロブリンを投与された場合など）に修飾麻疹となり，潜伏期間も 14 日以上になることがある．
- 麻疹患者と接触した者が麻疹を発症するリスクのある期間は，麻疹発症の判断が難しい場合や，修飾麻疹では潜伏期間が伸びる場合があることから，一般的には，接触後 5 日〜3 週間（免疫グロブリン製剤を投与した場合は 4 週間まで）は発症する可能性があると考えて対応すべきである[4]．

4）症状

- 麻疹ウイルスに対する免疫を持たない者が麻疹ウイルスに感染した場合の臨床症状は，以下の①前駆期，②発疹期，③回復期を呈する．

> **①前駆期（カタル期）**
> 感染後に潜伏期 10〜12 日を経て発症する．38℃前後の発熱が 2〜4 日間続き，倦怠感を伴い，上気道炎症状（咳嗽，鼻漏，咽頭痛）と結膜炎症状（結膜充血，眼脂，羞明）が現れ，次第に増強する．乳幼児では 8〜30％に消化器症状として下痢，腹痛を伴う[5,6]．発疹出現の 1〜2 日前頃に頬粘膜の臼歯対面に，やや隆起し紅暈に囲

まれた約 1 mm 径の白色小斑点（コプリック斑）が出現し，発疹出現後 2 日目の終わりまでに急速に消失する．

②発疹期

カタル期での発熱が 1℃程度下降した後，半日くらいのうちに再び高熱となり，特有の発疹が耳後部，頸部，前額部より出現し，翌日には顔面，体幹部，上腕に及び，2 日後には四肢末端に及ぶ．発疹が全身に広がるまで，高熱が 3〜4 日間続く．発疹ははじめ鮮紅色扁平だが，まもなく皮膚面より隆起し，融合して不整形斑状となる．発疹は次いで暗赤色となり，出現順序に従って退色する．

③回復期

発疹出現後 3〜4 日間続いた発熱も回復期に入ると解熱し，全身状態，活力が改善してくる．発疹は退色し，色素沈着がしばらく残り，わずかの粃糠様落屑がある．カタル症状も次第に軽快する．合併症のないかぎり 7〜10 日後には回復する．

- 合併症としては，肺炎や中枢神経系合併症，中耳炎，クループ症候群，心筋炎，亜急性硬化性全脳炎（subacute sclerosing panencephalitis: SSPE）などが知られる[1]．

- 患者の気道からのウイルス分離は，前駆期の発熱時に始まり，第 5〜6 発疹日以後（発疹の色素沈着以後）は検出されない．この間に感染力を持つことになるが，前駆期が最も強い．

2 感染経路と予防策

- 感染経路は，CDC（米国疾病対策センター）は空気感染および飛沫感染の経路[7]，国立感染症研究所は，空気感染，飛沫感染，接触感染の 3 つの感染経路を指摘している[8]．

- CDC[9]および国公立大学附属病院感染対策協議会のガイドライン[10]では，空気予防策＋標準予防策が推奨されており，感染力の高さや罹患した際の重症度も考えると，ワクチン接種歴や抗体価のある職員でも空気予防策を行うことが望ましい．

- 具体的には，入院中の患者に麻疹を疑う症状が認められた場合，速やかに個室（可能ならば陰圧室）管理体制とする．麻疹ウイルスに対する抗体陽性が確認されている者，あるいは麻疹含有ワクチンの 1 歳以上での 2 回接種が記録により確認されている者以外の接触を禁止する．

3 適応・解除基準[4]

- **適応**: 麻疹と確定診断された，あるいは麻疹が疑われた患者．
- **解除**: 解熱後 3 日間を経過するまで，あるいは麻疹が否定されるまで．なお，発熱がない修飾麻疹の場合は発疹出現後 5 日を経過するまで．
  - ※ CDC では，発疹が出現してから 4 日間は感染対策を行い，免疫力低下患者では罹病期間中は隔離継続することを推奨しており[7]，施設基準に合わせた対策に従う．

● 麻疹の曝露者とは，本邦のガイドライン[4]では感染可能期間内〔麻疹発症（発熱，カタル症状，発疹のいずれかが初めて出現した日）の1日前から解熱後3日を経過するまで．なお，発熱がない修飾麻疹の場合は発疹出現後5日を経過するまで〕の麻疹患者と直接接触した者，飛沫感染可能な範囲内（患者から2m以内）で患者の咳，くしゃみ，もしくは会話などによって飛沫を浴びた可能性のある者，さらには患者から離れていても同一の時間（麻疹ウイルスは，いったん空気中に出ると，その生存期間は2時間以下と考えられている）に空間（麻疹患者が行動した院内，行動した病棟内，行動した階全体，空調が共通の空間全てを含む）を共有した者，と定義される．

● 修飾麻疹者の場合は，典型的な麻疹患者に比較して感染力は弱く，麻疹患者と直接接触した者，飛沫感染可能な範囲内（患者から2m以内）で患者の咳，くしゃみ，もしくは会話などによって飛沫を浴びた可能性のある者，が該当する．

＜曝露者（接触者）調査＞

● 医療機関の職員（事務職員らを含む）・実習生，入院・外来患者，付き添い者，面会者の調査は，医療機関が主体となって保健所とともに対応を検討する．それ以外の接触者（出入り業者や特定が困難であった場合）については，主に保健所が主体となって対応を検討するため，医療機関はそれに協力する．

● 当該患者発症後4週間は，当該医療機関の職員（事務職員らを含む）・実習生，患者，付き添い者，面会者，出入り業者を含め，麻疹を疑う症状が認められる患者がいないかどうかについて厳重に観察する．職員で欠勤者がいる場合は，欠勤理由が麻疹を疑う症状かどうかについて，速やかに把握する．

● 具体的な対応は以下となる．

①接触者リスト作成とワクチン接種歴・抗体価の確認

　(1) リスト対象者は，麻疹の曝露者の定義を満たす，医療機関の職員（事務職員らを含む）・実習生，入院・外来患者，付き添い者，面会者，業者である．

　(2) 接触者リストは，氏名，属性，カルテID番号，麻疹ワクチン接種歴や感染歴の有無，抗体価がわかるように作成する．ワクチン接種歴が不足しているか，ワクチン接種歴や抗体価が不明の場合は血液検査（抗体価の確認）を速やかに行う．

②二次感染予防[7,8]

　(1) 抗体価の不足している接触者（**表1**）[11]に対して，麻疹患者と接触後72時間以内であれば緊急予防接種による発症を予防できる可能性がある．<u>予防接種不適当者でないことを確認した上で</u>，大至急麻疹含有ワクチン〔原則，麻疹風疹混合（MR）ワクチンを選択〕の接種を検討する．麻疹の罹患歴が検査診断により確認されている者，麻疹含有ワクチンを1歳以上で2回接種していることが記録により確認されている者については，発症予防策は不要である．

表1▶麻疹抗体価と必要予防接種回数（予防接種の記録がない場合）

あと2回の 予防接種を要する	あと1回の 予防接種を要する	今すぐの 予防接種は不要
EIA法（IgG） 2.0未満 PA法 1：16未満 中和法 1：4未満	EIA法（IgG） 2.0以上16.0未満 PA法 1：16,1：32, 1：64, 1：128 中和法 1：4	EIA法（IgG） 16.0以上 PA法 1：256以上 中和法 1：8以上

(2) 妊娠，免疫抑制状態にある者で，ワクチン接種不適当者に該当するためにワクチン接種ができない場合，曝露から6日以内であれば，ヒト免疫グロブリン製剤（※）の注射により発症を予防できる可能性がある．投与する場合は，血液製剤であることを考慮の上，罹患するリスクと血液製剤によるリスクについて，十分に検討する必要がある．

（※）米国のAPIC（Advisory Committee on Immunization Practices）の記載を参考にすると[12]，静注用免疫グロブリン製剤の投与がより推奨されるが，本邦で麻疹の保険適用のは筋注用免疫グロブリン製剤のみなので，静注用免疫グロブリン製剤を投与する場合は，被投与者に十分説明する必要がある．

③接触者対応

(1) 抗体価が不足していた患者については，発症する可能性のある期間（曝露から5〜21日間，ヒト免疫グロブリン製剤を投与した場合は本邦のガイドラインでは，4週間）は，感受性者と接触しない体制（原則は個室隔離）を講じた上で，麻疹を疑わせる症状について，毎日注意深く観察し，毎朝・毎晩の検温を徹底する．

(2) ワクチン接種回数と抗体価が不足していた医療従事者は，ワクチン接種の有無にかかわらず，発症していない場合でも，曝露後5日〜最終接種後21日は就業停止を考慮する．

(3) 発症した職員は，発疹が出現してから4日間は就業停止する．

（※）学校の場合は，学校保健安全法における取り扱いに従い，基本的には解熱した後3日を経過するまで出席停止とされている[13]．

[参考文献]

1) Hübschen JM, Gouandjika-Vasilache I, Dina J. Measles. Lancet. 2022; 399: 678-90.
2) 厚生労働省．麻しんについて．https://www.mhlw.go.jp/seisakunitsuite/bunya/kenkou_iryou/kenkou/kekkaku-kansenshou/measles/index.html
3) 厚生労働省．感染症法に基づく医師の届出のお願い．https://www.mhlw.go.jp/stf/seisakunitsuite/bunya/kenkou_iryou/kenkou/kekkaku-kansenshou/kekkaku-/01.html#list06
4) 国立感染症研究所感染症疫学センター．医療機関での麻疹対応ガイドライン第七版．平成30年5月．
5) Centers for Disease Control and Prevention (CDC). Epidemiology and

147

prevention of vaccine-preventable diseases. Chapter13. Measles. 14th edition. 2021. https://www.cdc.gov/vaccines/pubs/pinkbook/meas.html

6) American Academy of Pediatrics. Measles. In: Kimberlin DW, Barnett ED, Lynfield R, et al. (editors). Red Book: 2021-2024 Report of the Committee on Infectious Diseases, 32nd edition. Itasca, IL: American Academy of Pediatrics; 2021. p.503-19.

7) Centers for Disease Control and Prevention (CDC). Measles (rubeola). For healthcare providers. https://www.cdc.gov/measles/hcp/index.html

8) 国立感染症研究所. 麻疹とは. 2017年6月7日改訂. https://www.niid.go.jp/niid/ja/kansennohanashi/518-measles.html

9) Centers for Disease Control and Prevention (CDC). Infection control. Interim infection prevention and control recommendations for measles in healthcare settings. https://www.cdc.gov/infectioncontrol/guidelines/measles/index.html

10) 国公立大学附属病院感染対策協議会. 病院感染対策ガイドライン2018年版 (2020年3月増補版). 第2章 隔離予防策. 東京: じほう; 2020. p.45.

11) 日本環境感染学会. 医療関係者のためのワクチンガイドライン第3版. 環境感染誌. 2020; 35 (Supplement Ⅱ).

12) Centers for Disease Control and Prevention (CDC). Prevention of measles, rubella, congenital rubella syndrome, and mumps, 2013: summary recommendations of the Advisory Committee on Immunization Practices (ACIP). https://www.cdc.gov/mmwr/pdf/rr/rr6204.pdf

13) 国立感染症研究所感染症疫学センター. 学校における麻しん対策ガイドライン第2版. 平成30年2月作成.

〈寺田教彦〉

JCOPY 498-02148

1. クロイツフェルト・ヤコブ病

1 病原体

1) 病原体

- プリオン病は'感性'因子プリオンが原因である疾患の総称で，種の壁を越えて伝達しうる人畜共通感染症であり，年間人口100万人あたり約1〜2人が罹患する極稀な神経疾患である．現時点で有効な治療法はなく致死的である．

- ヒトが罹患するプリオン病の代表的疾患がクロイツフェルト・ヤコブ病（Creutzfeldt-Jakob disease: CJD）であり，ヒトプリオン病はプリオンの由来により，①孤発性プリオン病［孤発性CJD］（プリオンの由来が不明），②遺伝性プリオン病［PrP遺伝子（PRNP）変異によるプリオン病］，③獲得性プリオン病（プリオンに曝露した病歴が明瞭である）に大別される．

- CJDは，感染症法に基づく医師および獣医師の届出を要する5類感染症である．届出に必要な要件として，除外を要する鑑別疾患が記載されている[1]．

2) 病態

- プリオンは感染性の蛋白粒子と定義されている．病原体自身が核酸を有して宿主の中で増殖する細菌やウイルスとは異なり，感染宿主の正常なプリオン蛋白質が，アミノ酸の一次構造は変わらずに高次構造が変化することで増殖する．これは，感染源となるプリオンを鋳型として宿主の正常なプリオン蛋白質の高次構造が異常なプリオン蛋白質に変換・増殖する現象と考えられている[2]．

3) 症状

- 前述のプリオンの由来に基づいた3つの分類ごとに示す．

①孤発性プリオン病: 日本のサーベイランスではCJDの76.8%を占める．初老期（平均64歳）に発症し，認知症，ミオクローヌス，小脳症状，視覚異常，錐体路・錐体外路徴候を示す．発症から数ヵ月以内に無動性無言に至り，平均15.8ヵ月で死亡する．

②遺伝性プリオン病: 基本的に常染色体顕性（優性）遺伝を示す．多くの変異が知られているが，日本ではV180I変異，E200K変異，M232R変異，P102L変異が多く，変異により症状や経過が異なる．

③獲得型プリオン病: 医療行為を介して伝達した医原性CJDや，変異型CJD（variant CJD: vCJD）が含まれる．医原性CJDはわが国の報告では脳硬膜移植例で，アルカリ処理をしていなかったドイツ製のヒト屍体由来の乾燥硬膜の使用例が多い．vCJDは1996年に英国で初めて確認され，牛海綿状脳症プリオンで汚染された食品の経口摂取によりヒトに伝達したと考えられている．発症年齢は平均29歳と若年で，初期に

は抑うつ，焦燥，不安，不眠，錯乱，興奮，性格変化，異常行動，記憶障害などの精神症状が中心だが，進行すると失調症状を認めるようになる。

2 感染経路と予防策

- CJDなどのプリオン病は，非侵襲的医療行為や日常的な接触では感染を起こさないため，標準予防策でよい。
- 侵襲的医療行為を行う場合は注意が必要[3]であり，針刺しや体液曝露をしないように十分注意する。また，侵襲的医療行為に使用する器具はなるべくディスポーザブルの物品を使用し，プリオン病患者に使用した器具は次の患者に再利用しないようにする[4]。
- 過去の報告では，成長ホルモン，人工硬膜，罹患した患者から提供された角膜移植片の移植，輸血などヒト由来のリソースから伝播し発症したことが報告されている[4]。

3 クロイツフェルト・ヤコブ病（疑い患者を含む）への対応

1）日常対応

- 日常のケアに関しては一般的な標準予防策で十分である（表1）。看護や介護スタッフによる日常的な接触では伝播はしない[4]。
- 髄液採取，手術などの体液曝露の可能性がある手技を行う場合はアイシールドやゴーグルを使用する。髄液検査時は，圧棒，針，スピッツなどの使用する器具はディスポーザブルのものを使用し，検体提出の際にはCJDの可能性があることを検査部に事前に連絡する。
- 針刺しや切創では，経験的に2％次亜塩素酸ナトリウムで創部を消毒する方法がとられている。次亜塩素酸ナトリウムが速やかに入手できない場合は，石鹸と流水でよく洗う。体液による眼球の飛沫汚染に関しては，水道水や生理食塩水での洗浄を頻回に行う（表2）。

表1▶日常的なケアにおける感染対策

環境整備	個室隔離の必要はなく，面会もプリオン病を理由に制限する必要はない。血液や体液などの汚染部位は，ペーパータオルで血液などを拭き取り，その後2％次亜塩素酸ナトリウム液を使用して清拭消毒する。
食事や食器，シャワー・浴室などの衛生面	一般患者と同様でよい。
便や尿などの排泄処理や医療廃棄物の対応	一般患者と同様でよい。
リネン	血液・体液などで汚染がないリネン類は通常の洗濯でよい。血液・体液などで汚染されたリネン類などは，廃棄可能なものは廃棄し，廃棄不可能なものは2％次亜塩素酸ナトリウムに2時間浸した後に洗濯する。

表2▶プリオン病患者の処置に関連し医療従事者に生じた針刺し・切創における対応（プリオン病のサーベイランスと感染予防に関する調査研究班・日本神経学会．プリオン病感染予防ガイドライン 2020[4]より）

針刺し，切創
1. 針刺し部位を，2%次亜塩素酸ナトリウムに 30 分浸す．10 分ごとに液を交換する．
2. 創を石鹸と流水でよく洗う．手洗いブラシなど，皮膚に創がつく可能性のあるもので強くこすらない．
3. 感染対策室などの定められた部署へ報告する．
体液の眼球などへの飛沫汚染
1. 眼に飛散した場合，口腔内に飛散した場合は，直ちに水道水や生理食塩水で洗浄を頻回に行う．次亜塩素酸ナトリウムは，眼球，口腔内などの粘膜には使用できない．
2. 感染対策室などの定められた部署へ報告する．

2）手術/剖検・病理標本作成時の対応[4]

● 手術時の対応は，通常の手術同様に，標準予防策を実施する．

● 手術では可能な限り単回使用器材を用いることが強く推奨される．使用可能な古い器機を用いて，手術終了後に廃棄焼却するのも良い方法である．

● ハイリスク手技（MEMO「プリオン病ハイリスク手技とは」参照）の手術は全てプリオン感染の可能性があると考える．再使用する器機を再生処理するときには，プリオンの不活化が確立された方法を用いることが強く推奨される．

● プリオン病患者の頭部を中心とする病理解剖は，「プリオン病の剖検マニュアル（第 2 版）」を遵守することで特別な施設でなくても可能である．

● 病理解剖後の組織標本作成に関しては，異常プリオン蛋白質の不活化の手順，特別な免疫染色が必要となるので，普段プリオン病の病理診断を行っていない施設では，上記マニュアルにある専門施設に依頼することが望ましい．

MEMO ▶プリオン病ハイリスク手技とは[4]

プリオン病ハイリスク手技とは，プリオン病の感染性が高いハイリスク組織を扱う手技であり，診療科ごとに以下のような手術が該当する．

〈脳神経外科〉
・硬膜切開あるいは穿刺を行う手術
・下垂体あるいは松果体に触れる手技を含む手術
・脳神経節および周囲の組織に触れる手技を含む手術
・髄液が漏出する手技を行う手術
・脳生検術

〈整形外科〉
・硬膜切開あるいは穿刺を行う手術
・脊髄後根神経節を包む周囲組織を切開して神経節自体に接触する

手術[5]

・髄液が漏出する手技を行う手術

〈眼科〉

・視神経あるいは網膜に触れる手技を含む手術

・眼球または眼窩内容に触れる手技を含む手術

・眼球摘出術や義眼台充填術

・角膜移植術

〈耳鼻科〉

・嗅神経周囲の粘膜に及ぶ手術 など

4 プリオン病インシデント事例とその対応[4]

1）プリオン病インシデント事例

● プリオン病のインシデントとは，①プリオン病ハイリスク手技が行われた症例のうち，②ある一定期間内（孤発性プリオン病なら術後1年，遺伝性プリオン病では術後2年後）にプリオン病の診断がされ，かつ，③その際の手術で使用した手術器機の洗浄・滅菌対策（MEMO「プリオン失活の方法」参照）が，「プリオン病感染予防ガイドライン 2020」に準拠する方法で行われなかったものを指す.

● プリオン病のインシデント事例が発生した場合は，手術に伴う伝播が生じた可能性があるため，次に示す「2）プリオン病インシデント事例への対応」を行う.

2）プリオン病インシデント事例への対応[4]

● ガイドラインに準拠していなかった手術器機などを介したプリオン病二次感染リスクを有する可能性のある患者を，「プリオン病感染予防ガイドライン 2020」では，「リスク保有可能性者」と呼び，当該手術後に同一器械を使用された連続 10 症例までを「リスク保有可能性者」であると定義している.

● 同定されたリスク保有可能性者に対しては，手術を実施した医療機関が，プリオン病インシデント委員会の助言のもとで，プリオン病感染のリスクの程度と感染予防のための留意事項について本人に告知するとともに，10 年間の経過観察を行うことが求められる.

● 経過観察の内容は，基本的診察で十分と考えられており，プリオン病を疑わせる症状を有する場合は，必要に応じ脳波，髄液検査，MRI 検査などを行う.

MEMO ▶ プリオン失活の方法[4]

プリオン対策では，単回使用器材（single use devices: SUDs）や古い器機を用いて手術を行い，使用後に廃棄焼却することが望ましいが，再使用が必要な器機もある．器機を再使用するためには以下の方法がある.

①十分な洗浄を行って器械表面に付着したプリオンを物理的に除去する.

②ウォッシャーディスインフェクター（washer-disinfectors: WDs）を用いて高温アルカリ洗浄を行うと十分な洗浄を行えるだけでなく，プリオンの化学的性質を変化させて感染力を低下させ

JCOPY 498-02148

ることができる（destabilization effects）.

③耐熱性かつ耐アルカリ性，そして，洗浄液に全体を浸漬できる器械にはWDsによる高温アルカリ洗浄を行う.

④耐熱性の手術器械には，真空脱気プレバキューム高圧蒸気滅菌器（オートクレーブ）［prevacuum autoclaves］を用いる.

⑤非耐熱性の手術器械には，適切な洗浄液で十分な洗浄を行った後に，過酸化水素低温ガスプラズマ滅菌を行う. ただし，使用する機種ごとに，プリオン不活性化の効果が確認された滅菌プログラムを用いる.

手術室におけるプリオン対策のチーム医療体制を構築することは重要であり，術後に初めてプリオン病の存在が判明しても，問題のない器機の再生処理方法を日頃から行うべきである.

[参考文献]

1) 厚生労働省. 感染症法に基づく医師の届出のお願い. https://www.mhlw.go.jp/stf/seisakunitsuite/bunya/kenkou_iryou/kenkou/kekkaku-kansenshou/kekkaku-kansenshou11/01.html#list06
2) 厚生労働科学研究費補助金 難治性疾患政策研究事業「プリオン病及び遅発性ウイルス感染症に関する調査研究班」，厚生労働行政推進調査事業費補助金 難治性疾患政策研究事業「プリオン病のサーベイランスと感染予防に関する調査研究班」，編. プリオン病診療ガイドライン2020. 2020年3月23日.
3) World Health Organization (WHO). WHO Tables on Tissue Infectivity Distribution in Transmissible Spongiform Encephalopathies. Updated 2010. https://www.who.int/publications/m/item/WHO-EMP-QSM-2010.1
4) プリオン病のサーベイランスと感染予防に関する調査研究班・日本神経学会, 監修. プリオン病感染予防ガイドライン2020.
5) 日本脊椎脊髄病学会安全医療推進委員会，日本整形外科学会安全医療推進・感染対策委員会，骨・感染術後感染予防ガイドライン策定委員会，プリオン病感染予防ガイドライン2020作成委員，プリオン病感染予防ガイドライン（2020年版）ハイリスク手術手技の解釈について. 2022年4月1日. https://www.joa.or.jp/media/comment/pdf/prion_disease.pdf

〈寺田教彦〉

2. 感染経路が特定できていない新興感染症への対応

1 新興感染症とは[1]

1）はじめに

- 新興感染症（emerging infectious diseases: EIDs）は，新型コロナウイルス感染症（COVID-19）のように，最近新しく認知され，局地的にあるいは国際的に公衆衛生上の問題となる感染症である.
- 一方で，再興感染症（re-emerging infectious diseases: REIDs）は，マラリアや結核のように，以前から存在していたが，発生率や地理的範囲が急速に拡大している感染症である.
- 表1に示すように，近年，日本を含め世界中で様々な新興再興感染症の流行が報告されている.

表1▶ 2000年以降の主な新興再興感染症

流行した年	新興再興感染症	流行した主な国・地域
2004	SARS（重症急性呼吸器症候群）	中国，台湾，シンガポールなど
2009	H1N1インフルエンザ	メキシコから世界中へ
2012	MERS（中東呼吸器症候群）	中東
2012	SFTS（重症熱性血小板減少症候群）	日本，韓国
2012	H7N9インフルエンザ	中国
2013	チクングニア熱	中南米
2014	エボラウイルス病	ギニア，シエラレオネ，リベリアなど
2014	H5N6インフルエンザ	中国
2014	デング熱	日本
2015	MERS（中東呼吸器症候群）	韓国（院内感染）
2015	ジカウイルス感染症	中南米
2017	ペスト	マダガスカル
2019	COVID-19	中国から世界中へ
2022	エムポックス	世界中

2）新興感染症が出現する要因

- 新興感染症が出現する要因として，人口増加，ワクチン未接種などの人の感受性の問題，貧困，生態系の変化，天候・気候の変化，経済発展，科学技術や産業の発達，旅行者の増加などが指摘されており，対策にはワンヘルスのアプローチが必要とされる[2].
- 現在は，いつ国内に新たな新興感染症が発生してもおかしくない状況であり，特に医療従事者は感染のハイリスク群にもなりうる. 新興感染症の疾患の特徴や感染経路・感染対策について知り，適切な感染対策を行

154

うことが院内に感染拡大を防ぐと同時に自身を守ることにもつながる.

3) 新興感染症が拡大するフェーズ

● 日本が新興感染症の発端とならない限り, 一般的に, 海外発生期 (国内症例なし), 国内発生初期 (輸入例のみ), 国内感染拡大期 (国内で院内感染や市中感染) のフェーズで感染は拡大していく (図1).

● 新興感染症の発生極初期には, 疾患の特徴や感染経路・感染対策が世界的にも不明であるが, 日本国内で感染拡大するまでの間に情報を収集し, 適切な感染対策の準備を行うことが大切である.

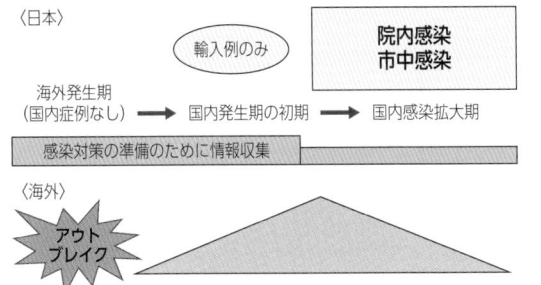

図1▶一般的な新興感染症の拡大フェーズ

---

2 新興感染症における感染対策

1) 医療現場における感染症対策の目的

● 新興感染症に限らず, 医療現場における感染症対策の目的は, 患者・家族を感染から守る, 職員を感染から守る, 医療資源を適正使用する, 医療の質を改善する, などになる.

● 感染対策担当者だけではなく, 医療機関で働く全ての人が基本的な感染対策を理解し, 実践することが大切である.

2) 感染対策の概要

● 新興感染症はいつ発生するかわからないので, 事前の備えが大切である. 新興感染症における感染対策の概要を表2に示す. これらの感染対策を, 海外発生期 (国内症例なし), 国内発生初期 (輸入例のみ), 国内感染拡大期 (国内で院内感染や市中感染) のフェーズに分けて行う.

● 国内発生初期までは感染対策チームが主体で病院幹部と連携して方針を決定することが可能であるが, 国内感染拡大期になると, 感染対策チームだけではなく, 医療機関全体での取り組みが求められる.

3) 具体的な感染対策

● 新興再興感染症における具体的な感染対策で重要なことは, 基本的な対策を確実に行うことである.

● 感染対策の基本として, 全ての患者に標準予防策 (standard precau-

表2▶新興感染症における感染対策の概要

医療体制の整備
・病院の方針の決定と周知
具体的な対策（マニュアル）の計画と周知
・搬送経路 ・防護具（PPE）の着脱とゾーニング ・病院職員の健康管理 ・情報共有

tions) が適用される．これに加え患者に関係している病原体別に指定された感染経路別予防策（transmission-based precautions）を併せて適用する（図2）.

● 感染経路別予防策は，空気予防策（airborne precautions），飛沫予防策（droplet precautions），接触予防策（contact precautions）の3つに分けられ，それぞれ標準予防策に追加して用いられる．複数の感染経路を持つ病原体には，複数の感染経路別予防策を併用する．

● 情報が不足している新興再興感染症の発生初期においては，ややオーバーな感染対策を実施する場合もあるが仕方ない.

● 感染経路や適切な感染対策に関する情報が明らかになっていく過程で感染対策を弱めていく.

● 特に無症状病原体保有者や，発症前の感染の可能性について留意しておく.

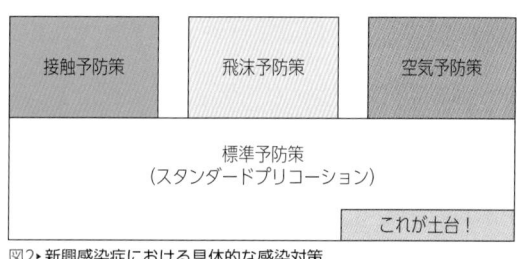

図2▶新興感染症における具体的な感染対策

3 新興感染症の情報収集

● 日本国内で感染拡大するまでの間に，情報を収集し適切な感染対策の準備を行うことが大切である.

● 具体的には，WHO，米国CDC，ECDC，GOV-UK といった公的機関から発出される新興感染症のリスクアセスメントや感染対策に関するガイダンスや，論文情報を確認する.

● 世界における感染症のアウトブレイク情報を発信しており無料で活用で

きるウェブサイトやメーリングリストである．CIDRAP[3]，Health-Map[4]，ProMED[5]なども活用する．

● 現代は SNS を通じた情報収集も必要であるが，その場合は情報のリソースに注意を行い，不確かな情報であるインフォデミックには注意しなければならない．

[参考文献]

1) GOV. UK. Guidance—emerging infections: how and why they arise. Updated: 5 January 2023. https://www.gov.uk/government/publications/emerging-infections-characteristics-epidemiology-and-global-distribution/emerging-infections-how-and-why-they-arise#emerging-infections-in-humans-between-2003-and-2022（Accessed 2023/7/17）

2) Spernovasilis N, Tsiodras S, Poulakou G. Emerging and re-emerging infectious diseases: humankind's companions and competitors. Microorganisms. 2022; 10: 98.

3) University of Minnesota. Center for Infectious Disease Research and Policy（CIDRAP）. https://www.cidrap.umn.edu/（Accessed 2023/7/17）

4) HealthMap. https://www.healthmap.org/en/（Accessed 2023/7/17）

5) International Society for Infectious Diseases. ProMed. https://promedmail.org/（Accessed 2023/7/17）

〈石金正裕〉

3. HIV 感染症

1 病原体

1）病原体
- HIV（human immunodeficiency virus）は RNA ウイルスの一種で HIV-1 と HIV-2 に分かれる．HIV-2 は日本では稀である．
- CD4 陽性 T 細胞に侵入，長い潜伏期の後に CD4 陽性 T 細胞を破壊し免疫不全状態を引き起こす．HIV による後天性免疫不全症候群を acquired immunodeficiency syndrome（AIDS）と呼ぶ．

2）自然経過と症状（図 1）
- 無治療では感染初期，無症候期，AIDS 発症期の経過をたどる[2]．
  - ①感染初期: HIV は初感染後急激に増殖する．発熱，倦怠感，リンパ節腫脹，発疹など非特異的な症状がみられることがある．
  - ②無症候期: ウイルスが体内で増加するが，免疫が維持されている間は無症状の期間が数年以上続く．
  - ③AIDS 発症期: ウイルスの増殖と宿主の免疫のバランスが崩れ，免疫不全の状態となり様々な感染症や悪性腫瘍が発生する．

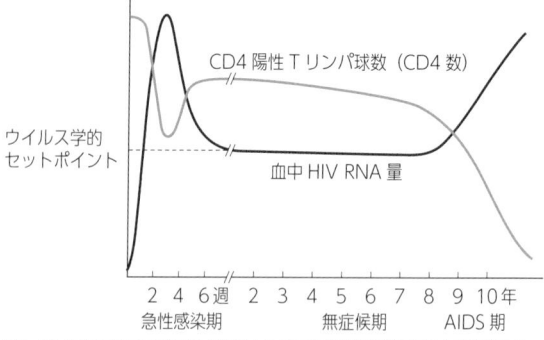

図1▶HIV 感染症の自然経過（令和 4 年度厚生労働行政推進調査事業費補助金エイズ対策政策研究事業 HIV 感染症および血友病におけるチーム医療の構築と医療水準の向上を目指した研究班．抗 HIV 治療ガイドライン．2023 年 3 月[1]より）

3）病態把握の指標
- ①CD4 陽性リンパ球数＝宿主の免疫の指標．白血球の中の CD4 陽性リンパ球数であり，患者の免疫力を反映する．健常人の CD4 陽性リンパ球数は 500〜1,000/μL であり，ウイルスにより 200/μL 未満となると各種の日和見疾患が発生しやすくなる．
- ②血中ウイルス量（HIV-RNA 量）＝感染力と治療効果判定の指標．検出限

界以下となっても体内からウイルスが消失したことにはならないが，感染リスクは著明に減少．

2 感染経路と予防策

- 性交渉，輸血，母子感染などがあるが医療現場は採血など血液検体を取り扱う場面での感染が問題となる．標準予防策を行う．
- 「針刺し・切創・体液曝露防止対策」（第6章）を参考にする．
- 手術時も標準予防策でよく特別な対応は不要である．

3 曝露者の対応

- 職業上曝露が発生した場合は予防内服を開始することが望ましい．別項の「病原体別 針刺し・切創・体液曝露後の対応」（第6章）を参考にする．

4 スクリーニング検査

1）検査の流れ[3]

- スクリーニング検査，確認検査の順で検査を進める（図2）．
- 抗原抗体同時検査法が感度・特異度ともに高く，スクリーニング検査として推奨される．
- スクリーニング検査が陽性・判定保留の場合は確認検査としてイムノクロマト法を原理とする HIV-1/2 抗体確認検査と HIV-1 核酸増幅検査を行う．
- 抗原抗体同時検査法のウインドウ期（初期の偽陰性）は約13〜42日であり，感染リスクがある場合は時間をあけて再検査する．

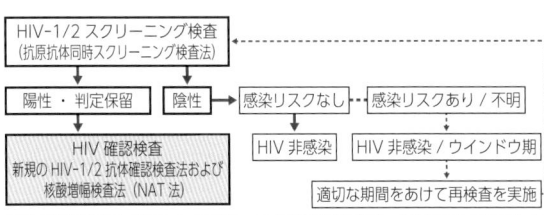

図2▶検査の流れ（日本エイズ学会，日本臨床検査医学会．診療における HIV-1/2 感染症の診断ガイドライン 2020 版．2020 年6月[3]より改変）

2）スクリーニング検査の偽陽性

- HIV 抗原抗体同時検査法の偽陽性は 0〜0.47％とされる[3]．
- HIV 陽性の情報でショックを受ける患者は多く，その後の受診途絶や中絶などにつながる可能性がある．
- スクリーニング検査が陽性でも診断確定にはならないことを十分に説明する．
- 真の陽性であっても，抗ウイルス薬の進歩により長期生存ができる疾患に変わってきていることも説明する．

159

[参考文献]
1) 令和4年度厚生労働行政推進調査事業費補助金エイズ対策政策研究事業 HIV 感染症および血友病におけるチーム医療の構築と医療水準の向上を目指した研究班. 抗 HIV 治療ガイドライン. 2023年3月. https://hiv-guidelines.jp/pdf/guideline2023_v3.pdf
2) 日本エイズ学会 HIV 感染症治療委員会. HIV 感染症「治療の手引き」. 第26版. 2022年11月. http://www.hivjp.org/guidebook/hiv_26.pdf
3) 日本エイズ学会, 日本臨床検査医学会. 診療における HIV-1/2 感染症の診断ガイドライン2020版. 2020年6月. https://jaids.jp/wpsystem/wp-content/uploads/2020/10/guidelines.pdf

〈倉井華子〉

3-6 海外からの高度薬剤耐性菌の 持ち込み対策

1 海外からの高度薬剤耐性菌の持ち込み対策とは[1]

1）はじめに

● 訪日外国人数・出国日本人数は増加を続けており、さらに仕事や留学、移住などの理由で海外に長期間滞在・居住する海外在留邦人の数も増加しており、国内外を行き来するライフスタイルは限られた人だけのものではなくなっている。

● 薬剤耐性（antimicrobial resistance: AMR）は国境を越えて容易に拡散するため、世界的な脅威として早急な対策が求められている。

● 海外では感染症の疫学的状況が国内とは大幅に異なっており、日本では検出されることが稀で、かつ、治療の選択肢が極めて限られる高度薬剤耐性菌の検出頻度が高い国や地域も存在する。

2）目的

● 「AMR の輸入」には患者のみではなく、いまだ不明な点は多いものの、食品、野生動物、環境など様々なルートが考えられるが、本稿の対象としては、日本国内の医療機関内における、患者からの持ち込みによる高度薬剤耐性菌の拡散を防ぐことにターゲットを絞ったものとした。

3）対象微生物

● AMR の問題は細菌に限らず、ウイルス、寄生虫、真菌など多岐にわたるが本稿では細菌（高度薬剤耐性菌）を対象とした。

● 主な高度薬剤耐性菌としては、感染症法上の届出に基づくと、カルバペネマーゼ産生腸内細菌目細菌（carbapenemase-producing Enterobacteriaceae: CPE）・カルバペネム耐性腸内細菌目細菌（carbapenem-resistant Enterobacteriaceae: CRE）、多剤耐性アシネトバクター（multidrug-resistant *Acinetobacter* species: MDRA）、多剤耐性緑膿菌（multidrug-resistant *Pseudomonas aeruginosa*: MDRP）、バンコマイシン耐性腸球菌（vancomycin-resistant Enterococci: VRE）、バンコマイシン耐性黄色ブドウ球菌（vancomycin-resistant *Staphylococcus aureus*: VRSA）などが含まれる。

● 本稿における感染症対策は、日本の医療機関でも比較的高頻度に検出の認められる基質特異性拡張型βラクタマーゼ（extended-spectrum beta-lactamase）産生腸内細菌目細菌やメチシリン耐性黄色ブドウ球菌（methicillin-resistant *Staphylococcus aureus*: MRSA）の医療機関内での拡散防止にも当てはまるものである。

● 各病原微生物における詳細な対策は別項とし、本稿では全体像を解説する。

4）医療機関における海外からの高度耐性菌の持ち込みリスク

● 海外の医療機関を受診後に帰国した患者が、自国の医療機関内に高度耐性菌を持ち込むリスクについては先進国を中心に指摘されている。ICU

入室時の多剤耐性菌の保菌率を調べたフランスの報告では，「フランス国外での抗菌薬加療を含む入院歴」がリスクファクター（OR: 10.7, 95% CI: 4.2-27.3）としてあげられている[2]．

- 日本からの報告でも，海外で入院歴のある患者のうち 56.5%が ESBL 産生腸内細菌目細菌や MRSA を含む何らかの薬剤耐性菌を保菌しており，そのなかには，MDRA や VRE といった高度耐性菌も含まれていた．この報告のなかではヨーロッパ・中東・アジアでの入院歴や，デバイスの使用・ICU への入院歴・侵襲的な処置を受けた例・複数種類の抗菌薬曝露歴のある症例では耐性菌検出の頻度が高かった[3]．
- 海外からも同様の報告があるが，日本でも海外から持ち込まれた高度耐性菌がアウトブレイクを起こした事例がいくつか報告されている．
- 2008 年の韓国からの MDRA の持ち込みに続くアウトブレイクの事例[4]，2014 年に欧州から持ち込まれた VRE/多剤耐性 *Acinetobacter baumannii*/KPC 型カルバペネマーゼ産生肺炎桿菌のアウトブレイクの事例[5]，2015 年，ラオス/タイ渡航中に意識障害が出現して搬送された患者から多剤耐性 *Acinetobacter baumannii* が検出され，アウトブレイクを起こした事例[6]などである．
- いずれも感染対策の徹底などで終息しているが，海外で医療機関受診歴がある患者を起点としたアウトブレイクの懸念は常にあり，対策が必要である．

2 医療機関における実際の対策[1]

1）対策の流れのまとめと注意点

- 最も重要な点は，当該患者において「海外での入院歴」の有無の聴取を確実に行い，該当する患者の入院の際はあらかじめ感染対策チーム（ICT）に連絡をするよう周知しておくことである．
- 入院歴はないものの海外からの高度耐性菌の持ち込みリスクの高い例として，外来での手術や侵襲的処置，慢性の創傷部やその処置，透析，VFR（visiting friends and relatives: 親族や友人の訪問），広域抗菌薬曝露歴，高度耐性菌の検出頻度の高い国（南アジア〜東南アジア，中東，一部ヨーロッパ地域，中南米など）への渡航歴にも注意する．
- ICT が，海外からの高度薬剤耐性菌の持ち込みのリスクが高い患者の情報を集約し，関連する部署と情報共有を行い，スクリーニング検査や感染対策を行っていく（図 1）．

2）海外からの転院搬送の受け入れ

- 海外からの転院搬送を経て入院に至る患者は，直近までの濃厚な医療曝露歴を有することが多く，高度耐性菌の持ち込みリスクが高い．また，高度耐性菌の持ち込み以外にも，海外からの転院搬送受け入れに関しては注意を要する点があり，あらかじめの準備を行っておくことは，感染対策を含めゆとりを持った対応を行うために，医療安全上も重要である．
- 海外からの患者の受け入れの大まかな流れを示す（図 2）．それぞれの段階でやるべきことは概ね決まっているので，チェックリストなどを用いて，漏れのないように対策を行う．

JCOPY 498-02148

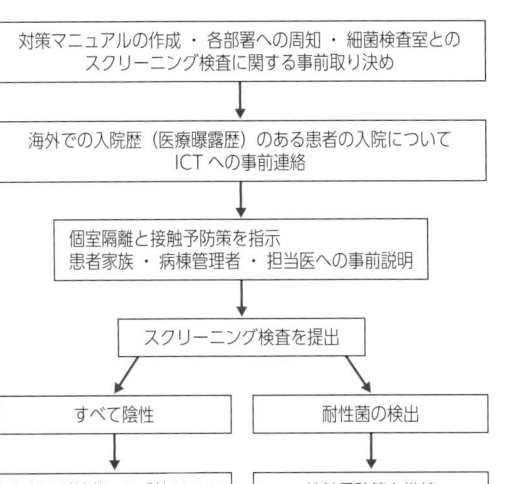

図1▶ 海外での入院歴（医療曝露歴）のある患者に対する対策の流れ

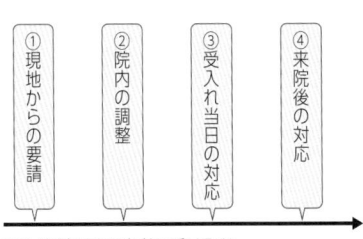

図2▶ 海外からの患者の受け入れ

3）スクリーニング検査

- 多剤耐性菌スクリーニングの対象として，ESBL 産生腸内細菌目細菌あるいは CPE，MDRP，MDRA，VRE，MRSA などが想定される.
- 一般に，検体採取部位として鼻腔（MRSA）や糞便（MDRA を除く上記の耐性菌）があげられる.
- ただし，創部がある場合には創部の培養検査，尿道カテーテルが留置されている場合は尿培養検査が必要になる．MDRA に関しては，上腕や鼠径部の皮膚拭いが有用との報告もあり[7]，スクリーニング検体として考

163

- 慮してよい.
- 耐性菌の保菌調査を実施する場合は，検出対象とする耐性菌と検査項目を微生物検査部門とあらかじめ打ち合わせておくことが望ましい.
- スクリーニング対象とする検体の参考を示す（表1）.

表1▶スクリーニング対象とする検体

> ・全例: 便あるいは直腸スワブ，鼻腔
> 　　　　　（MDRA 保菌の確率が高い→腋窩，鼠径部の皮膚拭い）
> ・咳症状あり: 喀痰あるいは咽頭
> ・尿道カテーテル留置: 尿
> ・術創など: 非開放膿拭い

4）隔離解除の判断と注意点

- 隔離解除に関しては，あらかじめ各医療機関で基準を定めておく必要がある.
- スクリーニング検査の陰性の確認をもって，隔離解除とする方法が一般的であるが，糞便などの場合，薬剤耐性菌の検出感度が十分ではないことが知られている[8].
- このため，たとえば Public Health England（イングランド公衆衛生サービス）では，急性期病院での CPE の拡散を防ぐために，48 時間あけて採取した直腸スワブの，3 回連続での培養陰性をもって隔離解除を推奨している[9].
- なお，入院時のスクリーニングが陰性でも，入院経過中に高度耐性菌の検出が明らかになる例も報告されている. ハイリスク症例〔現地でのICU への入室歴，侵襲的処置歴，複数種類の抗菌薬への曝露歴，デバイスの使用，薬剤耐性菌の高蔓延地域（中東，アジア，ヨーロッパなど）での入院歴など〕[3]では隔離解除に関しては慎重に検討する.
- また，こういった症例では解除になったとしても，入院中も ICT による定期的な監視・モニタリングを継続するのが望ましい.

5）濃厚曝露（アウトブレイク含む）が起きた場合の対応

- アウトブレイクの定義は種々あるが，厚生労働省医政局地域医療計画課長通知（平成 26 年 12 月 19 日）[10]によると，院内感染のアウトブレイクとは，一定期間内に，同一病棟や同一医療機関といった一定の場所で発生した院内感染の集積が通常よりも高い状態のこととされる.
- 同通知では，CRE，VRSA，MDRP，VRE および MDRA の 5 種類の多剤耐性菌については，保菌も含めて 1 例目の発見をもって，アウトブレイクに準じて厳重な感染対策を実施すること，とされている.
- 便やその他の体液に CRE や VRE を保菌することにより，他の人に感染伝播させる可能性がある. 一度 CRE や VRE が陽性となった症例は長期間保菌する可能性がある. CRE や VRE を獲得，感染伝播するリスクは，侵襲的処置，カテーテル留置，食事・排便・入浴の介助が必要な患者で高い[11]. 医療環境において疫学的リンクを有する患者（同室者，感染対策が行われる前に CRE や VRE を獲得した症例と医療従事者をともにした人）も CRE や VRE 獲得のリスクが高くなるとされる.

- 詳細なアウトブレイクの対応は，本稿では割愛するが，濃厚曝露やアウトブレイクが発生したときには，感染対策のために潜在的な保菌者を同定するための接触者調査，積極的なスクリーニング検査，保健所などへの連絡が必要となる.

3 保健所への連絡と感染症法に基づく届出[12)]

- CRE，VRE，MDRA，VRSA いずれも 2023 年 7 月時点で，感染症法に基づく 5 類全数疾患である
- 届出基準に従い，診断した医師が，7 日間以内に最寄りの保健所へ届け出る義務がある.
- 保菌者については届出対象ではないが，感染対策上，情報共有は重要であるので，必要に応じて保健所へ連絡を行う.

第 3 章 感染経路別予防策

[参考文献]

1) 国立国際医療研究センター 国際感染症センター. 医療機関における海外からの高度薬剤耐性菌の持ち込み対策に関するガイダンス. https://dcc.ncgm.go.jp/prevention/resource/resource05.pdf（Accessed 2023/7/16）
2) Angue M, Allou N, Belmonte O, et al. Risk factors for colonization with multidrug-resistant bacteria among patients admitted to the intensive care unit after returning from abroad. J Travel Med. 2015; 22: 300-5.
3) Hayakawa K, Mezaki K, Sugiki Y, et al. High rate of multidrug-resistant organism colonization among patients hospitalized overseas highlights the need for preemptive infection control. Am J Infect Control. 2016; 44: e257-e9.
4) 高田 徹. 韓国からの持ち込み例を端緒とした多剤耐性 *Acinetobacter baumannii* によるアウトブレイク事例. IASR. 2010; 31: 197-8. http://idsc.nih.go.jp/iasr/31/365/dj3654.html（Accessed 2023/7/16）
5) 国立感染症研究所. カルバペネム耐性腸内細菌科細菌感染症. IASR. 2014; 35: 281-2. https://www.niid.go.jp/niid/ja/crem/cre-iasrtpc/5238-tpc418-j.html.（Accessed 2023/7/16）
6) Tanabe M, Arai A, Nakamura A, et al. Successful containment of multidrug-resistant *Acinetobacter baumannii* ST215 outbreak in Japanese university hospital. Am J Infect Control. 2015; 43: S71-2.
7) Doi Y, Onuoha EO, Adams-Haduch JM, et al. Screening for Acinetobacter baumannii colonization by use of sponges. J Clin Microbiol. 2011; 49: 154-8.
8) Royal College of Physicians of Ireland. Guidelines for the Prevention and Control of Multi-drug resistant organisms (MDRO) excluding MRSA in the healthcare setting. https://www.hpsc.ie/a-z/microbiologyantimicrobialresistance/infectioncontrolandhai/guidelines/Guidelines%20for%20the%20Prevention%20and%20Control%20of%20MDRO_Final%20Revised_July%202014.pdf（Accessed 2023/7/16）
9) Public Health England. Acute trust toolkit for the early detection, management and control of carbapenemase-producing Enterobacteriaceae. https://assets.publishing.service.gov.uk/government/uploads/system/uploads/attachment_data/file/925517/Acute_trust_toolkit_for_the_early_detection.pdf（Accessed 2023/7/16）
10) 医政地発 1219 第 1 号. 平成 26 年 12 月 19 日厚生労働省医政局地域医療計画課長通知. 医療機関における院内感染対策について. https://www.mhlw.

go.jp/web/t_doc?dataId=00tc0640&dataType=1&pageNo=1
(Accessed 2023/7/16)

11) Hayakawa K, Miyoshi-Akiyama T, Kirikae T, et al. Molecular and epide-
miological characterization of IMP-type metallo-β lactamase-produc-
ing Enterobacter cloacae in a large tertiary care hospital in Japan.
Antimicrob Agents Chemother. 2014; 58: 3441-50.

12) 厚生労働省. 感染症法に基づく医師の届出のお願い. https://www.mhlw.
go.jp/stf/seisakunitsuite/bunya/kenkou_iryou/kenkou/kekkaku-
kansenshou/kekkaku-kansenshou11/01.html (Accessed 2023/7/16)

〈石金正裕〉

JCOPY 498-02148

1 施設改修に伴う感染対策の必要性

● 医療施設の改修工事は, 空調設備, 給排水設備, 電気設備, 医ガス設備
等の既存建物の部分的な工事から敷地内に建物を新築する等の大規模な
解体を伴う工事まで幅広い. 医療施設の改修工事は, 通常, 医療施設の
運営機能を維持しながら行わなければならず, 患者の治療や感染リスク
へ影響が及ばないように配慮が必要である.

● 改修工事では, 少なからず塵埃 (じんあい) が発生する. この塵埃には,
真菌, 特にアスペルギルス属菌が多く含まれている. アスペルギルス属
菌は環境に存在する菌であり, 通常は, 免疫不全者が肺・肺胞に吸入す
ることにより感染する.

● アスペルギルス症の危険因子は, 急性白血病や骨髄異形成症候群の寛解
導入療法や同種造血幹細胞移植, 固形臓器移植 (特に肺移植), 進行した
後天性免疫不全症候群 (acquired immunodeficiency syndrome:
AIDS), 慢性肉芽腫性疾患, 肺気腫, 陳旧性肺結核など, 既存の肺に解
剖学的な異常とされている.

● 病院改修に伴いアスペルギルス属菌に罹患した患者が集団発生すること
が報告されている. 集団発生した場合の死亡率は 48.4%[1] との報告もあ
り, 工事に伴い環境に流出する塵埃を封じ込め, 患者へ影響しないよう
に感染対策を講じる必要がある.

2 Infection Control Risk Assessment (ICRA)

● 米国建築家協会 (The American Institute of Architects: AIA) は, 既
存施設の改築や新築の際には ICRA (Infection Control Risk Assess-
ment) による感染リスク評価をガイドライン (Guidelines for Design
and Construction of Hospitals and Healthcare Facilities) で推奨し
ている. 加えて, 設計および計画の段階からリスク評価を開始し, 建設
および改修の段階まで継続することを推奨している.

● 米国疾病対策センター (Centers for Disease Control and Preven-
tion: CDC) のガイドライン〔Guidelines for Environmental Infection
Control in Health-Care Facilities (2003)〕においても, 建築・改修
等の際は工事開始前に ICRA を実施し, 計画の範囲と感染対策の必要性
を明確にするとしている.

● ICRA は, 「工事や建設作業の内容」と「患者の背景・工事エリア」から
「リスク評価」を判定し, 具体的な感染対策を導き出すため, 院内の工事
等の際に活用できる.

● ICRA の具体的な方法は, 米国のヘルスケアエンジニアリングに関する
協会 (American Society for Healthcare Engineering: ASHE) が
ICRA 2.0 として公表している. 国内では日本医療福祉設備協会の病院
設備設計ガイドライン (空調設備編) に ICRA が紹介されているほか,

日本環境感染学会の医療環境委員会のホームページにツール集として実際の方法が公開されている.

3 ICRA の実際

● ICRA を実施する際の流れを以下に説明する.

1）ICRA の周知

● ICRA を行うためには，院内の関係者に施設改修時に感染対策が必要であることを理解してもらう必要がある.

● 感染管理担当者は，院内や敷地内で行う工事のうち，どのような工事の場合に ICRA の対象となるかを事前に施設管理担当者を含め感染対策チーム（infection control team: ICT）で共有しておく.

2）改修工事の把握と共有

● 医療施設の改修工事は，施設管理担当者が実際に施工したり，発注することが多い. 感染管理担当者は，施設管理担当者より工事を行う連絡を受け ICRA の判定が行えるように工事の具体的な内容と規模，工事を行う院内のエリアを把握する.

3）ICRA の実施

● 病院設備設計ガイドライン（空調設備編）を参考に以下に実施方法を記載する.

● 感染管理担当者は，STEP 1〜3 を手順に沿って評価し，STEP 4 で提示された感染予防対策の実施を行う.
　STEP 1: 工事内容によるリスク分類（表 1）
　STEP 2: 工事場所によるリスク分類（表 2）
　STEP 3: リスク評価（表 3）
　STEP 4: リスク評価クラス別の建築・改築工事実施時の感染対策実施内容（表 4）

4）感染対策の依頼

● STEP 4 で決定した実施すべき感染対策を院内の施設管理担当者，工事施工会社，工事監理会社へ依頼する.

● 工事施工会社や工事監理会社が ICRA について経験がない場合は，ICRA の必要性や改修工事によってアスペルギルス属菌などによる感染症が発生する可能性があることを理解してもらう. その上で，評価によって実施しなければならない感染対策を具体的に示し実施可能な方法を検討する.

● たとえば「環境封じ込めユニット」（図 1）の準備が難しい場合は，同等の機能を持つ機器を工事施工会社に依頼し準備する場合もある. その場合は，基準を満たしている機器かどうかを事前に確認する.

5）作業前の確認

● 感染管理担当者は，工事開始前に指示した感染対策が実施できているか確認する. 特にクラスⅢ，クラスⅣと判定され作業エリアを陰圧に保つ必要がある場合は，作業前に工事エリアが陰圧となっているかを差圧計やスモークテスターを用いて確認するとよい.

6）作業中の確認

● 感染管理担当者は，工事が数日以上となる場合は定期的に依頼した感染対策が継続して実施されているか確認する.

表1 ▶ **工事内容によるリスク分類** 〔日本医療福祉設備協会. 病院設備設計ガイドライン (空調設備編) HEAS-02-2022. 2022, p.13, 表 2.4-1 より許諾を得て転載〕

A	埃を発生させない検査・工事 ・点検口を開けての点検 ・研磨加工を行わない塗装 ・壁紙作業 ・配線工事 ・天井内での軽微な作業
B	埃の発生が少ない小規模な工事 ・電話の設置やケーブルの処理 ・少量の埃が短時間だけ発生する工事
C	埃の発生を伴う工事 ・解体工事 ・固定させた設備や部品をはずす作業 ・壁面の研磨加工 ・床材，天材や家具の撤去 ・壁の建築工事 ・天井での小規模な配管工事や電気工事 ・大規模な配線工事 ・一日で完了できないようなあらゆる作業
D	大規模な工事，解体 ・連続的な作業シフトが必要な工事 ・大規模な解体工事やケーブル配線の徹底作業 ・新築工事

表2 ▶ **工事場所によるリスク分類** 〔日本医療福祉設備協会. 病院設備設計ガイドライン (空調設備編) HEAS-02-2022. 2022, p.14, 表 2.4-2 より許諾を得て転載〕

低	患者のいない事務エリア
中	一般の患者エリア ・循環器内科 ・心エコー検査室 ・内視鏡検査室 ・核医学検査室 ・理学療法室 ・放射線/MRI 部門 ・呼吸療法室
高	リスクのやや高い患者エリア ・CCU ・救急外来 ・分娩室 ・検体検査部門 ・新生児室 ・外来手術室 ・小児科 ・薬剤部 ・術後回復室 ・外科病棟
最高	リスクの高い患者エリア 陰圧・陽圧の管理が必要なエリア ・易感染患者のケアを行うすべての部署 ・熱傷センター ・心臓カテーテル検査室 ・中央滅菌供給部門 ・集中治療室 ・空気感染隔離室 ・腫瘍科病棟 ・手術室

第 4 章　施設改修にまつわる医療関連感染予防

- 長期間の工事の場合，依頼した感染対策が継続されていない場合がある．なかには塵埃が環境に流出している場合があり，そのような場合は施設管理担当者や工事施工会社，工事監理会社の担当者へ再度依頼を行う必要がある．

7) 院内でのアスペルギルス属菌の検出の把握
- 工事中から工事終了後に，院内の侵襲性アスペルギルス症やアスペルギルス属菌の分離頻度が増加していないか確認する．
- 増加していた場合は，改修工事の感染対策に破綻があった可能性があり問題が起きている箇所の確認が必要である．

JCOPY 498-02148

169

表3▶ **リスク評価**〔日本医療福祉設備協会.病院設備設計ガイドライン（空調設備編）HEAS-02-2022. 2022, p.15, 表 2.4-4 より許諾を得て転載〕

工事場所	工事内容			
	A	B	C	D
低	I	II	II	III/IV
中	I	II	III	IV
高	I	II	III/IV	IV
最高	II	III/IV	III/IV	IV

I: 粉塵の抑制. II: 粉塵の拡散防止. III: 工事エリアの封じ込め. IV: 工事エリアの厳重な封じ込め.

表4▶ **リスク評価クラス別の建築・改築工事実施時の感染対策実施内容**〔日本医療福祉設備協会.病院設備設計ガイドライン（空調設備編）HEAS-02-2022. 2022, p.15, 表 2.4-5 より許諾を得て転載〕

クラス	工事期間中	工事完了後
I	・塵埃の発生を最小限にとどめるための対策を実施する. ・点検口の開放時間を最小限にする.	・作業環境の清掃を徹底する.
II	・Iの対策を実施する. ・発生した塵埃の拡散を防ぐための積極的な対策を講じる. ・未使用のドアはダクトテープで目張りする. ・空調設備を停止する. ・換気口を養生し,ダンパを閉じる. ・切断作業中はミスト状の水を散布する. ・作業区画出入り口に塵埃対策のマットを敷く.	・Iの対策を実施する. ・養生を撤去する. ・作業空間の表面を消毒液で清拭する. ・ウエットモップで清拭する.
III	・IIの対策を実施する. ・非作業領域との境界へのバリア設置を工事前に完了しておく. ・作業現場を陰圧に維持し,排気は HEPA フィルタを通す. ・密閉可能なコンテナに建築廃材を収納する.	・IIの対策を実施する. ・建築廃材は,しっかりと覆われたコンテナに入れて運び出す. ・バリア撤去時の粉塵拡散を最小限にする.
IV	・IIIの対策を実施する. ・作業区域に前室を設置する. ・作業者が外へ出る前に前室で汚染を除去する. ・貫通部を密閉する.	・IIIの対策を実施する. ・バリアは清掃が完了し,医療施設の確認後に撤去する.

JCOPY 498-02148

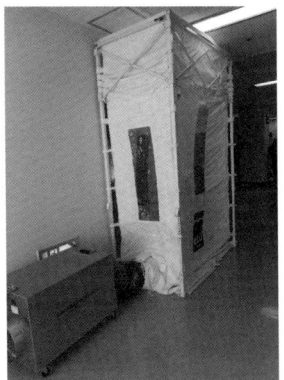

図1▶環境封じ込めユニットの1例

4 その他

- 医療施設での改修工事は，工事の規模にかかわらず定期的に実施されることが想定される．ICRAによる感染対策は，施設管理担当者や工事施工会社等の関係者が関わるため，敷地内のどのエリアで工事を行う場合に感染管理担当者へ連絡が必要になるかあらかじめ決めておくとよい（例：同じ敷地内であっても病院と切り離された医局棟や研究所棟や保育園棟等の別棟はICRAの対象外とする，など）．
- 工事場所によるリスク分類を基に施設独自のエリア分類を作成しておくと，その後に行う改修工事の際にICRA判定をしやすくなる．
- 患者への安全性の担保からICRAが推奨されているが，診療機能を停滞させないことへも配慮が必要である．診療機能へ影響をきたさないように施行時間の調整や仮囲い等で診療エリアと分離することも検討される．
- ICRAで推奨された感染対策の実施は，同時に工事にかかる費用が大きくなる場合がある．工事発注前にICRAを実施し必要な感染対策についても仕様に含み，要する費用も事前に算出しておくとよい．特に環境封じ込めのための装置は，医療施設で機器を有していない場合は，工事施工会社が準備する場合がある．そのような場合には，準備できる日程や費用について打合せが必要である．
- 環境封じ込めユニットを取り付ける場合，工事場所やエリアによっては取り付けることができないこともある．その場合は，代替案について施設管理担当者や工事施工会社に相談する．
- 工事施工後は，塵埃の汚染除去が必要である．

[引用文献]
1) Kanamori H, Rutala WA, Sickbert-Bennett EE. et al. Review of fungal outbreaks and infection prevention in healthcare settings during construction and renovation. Clin Infect Dis. 2015; 61: 433-44.

[参考文献]
・日本医療福祉設備協会. 病院設備設計ガイドライン（空調設備編）HEAS-02-2022. 2022.
・青木 眞. レジデントのための感染症診療マニュアル第4版. 東京: 医学書院; 2020.
・Haiduven D. Nosocomial aspergillosis and building construction. Med Mycol. 2009; 47 Suppl 1: S210-6.
・The American Institute of Architects（AIA）. Guidelines for Design and Construction of Hospitals and Healthcare Facilities. 2006 edition. Washington, DC: AIA; 2006.
・Centers for Disease Control and Prevention（CDC）. Guidelines for Environmental Infection Control in Health-Care Facilities 2003. https://www.cdc.gov/infectioncontrol/guidelines/environmental/index.html（Accessed 2023/8/5）

<橋本麻子，相野田祐介，冲中敬二>

JCOPY 498-02148

第5章 医療従事者のワクチン

1 ワクチン概要

- 全ての医療従事者に COVID-19，季節性インフルエンザ，B 型肝炎，麻疹，風疹，水痘，ムンプスワクチンの接種を推奨する[1~3]．
- 対象は医療機関で実習・ボランティア活動・勤務を行う全員であり，非医療職も含む．
- 予防接種歴，罹患歴，抗体検査結果は本人とともに医療機関が保管する．
- 業務委託の業者に対しても医療機関で接種するか契約書に明記し接種の徹底を図る．

2 各論

1) B 型肝炎

- 患者のケアにかかわる職種，血液・体液に接触する可能性のある職種を対象とする．
- 不活化ワクチンで，1 シリーズ 3 回接種を行う（0，4，20~24 週）．
- 1 シリーズの 3 回目のワクチン接種終了後，4~8 週後に HBs 抗体を測定し陽性化の有無を確認．一度陽性が確認できていればその後の追加接種は不要である．
- 1 シリーズ後抗体獲得がなかった場合はもう 1 シリーズを接種し，終了後 4~8 週後に抗体を確認する．追加の 1 シリーズで，再接種者の 30~50％で抗体を獲得すると報告されている[4]．2 シリーズでも抗体獲得が得られない場合は，体液曝露時にはワクチン不応者として対応が必要である．
- 一度獲得した抗体は時間とともに減衰するが，一度抗体を獲得すれば B 型肝炎ウイルス（HBV）の刺激で速やかに中和抗体が産生されるため，その後の追加接種は不要である[5]．

2) COVID-19

- 非医療職を含めて，医療機関で実習・ボランティア活動・勤務を行う全員が対象となる．
- ワクチン効果は重症予防，感染防止で評価する．感染予防効果は接種後 3~4 週をピークに減衰するが，重症化予防は半年から 1 年かけて緩やかに低下していく．ブースター接種で感染および重症化が抑制されるため，定期的な接種はメリットがある[6]．
- ワクチン接種スケジュールは厚生労働省通知を確認すること．

3) 季節性インフルエンザ

- 国内では毎年冬の時期に流行する（沖縄では夏にもピークがある）．
- 不活化ワクチンで毎年冬前に 1 回の接種を行う．
- 接種からその効果が現れるまで通常約 2 週間程度かかり，約 5 ヵ月間効果が持続する[1]．
- ワクチン接種は医療者のインフルエンザ罹患者や欠勤者を減らす効果が

ある（インフルエンザ罹患を 88％減少，欠勤数を 1/2 に減少）[7].

4）麻疹，風疹，水痘，ムンプス

- 非医療職を含めて，医療機関で実習・ボランティア活動・勤務を行う全員が対象となる.
- 生ワクチンであり，妊娠中の女性，免疫不全の患者は接種を行わない.
- 1 歳以上で 2 回の予防接種を打つことを原則とする.
- 予防接種記録が 1 回のみの場合は追加の 2 回目を接種. 既感染歴がある場合は抗体価を確認する（図 1，表 1）.
- 2 回接種による予防効果は麻疹/風疹 99％，ムンプス 79〜88％，水痘＞95％と高い[3].
- ワクチン接種後徐々に抗体価は減衰するが，感染時の症状は軽症で感染力も弱いとされる[9].

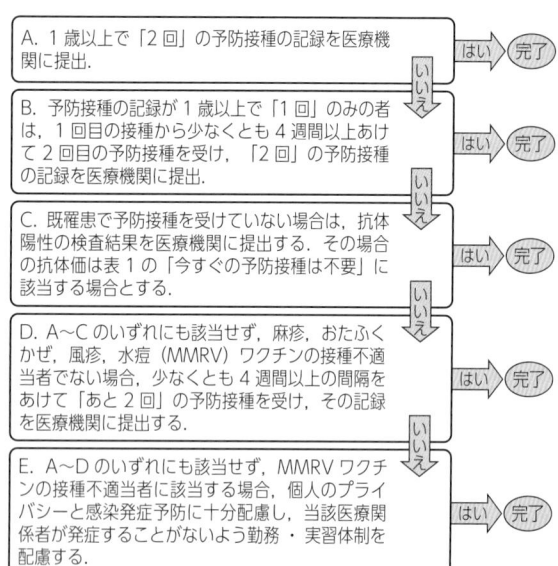

図1▶麻疹/風疹/ムンプス/水痘ワクチンフローチャート〔日本環境感染学会. 医療関係者のためのワクチンガイドライン第 3 版. 環境感染誌. 2020; 35 (Supplement Ⅱ): p. S7, 図 1 より許諾を得て転載〕

表1▶ワクチン抗体価と必要予防接種回数〔日本環境感染学会．医療関係者のためのワクチンガイドライン第3版．環境感染誌．2020; 35（Supplement Ⅱ）: p. S8，表1より許諾を得て改変〕

	あと2回の予防接種が必要	あと1回の予防接種が必要	今すぐの予防接種は不要
麻疹	EIA法（IgG） 　2.0未満 PA法　1：16未満 中和法　1：4未満	EIA法（IgG） 　2.0以上16.0未満 PA法　1：16， 　1：32，1：64， 　1：128 中和法　1：4	EIA法（IgG） 　16.0以上 PA法　1：256以上 中和法　1：8以上
風疹	HI法　1：8未満 EIA法（IgG）（A） 　2.0未満 ※検査試薬により判 　定基準が異なる[8]．	HI法　1：8，1：16 EIA法（IgG）（A） 　2.0以上8.0未満 ※検査試薬により判 　定基準が異なる[8]．	HI法　1：32以上 EIA法（IgG）（A） 　8.0以上 ※検査試薬により判 　定基準が異なる[8]．
水痘	EIA法（IgG） 　2.0未満 IAHA法　1：2未満 中和法　1：2未満	EIA法（IgG） 　2.0以上4.0未満 IAHA法　1：2 中和法　1：2	EIA法（IgG） 　4.0以上 IAHA法　1：4以上 中和法　1：4以上
ムンプス	EIA法（IgG） 　2.0未満	EIA法（IgG） 　2.0以上4.0未満	EIA法（IgG） 　4.0以上

風疹HI法：なお，1：8以下の場合は，第5期定期接種として1回MRワクチンの接種が可能．
A: デンカ生研株式会社（ウイルス抗体EIA「生研」ルベラIgG: なお，6.0未満の場合は，第5期定期接種として1回MRワクチンの接種が可能．

[参考文献]

1) 日本環境感染学会．医療関係者のためのワクチンガイドライン第3版．環境感染誌．2020; 35（Supplement Ⅱ）．
2) 日本環境感染学会．医療関係者のためのワクチンガイドライン第3版追補版 新型コロナワクチン．環境感染誌．2022; 37（Supplement）．
3) Advisory Committee on Immunization Practices; Centers for Disease Control and Prevention (CDC). Immunization of health-care personnel: recommendations of the Advisory Committee on Immunization Practices (ACIP). MMWR Recomm Rep. 2011; 60 (RR-7): 1-45.
4) Hadler SC, Francis DP, Maynard JE, et al. Long-term immunogenicity and efficacy of hepatitis B vaccine in homosexual men. N Engl J Med. 1986; 315: 209-14.
5) Banatvala JE, Van Damme P. Hepatitis B vaccine—do we need boosters? J Viral Hepat. 2003; 10: 1-6.
6) Chemaitelly H, Ayoub HH, Tang P, et al. Long-term COVID-19 booster effectiveness by infection history and clinical vulnerability and immune imprinting: a retrospective population-based cohort study. Lancet Infect Dis. 2023; 23: 816-27.
7) Wilde JA, McMillan JA, Serwint J, et al. Effectiveness of influenza vaccine in health care professionals: a randomized trial. JAMA. 1999; 281: 908-13.

8) 国立感染症研究所ウイルス第三部, 感染症疫学センター. 風疹の HI 抗体価と他法による抗体価の相関性および抗体価の読み替えに関する検討. 2019 年 2 月. https://www.niid.go.jp/niid/images/idsc/disease/rubella/Rubella-HItiter8_Ver2.pdf

9) 駒林賢一, 瀬戸順次, 田中静佳, 他. 山形県における麻しんの発生―修飾麻しん患者と典型麻しん患者の伝播の違い―. IASR. 2018; 39: 59-60.

〈倉井華子〉

JCOPY 498-02148

第6章 ■ 針刺し・切創・体液曝露

6-1 針刺し・切創・体液曝露の概要

1 はじめに

- 針刺し・切創とは，医療従事者が血液やその他潜在的感染性物質（汗を除く分泌物，排泄物，傷のある皮膚，粘膜のこと．以下，血液やその他潜在的感染性物質を体液と略す）で汚染されている鋭利器材で自身や同僚を刺したり，切ったりすることを指す．また，体液曝露とは，飛散した体液が皮膚の創傷がある部位や粘膜を汚染することを示す．

- 針刺し・切創・体液曝露で主に問題となる病原体は，B型肝炎ウイルス（HBV），C型肝炎ウイルス（HCV），ヒト免疫不全ウイルス（HIV）であり，感染リスクの目安は表1の通りである．

表1▶経皮的曝露・経粘膜曝露によるウイルス別感染のリスク
（文献1〜3より）

ウイルス	感染リスク
HBV （被曝露者のHBs抗体 不十分な場合）	経皮的曝露による肝炎発症のリスク HBe抗原陽性 22〜31% HBe抗原陰性 1〜6%
HCV	経皮的曝露 1.8%（範囲 0〜7%） 経粘膜曝露 経皮的曝露に比べて低い
HIV	経皮的曝露 0.3%（95%信頼区間 0.2〜0.5%） 経粘膜曝露 0.09%（95%信頼区間 0.006〜0.5%）

- 針刺し・切創により感染するリスクは，曝露した体液中のウイルス量，体液量，傷の度合い，曝露部位などに依存する．皮膚の創傷や粘膜が体液に曝露することによる感染症のリスクは，針刺し・切創に比し低く，また，曝露した体液量が少ないほど感染症のリスクは低下する．次に，針刺し・切創・体液曝露時の対応を示す．

2 針刺し・切創・体液曝露時の対応

1）被曝露者（職員本人）の初期対応

①被曝露者（職員本人）は，受傷部位を流水で洗う．
②感染対策室などの定められた部署に報告し，速やかに受診，血液検査を受ける．
※施設ごとに針刺し・切創・体液曝露時の報告体制を定めておくことが望ましい．

2）被曝露者（職員本人）と曝露源（患者）への対応 （表 2）

表2▶ 被曝露者（職員本人）と曝露源（患者）への対応

被曝露者（職員本人）への対応		曝露源（患者）への対応
対応者（医師等）	被曝露者（職員本人）	主治医または担当医
①受傷状況の確認 ②血液検査	①受傷部位を流水で洗った後に，血液検査および必要時，医師の診察を受ける. ②創部処置が必要な場合は治療を受ける. 【患者の感染症が全て陰性の場合】 ⇒対応終了し，終診となる. 【患者の感染症が陽性の場合】 ⇒「3）患者の感染症が陽性の場合」へ進む. ③労働災害の申請については，各施設で定められた手順に従う.	①感染症ステータスを確認する※. ②感染症ステータスが不明な場合は，「採血および感染症検査の必要性」を説明し，同意を得られた場合は採血，検査を実施する（同意書や診療録の記載は施設ごとの基準に従う）. ③患者が検査結果を知りたい場合は，患者へ患者の採血結果を説明する.

※国公立大学附属病院感染対策協議会のガイドライン[4]では，当日あるいは数日以内の保存血清での実施も検討できるとしている.

- 曝露源（患者）の血液検査では，HBs 抗原，HCV-RNA（あるいは HCV 抗体），HIV 抗原抗体を確認する〔施設として STS（RPR），TPHA，HBe 抗原，HTLV-1 などを確認している場合は適宜追加する〕.
- 被曝露者（職員本人）の血液検査では，HBs 抗原，HBs 抗体，HCV 抗体，HIV 抗原抗体，AST（GOT），ALT（GPT）を確認する（施設として，RPR，TPHA，HTLV-1 などを確認している場合は適宜追加する）.

3）患者の感染症が陽性の場合

- 曝露源が HBs 抗原陽性で被曝露者（職員本人）が HBs 抗体陰性の場合，曝露源が HCV 抗体や HIV 抗原抗体陽性の場合，その他感染症を引き起こす病原体が陽性の場合，曝露源不明の場合は，次の章に示した対応を行う.

［参考文献］
1) U.S. Public Health Service. Updated U.S. Public Health Service guidelines for the management of occupational exposures to HBV, HCV, and HIV and recommendations for postexposure prophylaxis. MMWR Recomm Rep. 2001; 50 (RR-11): 1-52.
2) Centers for Disease Control and Prevention (CDC). CDC guidance for evaluating health-care personnel for hepatitis B virus protection and for administering postexposure management. MMWR Recomm Rep. 2013; 62 (RR-10): 1-19.
3) Kuhar DT, Henderson DK, Struble KA, et al.; US Public Health Service Working Group. Updated US Public Health Service guidelines for the management of occupational exposures to human immunodeficiency

virus and recommendations for postexposure prophylaxis. Infect Control Hosp Epidemiol. 2013; 34: 875-92.
4) 国立大学附属病院感染対策協議会. 病院感染対策ガイドライン 2018 年版（2020 年 3 月増補版）第 6 章 その他. 東京: じほう; 2020. p.266-8.

〈寺田教彦〉

1 B型肝炎ウイルス（HBV）

● 曝露源（患者）のHBs抗原を評価し、HBs抗原が陽性の場合は被曝露者（職員）のB型肝炎ワクチン接種歴およびワクチン接種に対する反応に応じてCDCでは表1のように対応することを提案している[1].

表1▶HBVへの曝露後対応

被曝露者の ワクチン接種歴 と反応	検査の必要性		曝露後予防投与の 必要性		ワクチン 接種後の HBs抗体 検査の 必要性
	曝露源の HBs抗原	被曝露者の HBs抗体	HBIG	ワクチン	
1シリーズ以上 のワクチン接種 歴とHBs抗体反 応の記録あり	対応不要				
1シリーズのワ クチン接種歴は あるが、HBs抗 体反応は不明	陽性/不明	<10 mIU/ mL	HBIG×1	2シリー ズ目（3回 目）の追加 接種開始	必要
	陰性	<10 mIU/ mL	不要		
	陽性/不明/ 陰性	≧10 mIU/ mL	不要		
2シリーズのワ クチン接種歴が あるが、無反応 者としての記録 あり	陽性/不明	不要	HBIG×2 （1ヵ月あ ける）	不要	不要
	陰性	不要			
ワクチン未接 種/未完了	陽性/不明	検査不要	HBIG×1	速やかに 1シリー ズ目の接 種を開始	必要
	陰性	検査不要	不要	同上	必要

HBIG: 抗HBs人免疫グロブリンを通常、成人では1回1,000～2,000国際単位（5～10 mL）を投与する（使用する添付文書の記載に従う）.

● 血液曝露後感染率のリスク判定のために、曝露源（患者）のHBe抗原も追加で確認する施設がある。ただし、HBe抗原の結果はリスク評価に用いるのみで、HBe抗原の検査結果で被曝露者（職員）の対応は変わらないため、追加しない施設もある.

JCOPY 498-02148

- HBV に曝露後, 被曝露者に感染が成立する場合, HBs 抗原は平均 4 週間（範囲: 1〜9 週間）で血液中に検出されるようになり, 慢性的感染に移行しない患者は, 発症後 15 週までに HBs 抗原が陰性になる. 発症する場合は, HBV 曝露後平均 90 日（範囲: 60〜150 日）で発病することが考えられる[1]).

- HBV に曝露した医療従事者の感染有無を判定する場合は, <u>曝露 6 ヵ月後に血液検査を確認する</u>[2]). 国公立大学附属病院感染対策協議会のガイドライン[3])では, 曝露源が HBs 抗原陽性だが, 被曝露者の HBs 抗原と HBs 抗体がともに陰性の場合は, 48 時間以内に HBIG を投与し, HB ワクチンを 1 シリーズ追加しており, 自施設にマニュアルがある場合は, マニュアルに従った対応を行う.

2 C 型肝炎ウイルス（HCV）

- 曝露源の HCV 抗体が陽性の場合は, HCV-RNA も測定することが望ましい. HCV 曝露に対する効果的な曝露後予防（post exposure prophylaxis: PEP）はないことから, 曝露源の HCV-RNA が陽性の場合は, 被曝露者（職員）の経過観察を行う.

- 経過観察について CDC では, 発生後おおむね 48 時間以内に HCV 抗体検査で既感染の有無を確認し, この時点で被曝露者（職員）の HCV 抗体が陰性の場合には, <u>3 週間以上経過した時点で HCV-RNA を測定する</u>. これが陰性の場合は, 曝露後 4〜6 ヵ月で HCV 抗体検査を実施する[4]). ただし HIV との重複感染では 12 ヵ月後も追加する.

- 被曝露者（職員）が感染した場合は, HCV 曝露後 1〜2 週間で HCV-RNA は検出可能なレベルとなることがほとんどである. ただし, 急性 HCV 感染症では血液中からウイルスが検出されない期間が間欠的に生じることがあるので, 4〜6 ヵ月後に HCV 抗体を確認している.

- 国公立大学附属病院感染対策協議会のガイドライン[3])では, 曝露源が HCV 抗体陽性だが, 被曝露者の HCV 抗体が陰性の場合は, 曝露後 1, 3, 6, 12 ヵ月後に HCV 抗体, AST（GOT）, ALT（GPT）の測定を対処法としており, 自施設にマニュアルがある場合は, マニュアルに従った対応を行う.

- HCV 抗体は, 平均 8〜11 週で検出され, 報告されている範囲では, 曝露後 2 週間〜6 ヵ月で陽性となるとされる[4]).

3 ヒト免疫不全ウイルス（HIV）

- 曝露源が HIV 抗原抗体陽性の場合は, 曝露から速やかに（可能ならば<u>1 時間以内が望ましい</u>[5]). 明確なエビデンスはないが 72 時間以上経過後の予防効果はあまり期待できないと考えられている）<u>PEP として被曝露者は抗 HIV 薬の内服を開始する</u>.

- 施設内で PEP を実施できない場合は, 近隣の PEP が可能な医療施設に相談する. ウインドウ期の曝露で, HIV 職業感染事例は報告がないため, HIV 抗体陰性の場合の PEP は不要とされる[6]).

- PEP は, 表 2 の薬剤が標準推奨薬とされる.

表2▶HIV 曝露後予防のレジメン（28 日間内服）（文献 3，6 参照）

> 標準推奨薬
> 1) アイセントレス®（ラルテグラビル 400 mg）2 錠分2＋デシコビ® 配
>   合錠 HT（エムトリシタビン 200 mg/ テノホビル アラフェナミド
>   25mg）1 錠分1
> 2) アイセントレス®（ラルテグラビル 400 mg）2 錠分2＋ツルバダ® 配
>   合錠（エムトリシタビン 200 mg/ テノホビル ジソプロキシルフマル
>   酸塩 300 mg）1 錠分1
> ・上記の 1 あるいは 2 の内服が第 1 推奨の予防レジメンとなる.
> ・アイセントレスは 600 mg の錠剤もあり，1 日 1 回 2 錠内服（1,200
>   mg/ 日）という選択肢もあるが，基本は 400mg 錠の 1 日 2 回内服
>   （800 mg/ 日）である.
> ・デシコビ® 配合錠 HT の妊娠 14 週未満の安全性は厳密には確立されて
>   いない. また，デシコビ® 配合錠 LT はデシコビ® 配合錠 HT とテノホビル
>   アラフェナミドの含有量が異なる薬剤であり，処方時に間違えないよう
>   に注意する.
> ・上記薬剤は食事と無関係に開始可能である.

- 予防内服薬の選択にあたって，特に専門家への相談が必要なのは，被曝
  露者が慢性 B 型肝炎，腎機能障害，曝露源患者が薬剤耐性の可能性があ
  る場合である. 慢性 B 型肝炎の患者では専門家と速やかに相談を行い，
  腎機能障害患者や曝露源患者が薬剤耐性の可能性があるがすぐに連絡が
  つかない場合は，標準推奨薬で 1 回目の内服を速やかに行い，その後に
  専門家に相談する.
- HIV に曝露した医療従事者は，二次感染を防ぐために曝露後6〜12 週間
  は輸血，妊娠，また可能な限り授乳は避けるようにする. PEP を開始し
  た場合は，適切な服薬の必要性，薬剤の副作用，他の薬剤との相互作用
  について説明する. 曝露源となった HIV 抗体陽性患者が，確認試験で
  HIV 陰性であることが判明した場合に，PEP を中止する.
- <u>HIV に曝露した医療従事者の追跡検査は，HIV 抗体と p24 抗原を同時に
  検出する第 4 世代検査法を採用している場合は，発生直後のベースライ
  ン，6 週間後，4 ヵ月後に確認する[8].</u> それ以前の検査方法では，発生
  直後のベースライン，6 週間後，12 週間後，6 ヵ月後に HIV 抗体検査
  を行う.

4 その他（梅毒，HTLV-1 など）

- 梅毒は，針刺し が原因で感染を起こした可能性を示唆する報告はある
  が[9,10]，HTLV-1 は針刺し事故や医療現場での体液曝露で感染を起こし
  た明確な報告はない[9,11]. ただし，HTLV-1 は輸血や静注薬物使用者に
  おける感染例や針刺し事故が原因の可能性を指摘された報告はあ
  る[12〜14]. 曝露源がこれらの感染症に罹患していることが判明している
  場合は，被曝露者と相談し，曝露時および経過観察の血液検査を考慮す
  る.
- 梅毒，HTLV-1 に曝露した医療従事者に対して，陰性確認の検査をする
  場合は，それぞれ梅毒は曝露後 3 ヵ月後程度，HTLV-1 は曝露後 1，3，

6ヵ月後に抗体検査[3,15]を行うことが考慮される.

● その他の血液中に存在しうる微生物であるマラリア,バベシア症,ブルセラ症,レプトスピラ症,アルボウイルス感染症,回帰熱,クロイツフェルト・ヤコブ病などでは,患者の針刺し事故や体液曝露による感染症および発症の明確なエビデンスはなく,明確な対応は決まっていない[9,11].

5 感染源不明

● 曝露源の感染症ステータスが不明な場合は,感染管理担当者とHBV,HCV,HIVに曝露したリスクを考慮した相談の上,検査と曝露後予防を行うか検討する.

6 経過観察時の対応について

● 曝露源と被曝露者のステータスに応じて,個別の対応を行う場合は上記のように対応することができるが,施設によっては経過観察時採血をルーチンに定めている施設もある.たとえば,表3に示すような項目を個々の医療期間が定めたタイミングで実施する場合もある[16].労働災害の手続きを行うことも考えられるため,感染対策担当者とよく相談の上対応を行う.

表3▶ 経過観察時採血

曝露源患者の検査結果	検査項目
HBs抗体陽性	HBs抗原,HBs抗体,AST(GOT),ALT(GPT)
HCV抗体陽性	HCV抗体,AST(GOT),ALT(GPT)
HIV抗体陽性	HIV抗原抗体
曝露源患者が不明(受傷者のHBs抗体陽性の場合)	HIV抗原抗体,HCV抗体,AST(GOT),ALT(GPT)
曝露源患者が不明(受傷者のHBs抗体陰性の場合)	HIV抗原抗体,HBs抗原,HBs抗体,HCV抗体,AST(GOT),ALT(GPT)

[参考文献]
1) Centers for Disease Control and Prevention (CDC). Viral hepatitis—frequently asked questions for health professionals. Last reviewed: March 30, 2022. https://www.cdc.gov/hepatitis/hbv/hbvfaq.htm (Accessed 2023/5/5)
2) Health and Safety Executive (HSE). Management of an exposure incident. https://www.hse.gov.uk/biosafety/blood-borne-viruses/management-exposure-incident.htm (Accessed 2023/6/25)
3) 国公立大学附属病院感染対策協議会.病院感染対策ガイドライン2018年版(2020年3月増補版).第6章その他.東京:じほう;2020.p.266-77.
4) Centers for Disease Control and Prevention (CDC). Viral hepatitis—hepatitis C questions and answers for health professionals. Last reviewed: October 31, 2023 https://www.cdc.gov/hepatitis/hcv/hcvfaq.htm#print (Accessed 2023/5/5)
5) Guidance from the UK Chief Medical Officers' Expert Advisory Group

on AIDS. HIV post-exposure prophylaxis. London: Department of Health and Social Care; 2008.

6) Reddy VK, Lavoie MC, Verbeek JH, et al. Devices for preventing percutaneous exposure injuries caused by needles in healthcare personnel. Cochrane Database Syst Rev. 2017; 11: CD009740.

7) 令和4年度厚生労働行政推進調査事業費補助金エイズ対策政策研究事業HIV感染症および血液病におけるチーム医療の構築と医療水準の向上を目指した研究班. 抗HIV治療ガイドライン. 2023年3月.

8) Kuhar DT, Henderson DK, Struble KA, et al.; US Public Health Service Working Group. Updated US Public Health Service guidelines for the management of occupational exposures to human immunodeficiency virus and recommendations for postexposure prophylaxis. Infect Control Hosp Epidemiol. 2013; 34: 875–92.

9) Tarantola A, Abiteboul D, Rachline A. Infection risks following accidental exposure to blood or body fluids in health care workers: a review of pathogens transmitted in published cases. Am J Infect Control. 2006; 34: 367–75.

10) Franco A, Aprea L, Dell'Isola C, et al. Clinical case of seroconversion for syphilis following a needlestick injury: why not take a prophylaxis? Infez Med. 2007; 15: 187–90.

11) U. S. Department of Labor. Enforcement procedures for the occupational exposure to bloodborne pathogen. Standard number: 1910, 1910.1030, 1915, 1915.1030. https://www.osha.gov/enforcement/directives/cpl-02-02-069-0

12) Osame M, Janssen R, Kubota H, et al. Nationwide survey of HTLV-I-associated myelopathy in Japan: association with blood transfusion. Ann Neurol. 1990; 28: 50–6.

13) Khabbaz RF, Onorato IM, Cannon RO, et al. Seroprevalence of HTLV-1 and HTLV-2 among intravenous drug users and persons in clinics for sexually transmitted diseases. N Engl J Med. 1992; 326: 375–80.

14) 山野裕二郎, 牟田 毅, 高橋和明, 他. 針刺し事故により HTLV-1 が感染したと考えられた1例. 臨床血液. 2003; 44: 845.

15) 平成21年度厚生労働科学研究費補助金 厚生労働科学特別研究事業「HTLV-1の母子感染予防に関する研究」報告書 (改訂版).「HTLV-1の母子感染予防に関する研究」報告書 (改訂版). HTLV-1母子感染予防対策医師向け手引き. 2011年3月.

16) Bader MS, Brooks A, Kelly DV, et al Postexposure management of infectious diseases. Cleve Clin J Med. 2017; 84: 65–80.

〈寺田教彦〉

6-3 針刺し・切創・体液曝露防止対策

1 針刺し・切創・体液曝露防止対策 概論

- 針刺し・切創を防ぐためには，鋭利器材の取り扱いや手術・処置に関する対策で示す基本的な感染対策を行い，安全器材の導入およびその適正使用が望まれる．また，針刺し・切創が発生した場合には，再発を防ぐため，要因分析が行えるように受傷者に報告書を提出してもらい，対策の見直しを行う．
- 体液曝露を防ぐためには，血液・体液に触れる可能性がある場合は，マスク，ゴーグル，フェイスシールド，ガウン（プラスチックガウン）を適宜状況に応じて着用する．
- 不適切な感染性廃棄物（特に鋭利器材）の処理は，感染性廃棄物を通した感染を起こす可能性があるため，必要場所に適した容器を配置し，適切な廃棄が行われるようにする．
- 血液や体液などに曝露される可能性がある職員は，B 型肝炎ワクチンを接種する．1 シリーズのワクチン接種（3 回）で十分な抗体が得られない場合には再度接種する．

1）鋭利器材の取り扱いに関する対策
- 標準予防策を行う．
- 採血，各種注射，血管確保，抜針のときは，手袋を着用する．また，携帯用感染性廃棄物容器を持参し，その場で捨てる．
- 安全装置付き器材を使用し，正しく作動させる．
- 使用後の鋭利器材は，使用者が直接廃棄するかトレイなどにおき，鋭利器材の手渡しは行わない．
- やむを得ず鋭利な器材の受け渡しを行う場合は，受け渡し方法を決めておく．
- 血液・体液で汚染された可能性のある針のリキャップをしない．やむなくリキャップを行う場合は，片手法を用いる．
- 鋭利器材は使用者が責任を持って片付け廃棄する．
- 鋭利物廃棄容器（針捨てボックスなど）は，十分な強度や密閉性のある容器を採用し，満杯になる前（8 分目くらい）に交換する．

2）手術・処置に関する対策
- 執刀医，助手，直接介助看護師は，二重手袋を着用することが望ましい．
- 手術・処置に支障がなければ，縫合用鈍針，安全装置付きメスを使用する．
- 血液検体採取や注射では安全器材を使用する．
- 縫合針は指で持たない．
- 安全な鋭利器材受け渡しができるように，術野にニュートラルゾーンを設置する．

3）その他
- やむを得ず感染性廃棄物容器内のものを取り出すときは，鑷子などを用いる．

手袋を二重にするプラクティスを推奨する理由としては，①手術部位感染症を減少させる可能性，②術者から患者への血液・体液曝露リスクを軽減する点，③患者から術者への血液・体液曝露を軽減する点がある．二重手袋のデメリットは，①コストの増加，②術者の操作性や手指の感覚低下が指摘されており，②術者の操作性については，二重手袋で操作性が低下する報告もある[1]が，二重手袋でも手術操作に影響はないことを示す報告もある[2,3]．メリットとデメリットを勘案することは重要であるが，二重手袋ではピンホールが発生しづらい報告[4]もあり，清潔手術では特に二重手袋を用いるべきかもしれない．

[参考文献]

1) Battersby CL, Battersby NJ, Hollyman M, et al. Double-gloving impairs the quality of surgical knot tying: a randomised controlled trial. World J Surg. 2016; 40: 2598-602.
2) Webb JM, Pentlow BD. Double gloving and surgical technique. Ann R Coll Surg Engl. 1993; 75: 291-2.
3) Fry DE, Harris WE, Kohnke EN, et al. Influence of double-gloving on manual dexterity and tactile sensation of surgeons. J Am Coll Surg. 2010; 210: 325-30.
4) Tanner J, Parkinson H. Double gloving to reduce surgical cross-infection. Cochrane Database Syst Rev. 2006; 2006: CD003087.

〈寺田教彦〉

7-1 カテーテル関連尿路感染防止策

1 概要

- カテーテル関連尿路感染症 (catheter-associated urinary tract infections: CAUTI) は代表的な医療関連感染症 (healthcare-associated infections: HAI) の一つであり[1]、65〜70％は予防可能であるといわれている[2].
- 医療関連感染に占める CAUTI の割合は近年低下してきており、10％前後となっている[1,3].
- CAUTI の定義は臨床的な定義とサーベイランス上の定義で多少異なる.
- 米国感染症学会による定義は以下である[4].

> ・過去 48 時間以内に膀胱留置カテーテルを使用していた患者、尿路感染症に矛盾しない症状、徴候が存在し、他の特定可能な感染源を伴わない.
> ・採取した中間尿、カテーテル尿で 1 菌種以上陽性 (10^3 CFU/mL).
> ・症状・徴候: 発熱、恥骨上または CVA 叩打痛、および精神状態の変化、低血圧、その他の原因不明の全身症状など. 典型的な症状を呈さないことも多い.

- National Healthcare Safety Network (NHSN) の定義は以下を満たす場合である[5].

> ・連続した 2 日以上の尿道カテーテル留置がある (イベント発生の 1 日前までの挿入も含む).
> ・尿路感染症を疑う症状が 1 つ以上ある.
> ・尿培養で検出された微生物が 2 種類以下であり、1 種は 10^5 CFU/mL.

- 膀胱留置カテーテルは 1 日の留置につき、細菌尿を起こすリスクが 3〜10％上昇し、30 日目にはほぼ 100％となる[6].
- 主要な原因微生物は大腸菌、クレブシエラなどの腸内細菌目細菌、腸球菌、および緑膿菌などのブドウ糖非発酵のグラム陰性桿菌である[4,6].
- 菌血症となる割合は 4％未満である. 菌血症の予測因子として、好中球減少症、糖尿病、悪性腫瘍、腎疾患、および男性があげられている[1].
- カテーテルは不快なものである. あるインタビュー調査では約 6 割で身体自由の制限、5 割で疼痛、4 割で不快感があるとの回答であった[7].

2 CAUTI の危険因子

● 表1にまとめた[1]. 介入可能な危険因子をいかに改善していくかが鍵となる.

表1▶カテーテル関連尿路感染症の危険因子

介入可能な危険因子	介入困難な危険因子
・カテーテル留置期間 ・無菌的なカテーテルケアの不遵守 　(閉鎖システムの開放) ・挿入者の教育レベル ・手術室以外でのカテーテル挿入 ・入院6日目以降のカテーテル挿入	・女性 ・年齢>50歳 ・重篤な基礎疾患 ・非外科的疾患 ・糖尿病 ・血清クレアチニン値>2 mg/dL

3 感染予防策のポイント

● 米国医療研究・品質評価機構 (Agency for Healthcare Research and Quality: AHRQ) の CAUTI 予防プログラム[8]では CAUTI 予防のために以下の4つから構成されている.

①適切なカテーテル使用
②適切なカテーテル挿入とメンテナンス
③早期のカテーテル抜去
④抗菌薬適正使用

1) 適切なカテーテルの使用

● 最も記載が多い内容である. ガイドラインで適切な使用を推奨しているが, 実際には不適切に留置されている. 適応基準に該当する場合にのみ使用することで尿路感染症のリスクを減じることが可能となる.
● カテーテルの適応・不適応な使用例を表2, 3にまとめた[1]. 適切な介入を行うことにより, CAUTI関連のコストを最大50%まで削減可能と見積もられている[9]. 医療機関としても組織的な努力が必要である.
● 膀胱留置カテーテルの代替法を複数準備する〔尿器を使用した床上排泄, ポータブルトイレ, おむつ, 導尿, コンドームカテーテル(男性)など〕.
● 膀胱スキャナーを使用し, 尿閉であることを確認する.

2) 適切なカテーテル挿入とメンテナンス

● 事前のトレーニングや手技確認, 手順の明文化をすることが推奨されている.
● 2人のスタッフで行うことが望ましい (うち1人は体位変換の介助や追加で物品必要時の用意など).
● 女性患者と男性患者のカテーテル挿入の手技は異なることを認識する.
● カテーテルの管理のポイントを表4に示す[8].

表2▶膀胱留置カテーテルの適応

- 尿閉
  膀胱出口閉塞を伴わない急性尿閉
  非感染性・非外傷性が原因の膀胱出口閉塞を伴う急性尿閉
  膀胱出口閉塞を伴う慢性尿閉
- ステージⅢ，Ⅳ，またはステージに達していない褥瘡
- その他の清潔を保てない重度の創傷
- カテーテル以外の方法で対処できない尿失禁
- 尿量または採尿の正確なモニタリング
  治療に必要な尿量の時間ごとの測定
  尿量の毎日の測定が必要で，他の採尿法では評価できない場合
  他の方法では採取できない診断検査のための単回 24 時間採尿
- 血栓を伴う肉眼的血尿の管理
- 患者の快適性の向上
  終末期の患者に対する患者と家族への対応
  動きに伴う急性の痛みの軽減（尿を管理する方法がない場合）
  間欠的導尿または外部カテーテル留置が困難 or 膀胱内貯留が続く場合

表3▶膀胱留置カテーテルの不適切な使用例

- 尿量測定（カテーテル以外の方法で可能な場合）
- 仙骨部や会陰部の開放創がない患者に対する失禁ケアとしての使用
- 術後，特に理由のない長期使用
- 転倒や転院に伴う使用
- 肥満
- せん妄
- 患者や家族の要求

表4▶適切なカテーテルの管理方法

- カテーテル本体，チューブ，バッグなどのいずれかに不具合があった場合，セット一式で交換する
- チューブの屈曲などがないようにし，尿の流れが妨げられていないことを確認する．
- ドレナージバッグは常に患者の膀胱より低く，かつ床に触れない位置で設置（逆流させない）．
- 少なくとも勤務帯ごとに 1 回 or 病棟移動の際に採尿バッグを空にする．排出バルブを汚染させないように注意を払う．
- ドレナージ器具を扱う際は，手技前後に手指衛生を行い手袋を装着する（標準予防策の徹底）．
- 定期的なカテーテルの交換は行わない．感染，閉塞，破損などを生じた場合は交換する．
- カテーテルとチューブの接続部を開放しない．
- 日常的な膀胱灌流は避ける．
- 尿検体採取時は，サンプリングポートを消毒し，乾いてから採取する．
- 挿入部位は石鹸と水を用いて日常的に陰部を清潔に保つ．

3）早期のカテーテル抜去

- 医療従事者は患者にカテーテルが必要かどうかを継続的に評価する必要がある.
- 必要がない場合，速やかに医師に連絡する，もしくは看護師主導の抜去プロトコルがある病院では中止する.
- 臨床医はカテーテル使用について認識していない．ある研究では，医学生の 21%，研修医の 22〜27%，指導医の 38% は担当患者のカテーテル状況を把握できていなかった[10].

＜リマインダーと抜去指示（stop order）＞

- 毎日のリマインダーは，使用期間短縮のための良い方法である（文書，口頭，カルテなど）.
- 毎日のリマインダーと自動停止命令により，CAUTI の全リスクが 48% 減少し，カテーテルの平均使用期間が 2.6 日短縮されたという研究がある[11].
- 看護師主導のカテーテル抜去プロトコル（プロトコルに従い医師の指示なしに抜去し，規定されたプロトコルによって排尿確認を行う）は成果を上げている.
- 施設ごとにプロトコルを作成しカテーテル適応基準を満たさなければ，カテーテルを抜去して排尿を確認する．抜去後の尿閉の観察も行う．プロトコルの例は以下である[8].

> ・4〜6 時間ごとに排尿を促し，膀胱スキャンで残尿を測定する.
> ・残尿が 300 mL 以上の場合，自然排尿ができない場合は間欠的導尿.
> ・3 回連続して残尿 100 mL 未満の場合は残尿測定中止.
> ・24 時間自然排尿ができない場合，医師に連絡.

- 患者や家族が CAUTI 予防に関与する取り組みも行われている．カテーテル留置のメリット・デメリット，排尿手段などをわかりやすく説明し，意思決定に関与するのも重要である.

4）抗菌薬適正使用

- 過剰な尿培養を回避する（無症状・スクリーニング・治癒証明のための繰り返し検査など）.
- 無症候性細菌尿を治療しない（泌尿器科術前，妊娠中，腎移植後 3 ヵ月以内は除く）[4,12].

4 CAUTI 予防戦略・サーベイランスの重要性

- CAUTI 予防のための戦略を表 5 にまとめた[1].
- 日本では他国と比較して CAUTI のサーベイランスを行っている病院の割合が低く，35〜47% であったという調査結果がある[13,14]．チェックリストなどのプロセス指標に加え，CAUTI 発生率の積極的なサーベイランスによる評価・改善が望まれる．測定なくして改善なし.

表5▶ カテーテル関連尿路感染予防のための主要戦略

カテーテルの挿入を避ける	・適切な適応のみに留置する ・周術期を含む留置に関する施設のプロトコル
カテーテルの早期抜去	・チェックリストまたは毎日の注意喚起 ・看護師または医師による介入 ・リマインダーシステム ・自動的に終了（automatic stop orders）
カテーテル挿入に代わる方法の検討	・間欠的カテーテル留置 ・コンドームカテーテル ・ポータブル膀胱超音波スキャナー
カテーテル挿入と維持のための適切な技術	・滅菌での挿入 ・カテーテルが動かないように固定 ・閉鎖ドレナージシステムの維持 ・尿の流れを妨げない ・日常的な膀胱灌流を避ける
CAUTI予防プログラムの組織的支援	・病院の方針策定と実施 ・教育 ・カテーテル使用やCAUTIのサーベイランス

[参考文献]
1) Chenoweth CE. Urinary tract infections: 2021 update. Infect Dis Clin North Am. 2021; 35: 857-70.
2) Umscheid CA, Mitchell MD, Doshi JA, et al. Estimating the proportion of healthcare-associated infections that are reasonably preventable and the related mortality and costs. Infect Control Hosp Epidemiol. 2011; 32: 101-14.
3) Magill SS, O'Leary E, Janelle SJ, et al.; Emerging Infections Program Hospital Prevalence Survey Team. Changes in prevalence of health care-associated infections in U. S. hospitals. N Engl J Med. 2018; 379: 1732-44.
4) Hooton TM, Bradley SF, Cardenas DD, et al.; Infectious Diseases Society of America. Diagnosis, prevention, and treatment of catheter-associated urinary tract infection in adults: 2009 International Clinical Practice Guidelines from the Infectious Diseases Society of America. Clin Infect Dis. 2010; 50: 625-63.
5) National Healthcare Safety Network. 2023 Patient Safety Component Manual. Urinary tract infection (catheter-associated urinary tract infection [CAUTI] and non-catheter-associated urinary tract infection [UTI]) events. January 2023. https://www.cdc.gov/nhsn/pdfs/psc manual/7psccauticurrent.pdf https://www.cdc.gov/nhsn/index.html (Accessed 2023/9/25)
6) Shuman EK, Chenoweth CE. Urinary catheter-associated infections. Infect Dis Clin North Am. 2018; 32: 885-97.
7) Saint S, Lipsky BA, Baker PD, et al. Urinary catheters: what type do men

and their nurses prefer? J Am Geriatr Soc. 1999; 47: 1453-7.

8) Agency for Healthcare Research and Quality (AHRQ). Toolkit for reducing catheter-associated urinary tract infections in hospital units: implementation guide. Technical interventions to prevent CAUTI. https://www.ahrq.gov/hai/cauti-tools/impl-guide/index.html (Accessed 2023/9/25)

9) Kennedy EH, Greene MT, Saint S. Estimating hospital costs of catheter-associated urinary tract infection. J Hosp Med. 2013; 8: 519-22.

10) Saint S, Wiese J, Amory JK, et al. Are physicians aware of which of their patients have indwelling urinary catheters? Am J Med. 2000; 109: 476-80.

11) Meddings J, Rogers MA, Macy M, et al. Systematic review and meta-analysis: reminder systems to reduce catheter-associated urinary tract infections and urinary catheter use in hospitalized patients. Clin Infect Dis. 2010; 51: 550-60.

12) Lee JR, Bang H, Dadhania D, et al. Independent risk factors for urinary tract infection and for subsequent bacteremia or acute cellular rejection: a single-center report of 1166 kidney allograft recipients. Transplantation. 2013; 96: 732-8.

13) Krein SL, Greene MT, Apisarnthanarak A, et al. Infection prevention practices in Japan, Thailand, and the United States: results from national surveys. Clin Infect Dis. 2017; 64 (suppl_2): S105-11.

14) Greene MT, Krein SL, Huis A, et al. Infection prevention practices in the United States, the Netherlands, Switzerland, and Japan: results from national surveys. Infect Control Hosp Epidemiol. 2021; 42: 1206-14.

〈羽田野義郎〉

JCOPY 498-02148

1 手術部位感染（surgical site infection: SSI）とは

- 術後 30 日以内（人工物を挿入した場合: 1 年以内）に手術部位に生じた感染症である[1].
- SSI はその深達度によって，①表層 SSI，②深部 SSI，③臓器/体腔 SSI の 3 つに分類される[1]（図 1）.

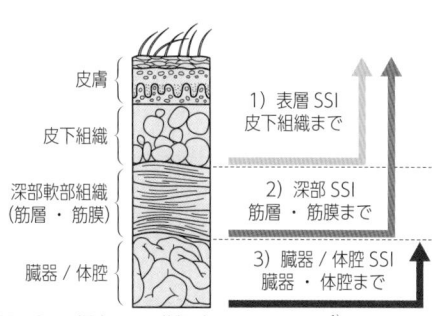

皮膚		1）表層 SSI 皮下組織まで
皮下組織		
深部軟部組織（筋層・筋膜）		2）深部 SSI 筋層・筋膜まで
臓器 / 体腔		3）臓器 / 体腔 SSI 臓器・体腔まで

図 1 ▶ SSI の深度による分類（Mangram, et al.[1]より）

- SSI は医療関連感染の原因として肺炎と並び最も多く 21.8％を占めていた[2].
- 米国では SSI は 0.5〜3.0％で起こるとされている[3].
- 2021 年の厚生労働省院内感染対策サーベイランス事業（JANIS）の報告では，全手術の SSI 発症率は 4.2％であった.
- SSI に罹患すると，入院期間が 7〜11 日延長となる[3].
- SSI は common な医療関連感染症であり，かつ在院日数，医療費の増加，外見上の後遺症，死亡リスク上昇と関連しているためその予防・対策は重要である.

2 リスク因子

- SSI のリスク因子を表 1 に示す[1,3].
- 患者背景，創部の局所状況，創分類（表 2），抗菌薬予防投与などの予防手段などの複数の要素が関与している.
- 是正可能な危険因子を術前に是正すること，管理を行われていたかを把握しておくことが重要である.

表1▶SSI のリスク因子 (Mangram, et al.[1], Seidelman, et al.[3] より)

患者因子		手術関連因子（是正可能）	
是正可能	是正不可能		
・糖尿病 ・免疫抑制薬使用 　免疫抑制状態 ・栄養不良 ・肥満 ・術前の感染症 ・喫煙	・年齢 ・皮膚軟部組織 　感染症の既往 ・放射線療法の 　既往	・空気中の汚染 　（空調） ・抗凝固 ・輸血 ・組織中の酸素濃 　度低下 ・手術部位の異物 ・手術時間 ・抗菌薬予防投与	・術中低体温 ・術後高血糖 ・手術手技 ・創部のケア ・常在細菌叢によ 　る創部汚染 ・手術室スタッフ 　による創部汚染 ・手術器具による 　創部汚染

表2▶手術創の分類 (Mangram, et al.[1] より)

手術創部	手術の内容	手術例
clean （清潔）	・予定手術で一期的に閉鎖 ・外傷でない・炎症がない ・無菌操作の破綻なし ・呼吸器，消化器，泌尿生殖器 　切開なし	・ヘルニア根治術 ・甲状腺摘出術
clean-contaminated （準清潔）	・呼吸器，消化器の切開ある 　が明らかな汚染なし ・口喉頭，腟の切開 ・泌尿生殖器の切開あるが感 　染尿なし ・胆道系の切開あるが感染胆 　汁でない	・肺切除 ・胆囊摘出 ・胃切除・結腸切除
contaminated （汚染）	・膿が存在しない急性炎症の 　手術 ・術中無菌操作の破綻 ・消化管内容の大量の漏出 ・新鮮な外傷 ・感染尿，感染胆汁の胆道，泌 　尿器系切開	・急性虫垂炎 ・急性胆囊炎
dirty-contaminated （不潔・汚染）	・細菌性の急性炎症 ・膿瘍ドレナージ術 ・穿孔に対する手術 ・処置の遅れた外傷	・消化管穿孔 ・腹腔内膿瘍

---

3 予防的抗菌薬

1）原因微生物

● 黄色ブドウ球菌，コアグラーゼ陰性ブドウ球菌などの皮膚表面の微生物の頻度が高い[4]（表3）．

表3▸主な原因微生物（Hidron, et al.[4]より）

原因微生物	感染で占める割合（%）
黄色ブドウ球菌	**30**
コアグラーゼ陰性ブドウ球菌	**14**
腸球菌	11
大腸菌	10
緑膿菌	6
エンテロバクター	4
クレブシエラ	4
カンジダ	2
アシネトバクター	1
その他	19

- 原則として皮膚，および手術部位に存在する微生物のカバーを行う．
- 主にセファゾリン，セフメタゾールを選択する．詳細な術式ごとの推奨は日本化学療法学会/日本外科感染症学会の「術後感染予防抗菌薬適正使用のための実践ガイドライン」が参考になる[5]．
- βラクタムアレルギーの場合は以下が原則となる．

・セファゾリン→バンコマイシン or クリンダマイシン
・セフメタゾール→（アミノグリコシド系 or フルオロキノロン）+（メトロニダゾール or クリンダマシン）
　の組み合わせで使用する．

2）周術期のポイント

<手術前　抗菌薬投与のタイミング・投与量>

- 切開の1時間以内に投与を開始，手術開始までに投与を終了する（バンコマイシン，キノロン系など緩徐に投与する必要がある抗菌薬は開始2時間以内に投与開始し，手術開始までに投与を終了）．投与量は予防であっても治療量を用いる．

<手術中　抗菌薬追加投与のタイミング>

- 以下の場合に追加投与を行う．

・手術期間が術前抗菌薬の半減期の2倍を超えた場合（初回投与開始からの時間）．
・術中の出血量が1,500 mLを超えた場合．

<手術後　抗菌薬終了時期>

- 大部分の手術は術前・術中のみで十分であり，原則として術前単回投与〜術後24時間以内に終了を推奨している．大手術である心臓血管外科領域では24時間投与で創部感染が高率となることが報告されてお

り，48 時間の投与が推奨されている.

- 米国疾病対策センター（CDC）ガイドラインでは，清潔および準清潔の手術では，手術室内で閉創した後はドレーンが留置されていても，予防抗菌薬を追加投与しないとされている[6].
- 日本のガイドラインでは，推奨期間を超えた経口抗菌薬の追加投与は不要であると明記されている[5].

4 SSI の予防

- 予防のための方策として，ランダム化比較試験（RCT）が行われており支持されているのは 6 つある[3].

- ・必要な場合を除き，手術部位の除毛を行わない.
- ・リスクの高い手術（例: 心臓・胸部外科，整形外科）術前に，抗ブドウ球菌に活性のある経鼻薬（ムピロシン軟膏など）と消毒薬による除菌.
- ・クロルヘキシジングルコン酸塩-アルコール消毒薬を皮膚消毒で使用.
- ・術中の正常体温を維持する.
- ・周術期の血糖値を 110〜150 mg/dL に保つ.
- ・切開部の陰圧創ドレッシング.

1）術前

＜禁煙＞

- 喫煙は SSI や術後の肺炎などのリスク上昇と関連しているため，予定手術の 30 日前（CDC），4〜6 週前（米国外科学会/米国外科感染症学会）からの禁煙を推奨している[6,7].

＜血糖コントロール＞

- 非糖尿病患者においても術前〜周術期の血糖コントロールを行う. 各ガイドラインにより目標血糖値は異なるが，最低 200 mg/mL 以下，厳格には 150 mg/mL 以下を目指す[3].
- 低血糖，ケトアシドーシス，著しい高血糖の回避を目標とする.

＜黄色ブドウ球菌保菌者の対応[3]＞

- 黄色ブドウ球菌を鼻腔に保菌している患者は高頻度に黄色ブドウ球菌による SSI を引き起こす.
- 対策は心臓手術，胸部大血管手術，人工関節置換術，インプラント挿入など高リスクの場合に限る. 全例ではない.
- 除菌する場合，ムピロシン軟膏を 1 日 2 回，術前 5 日間，鼻腔内に塗布する.

＜除毛＞

- カミソリによる除毛は SSI の発症率が高くなるため行わない. 手術の邪魔になるなど必要な場合は，手術直前にクリッパーで除毛を行う.

＜入浴＞

- 手術日前夜には，シャワー浴，もしくは入浴が進められている. 消毒薬，抗菌作用を持つ石鹸などの効果は結論が出ていない.

＜内服薬の管理＞

● 免疫抑制薬の使用は創傷治癒が遅れるが，SSI 発生と直接的な関連はないとされている．ステロイド使用者は，周術期管理が必要となる．

＜遠隔部位の感染症治療＞

● 遠隔部位の感染症がある場合，予定手術ではまず遠隔部位の感染症治療を終了させる．人工物挿入の場合は特に考慮する．

＜WHO surgical safety checklist の活用＞

● ベストプラクティスのための 19 項目からなるリストであり，チェックリスト使用で SSI が減少したという報告が複数ある[8]．

2）術中

＜手術時手洗い＞

● 従来のブラシを用いるスクラブ法に対して，もしくはアルコール製剤を用いて手首から前腕に擦り込むラビング法を実施することを推奨．

＜患者の手術時皮膚消毒＞

● WHO，日本外科感染症学会のガイドラインではアルコール含有クロルヘキシジンを推奨，CDC，米国外科学会/外科感染症学会ではアルコール含有消毒薬を推奨している．

● アルコール含有薬の場合，電気メスによる引火が起こりうるため，乾燥してからドレープをかける．

＜手術室の環境整備＞

● 空調は陽圧に保ち，清潔を保つ．
● 手術室内の人員数，ドアの開閉は最小限に．

＜体温管理: 低体温を防ぐ＞

● 術中の低体温は末梢循環障害，組織酸素飽和度の低下による好中球の貪食能低下，創傷治癒遅延をきたす．WHO のガイドラインでは周術期は正常体温（>36℃）の維持を推奨しており，加温装置などを使用する．

＜酸素投与＞

● 組織の酸素分圧を高めることで，多核白血球の貪食能が高まり SSI のリスクを減少させるとされている．
● WHO のガイドラインでは，肺機能正常で全身麻酔で気管内挿管を受けた患者の場合，手術開始から術後 2〜6 時間まで FiO_2 80％の酸素投与を推奨している．
● CDC など他のガイドラインも推奨しているが，吸収性無気肺や酸素毒性の問題もある．近年高 FiO_2 で管理しても SSI 発生率に差がなかった大規模研究が散見されており[9,10]，SSI 予防として有用か議論のある領域である．

＜縫合糸＞

● SSI リスク軽減のために，特に小児外科領域では抗菌薬含有縫合糸の使用を考慮する[11]．

3）術後

＜血糖コントロール＞

● 術後高血糖は，糖尿病の有無によらず SSI のリスク上昇と関連している．150 mg/mL 以下 vs 150 mg/mL 以上で比較した RCT のメタ解析の結果では，150 mg/mL 以下でコントロールした群で，SSI 低下と関連し

197

ていた〔SSI発生率: 9.4% vs 16%，リスク比0.59（95％信頼区間0.50–0.68）〕.

＜局所陰圧閉鎖療法（negative pressure wound therapy: NPWT）＞

- NPWT は，創部に蓄積する液体を減少させることで，創傷の一次治癒を促進させる.
- NPWT と従来のドレッシング法を比較すると SSI のリスクを減少させることがRCTのメタ解析で証明されている〔SSI発生率: 9.7% vs 15%，リスク比 0.67（95％信頼区間 0.53–0.85）〕. 特に心臓血管外科領域で有用であるとされている[12].

４）その他: サーベイランスの有用性

- 日常的な SSI のサーベイランス，フィードバックは SSI の低下のために有用である. 定期的に報告書を作成し利害関係者に感染率に関してフィードバックを行うこと，および外科医，外科スタッフ患者への教育は，主立った SSI ガイドラインで支持されている.

［参考文献］

1) Mangram AJ, Horan TC, Pearson ML, et al. Guideline for prevention of surgical site infection, 1999. Hospital Infection Control Practices Advisory Committee. Infect Control Hosp Epidemiol. 1999; 20: 250-78.
2) Magill SS, Edwards JR, Bamberg W, et al. Multistate point-prevalence survey of health care-associated infections. N Engl J Med. 2014; 370: 1198-208.
3) Seidelman JL, Mantyh CR, Anderson DJ. Surgical site infection prevention: a review. JAMA. 2023; 329: 244-52.
4) Hidron AI, Edwards JR, Patel J, et al. NHSN annual update: antimicrobial-resistant pathogens associated with healthcare-associated infections: annual summary of data reported to the National Healthcare Safety Network at the Centers for Disease Control and Prevention, 2006-2007. Infect Control Hosp Epidemiol. 2008; 29: 996-1011.
5) 日本化学療法学会/日本外科感染症学会術後感染予防抗菌薬適正使用に関するガイドライン作成委員会，編. 術後感染予防抗菌薬適正使用のための実践ガイドライン. 2016.
6) Berrios-Torres SI, Umscheid CA, Bratzler DW, et al. Centers for Disease Control and Prevention guideline for the prevention of surgical site infection, 2017. JAMA Surg. 2017; 152: 784-91.
7) Ban KA, Minei JP, Laronga C, et al. American College of Surgeons and Surgical Infection Society: surgical site infection guidelines, 2016 update. J Am Coll Surg. 2017; 224: 59-74.
8) van Klei WA, Hoff RG, van Aarnhem EE, et al. Effects of the introduction of the WHO "Surgical Safety Checklist" on in-hospital mortality: a cohort study. Ann Surg. 2012; 255: 44-9.
9) Kurz A, Kopyeva T, Suliman I, et al. Supplemental oxygen and surgical-site infections: an alternating intervention controlled trial. Br J Anaesth. 2018; 120: 117-26.
10) Ferrando C, Aldecoa C, Unzueta C, et al. Effects of oxygen on post-surgical infections during an individualised perioperative open-lung ventilatory strategy: a randomised controlled trial. Br J Anaesth. 2020; 124: 110-20.
11) Leaper D, Rochon M, Pinkney T, et al. Guidelines for the prevention of

surgical site infection: an update from NICE. Infect Prev Pract. 2019; 1: 100026.

12) Zwanenburg PR, Tol BT, Obdeijn MC, et al. Meta-analysis, meta-regression, and GRADE assessment of randomized and nonrandom-ized studies of incisional negative pressure wound therapy versus control dressings for the prevention of postoperative wound compli-cations. Ann Surg. 2020; 272: 81–91.

<羽田野義郎>

第7章　医療関連感染防止技術

1 定義，診断

● カテーテル関連血流感染（catheter-related bloodstream infection: CRBSI）は，留置された血管内カテーテルが原因となった血流感染（菌血症/真菌血症）であり，**表 1** のような診断基準がある[1].

表1▶ CRBSI の診断基準〔米国感染症学会（IDSA）2009[1]より〕

> 血管内デバイスを留置され，感染の臨床症状（たとえば，発熱，悪寒，および/または低血圧）があり，カテーテルを除く明らかな感染源がない患者における菌血症または真菌血症（末梢静脈からの血液培養が 1 回は陽性），以下のいずれかが存在すること.
> ①カテーテル先端培養から，一定以上の菌量で末梢培養と同じ微生物を検出.
> 　・半定量培養（先端 5 cm のロールプレート法）でカテーテル断片あたり
> 　　>15 CFU.
> 　・定量培養（超音波処理）でカテーテル断片あたり>10^2 CFU.
> ②血液培養陽性化の時間差（differential time to positivity: DTP）：カテーテル逆血が，同時に同量を採取した末梢血よりも自動血液培養システムで 2 時間以上早く陽性化.
> ③定量的な血液培養※において，カテーテル逆血と同時に同量を採取した末梢血の菌量の比が>3：1 CFU/mL（※多くの検査室で実施していない）.

注意 1: 類似した用語に中心ライン関連血流感染（central line-associated bloodstream infection: CLABSI）があるが，こちらはサーベイランスを目的としたより単純な定義であり，個々の患者の菌血症/真菌血症の原因が本当にカテーテルにあるかどうかを判断するには不十分である. "related" は直接的，"associated" は間接的な「関連」を表している. "related" を「由来」と訳す場合もある.

注意 2: IDSA のガイドラインは，末梢静脈カテーテル関連血流感染をほとんど扱っておらず（リスクは非常に低いという記載のみ），その診断はガイドラインの診断基準以外に，静脈炎の存在，刺入部の膿培養，カテーテル抜去後の明らかな軽快などを根拠にしていることも多い.

● CRBSI は血流の感染であるため，刺入部（出口部），皮下トンネル部，皮下ポケット部（ポート）など血管外の皮膚軟部組織感染とは区別される. これらの感染に血流感染が併存する場合はあるが，これらがなくても CRBSI は否定できない. 血流感染の診断には血液培養が重要である.

2 機序，感染経路

● CRBSI の感染機序は次の 4 つの経路から起こりうる（図 1）[2]. ①カテーテル刺入部の汚染，②カテーテルハブの汚染，③輸液・薬液の汚染，④遠隔感染巣からの血行性（seeding ともいう）. ①はカテーテル外表面に沿って（留置後 7 日以内だと多い），②③はカテーテル内腔を介して（留置後 14 日以上だと多い）菌が侵入する.

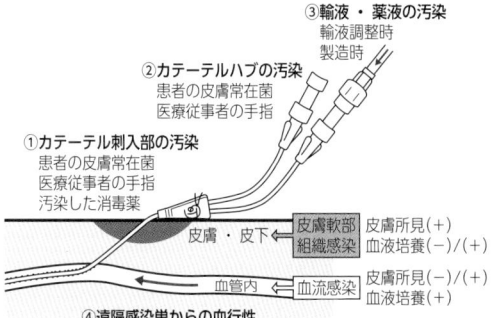

③輸液・薬液の汚染
輸液調整時
製造時

②カテーテルハブの汚染
患者の皮膚常在菌
医療従事者の手指

①カテーテル刺入部の汚染
患者の皮膚常在菌
医療従事者の手指
汚染した消毒薬

皮膚・皮下

| 皮膚軟部組織感染 | 皮膚所見(+) 血液培養(-)/(+) |

| 血流感染 | 皮膚所見(-)/(+) 血液培養(+) |

血管内

④遠隔感染巣からの血行性

図1▶ CRBSI の感染経路（Safdar, et al.[2]）より）
図を見て、日頃取り扱っているカテーテルは患者の血管内に直接つながっているのだということを改めて認識してほしい.

3 疫学

- CRBSI の死亡率は従来 12〜25％といわれている[3]. 国内の単施設の研究でも 15％程度である[4].
- 原因微生物は，コアグラーゼ陰性ブドウ球菌（表皮ブドウ球菌など）を代表とした皮膚常在菌に限らず，黄色ブドウ球菌，腸球菌，カンジダ，グラム陰性桿菌（大腸菌，クレブシエラなどの腸内細菌目，緑膿菌などのブドウ糖非発酵菌）など様々である[5,6].
- CLABSI の危険因子を表 2 に示す[7].

表2▶ CLABSI の危険因子（Buetti, et al.[7]）より）

a．カテーテル留置前の長期入院	h．Body Mass Index>40
b．カテーテル留置期間の長期化	i．未熟児（早期在胎期間）
c．挿入部位の重度の微生物汚染	j．ICU における看護師対患者比の低下
d．カテーテルハブへの重度の微生物汚染	k．経静脈栄養
e．マルチルーメンカテーテル	l．標準的でないカテーテルケア（例: カテーテルの過度の操作）
f．カテーテルの複数挿入	m．血液製剤の輸血（小児の場合）
g．好中球減少症	

4 カテーテルの種類と CRBSI の頻度

- いずれのカテーテルでも CRBSI は起きうる（表 3）[7,8]. 一般的には中心静脈カテーテル（CVC）のほうが末梢静脈カテーテル（PVC）よりも CRBSI は多いと考えられているが，PVC は使用自体が多いため軽視してはいけない.

表3▶ CRBSI の発生頻度の代表的データ（1966〜2005）
（Maki, et al.[8)]より）

	1,000 カテーテル・日当たり
末梢静脈カテーテル	0.5
ミッドライン・カテーテル[*1]	0.2
短期留置型中心静脈カテーテル	2.7
末梢動脈カテーテル	1.7
末梢挿入中心静脈カテーテル（PICC）	入院 2.1　外来 1.0
長期留置型中心静脈カテーテル[*2]	1.6
完全埋込デバイス（ポート）	0.1

＊1: 肘前窩から近位の尺側あるいは橈側皮静脈に挿入するが，中心静脈には至ら
　　ない末梢静脈カテーテル.
＊2: 外科的に埋め込まれた中心静脈カテーテル（ヒックマン，プロビアック，あ
　　るいはグローションカテーテルなど）. 皮膚の出口に至る皮下トンネル部が
　　あり，皮膚出口のすぐ内側にダクロン・カフがある.

- 全米医療安全ネットワーク（NHSN）のサーベイランスでは，予防策に
  よって CLABSI は 2008〜2016 年の間で半減しているが[9)]，あるメタ解
  析では，末梢静脈の CRBSI は過去の報告から減少せず，院内発症の血流
  感染の 6.3% が PVC，23% が CVC によるとされている[10)].
- 末梢挿入中心静脈カテーテル（PICC）は，外来では短期留置型 CVC よ
  りも CRBSI の頻度が低いが，入院では大きくは変わらず（ハブ操作が多
  いためか）[11)]，米国医療疫学会（SHEA）2022 のガイドラインは，感
  染予防目的では PICC を使用しないよう述べている[7)].

5 カテーテルの選択

- SHEA のガイドラインでは CVC 留置を最小限とするため適応リストを
  準備することを推奨している[7)]（表4）.
- カテーテルの選択については，Michigan Appropriateness Guide for
  Intravenous Catheters（MAGIC）も参照するとよい（表5, 6, ガイ
  ドには PVC 挿入困難例などの別表もある）[12)].

表4▶ CVC の適応例（Chopra, et al.[12)]，Bruck, et al.[13)]より）

- ・炎症や壊死を起こす薬剤: 血管作動薬，化学療法，中心静脈栄養（TPN）
- ・長期間の静脈内注射
- ・モニタリング: 肺動脈カテーテル（スワン・ガンツ），ScvO₂，CVP
- ・透析，血漿交換
- ・デバイス留置（緊急ペーシングなど），放射線手技（IVR）
- ・心肺停止，緊急気道管理，手術時
- ・循環血液量減少（末梢で対応できないとき）
- ・末梢静脈カテーテル挿入困難

表5▶末梢に適応した輸液の入院中推奨カテーテル（Chopra, et al.[12]より）

	見込まれる輸液期間の目安			
	≦5日	6〜14日	15〜30日	≧31日
末梢静脈カテーテル				
ミッドライン・カテーテル	≦14日では PICC よりミッドラインが望ましい			
短期留置型中心静脈カテーテル	重症または血行動態モニタリングが必要な場合により望ましい			
末梢挿入中心静脈カテーテル（PICC）	≧15日ではミッドラインより PICC が望ましい			
長期留置型中心静脈カテーテル				PICC が使えない場合，より長期の場合
完全埋込デバイス（ポート）				PICC が使えない場合，より長期の場合

適切 Appropriate	中立 Neutral	不適切 Inappropriate

表6▶末梢に適応しない輸液（炎症・壊死を起こす薬剤）の入院中推奨カテーテル（Chopra, et al.[12]より）

	見込まれる輸液期間の目安			
	≦5日	6〜14日	15〜30日	≧31日
末梢静脈カテーテル				
ミッドライン・カテーテル				
短期留置型中心静脈カテーテル	重症または血行動態モニタリングが必要な場合により望ましい			
末梢挿入中心静脈カテーテル（PICC）	PICC は全ての期間で適切			
長期留置型中心静脈カテーテル			≧15日では PICC と同列	
完全埋込デバイス（ポート）				≧31日では PICC，長期留置型 CVC と同列

適切 Appropriate	中立 Neutral	不適切 Inappropriate

第7章 医療関連感染防止技術

MEMO ▶ **CRBSI 共通の予防策**

従来の CRBSI 予防は，挿入部の皮膚管理（図 1-①）に重点が置かれてきたが，それだけでは十分な効果を上げることはできず，ハブ・輸液セット（図 1-②）や輸液・薬剤（図 1-③）の対策も重要視されている[14].この項では，そのようなカテーテルの種類によらない共通した予防策を取り扱い，挿入部の管理とカテーテル特有の内容は次項「カテーテル関連血流感染防止対策（各論）」で扱う.

6 手指衛生

● カテーテル挿入部位の触診の前後，カテーテル挿入やドレッシング交換の際の手袋を着ける前・外した後には必ず手指衛生を行う.

7 ANTT® (Aseptic Non Touch Technique: 無菌的非接触操作）

● ANTT® は，2012 年にイギリスの国立医療技術評価機構（NICE）で定義された無菌操作の標準化されたアプローチであり，静脈内治療，創傷ケア，尿道カテーテル処置など，全ての侵襲的手技を対象とする.
● 「キーパーツとキーサイトの保護」というコンセプトに基づき，標準予防策，非接触操作，無菌野管理の組み合わせにより，無菌状態を確立・維持する.無菌野の絶対性は，キーパーツとキーサイトの数・大きさ・接触の有無，手技の時間や複雑性などにより，Standard ANTT® と Surgical ANTT® に分かれる（表 7）[15~17].

表7▶ Standard ANTT® と Surgical ANTT®（文献 15~17 より）

	Standard ANTT®	Surgical ANTT®
手指衛生	衛生的手指衛生	衛生的手指衛生または手術時手指衛生
手袋，個人防護具	非滅菌手袋（キーパーツ・キーサイトに触れるなら滅菌手袋）標準予防策下で個人防護具	滅菌手袋 口・眼の防護 滅菌ガウン
キーパーツ・キーサイトの保護	キーパーツ・キーサイトは個別に保護する	キーパーツ・キーサイトは一括して保護する
非接触操作	必要（キーパーツ・キーサイトに触らない）	望ましい（滅菌手袋でも必要でない限り触らない）
無菌野管理	微小絶対無菌野（キャップやカバーなど）＋一般無菌野（消毒した or ディスポーザブルのトレイ，確実に無菌ではない）	絶対無菌野（滅菌ドレープを使用，領域内は滅菌器具のみ）
輸液関連手技の例	PVC 挿入，輸液・薬液の投与，輸液セットの準備・交換	CVC 挿入

キーパーツ: 汚染すると患者も汚染しうる器具の一部分（シリンジ先端，カテーテルハブ，注射針など）.
キーサイト: 患者への侵入門戸（カテーテル挿入部，注射部位，開放創など）.

- 輸液看護師協会（INS）2021 のガイドラインでは，血管・輸液アクセス器具の挿入や管理，輸液や薬液の投与など，全ての輸液関連手技に ANTT® が適用されるとしている[16]．

8 輸液セットとニードルレスシステム

- 輸液セットは一体型を用い，延長チューブや三方活栓が必要な場合もあらかじめ組み込まれたものを使用する[14,16]．またルアーロック構造（接続部がネジで固定できる）がよい[16]．
- 開放式の三方活栓は手術室や ICU 以外では組み込まない．
- ニードルレスシステムは，針刺し防止のために開発され，感染防止を目的にしていない．
- ただし，ニードルレスコネクタは，開放式の三方活栓と比べると，一部研究でコロニー形成の低減に効果的である[5]．あるメタ解析では，CRBSI の発生率も開放式の三方活栓のほうが高かった[18]．
- しかし，いずれのタイプのニードルレスコネクタも微生物の侵入を許すことが示されている[16]．カテーテル内腔に逆流した血液により形成された血栓に細菌が付着するので[19]，ニードルレスコネクタの操作による液体の移動を把握すること（図2）[16]．
- 輸液セットがつながったカテーテルの内腔は，輸液バッグが空になったり，輸液セットやシリンジを外した際に，陰圧になり血液が逆流する（図2）[20]．防止機構の備わったものもある．
- ニードルレスコネクタのなかでも，メカニカルバルブがスプリットセプタムよりも CRBSI の発生率が高いと報告されている[21]．

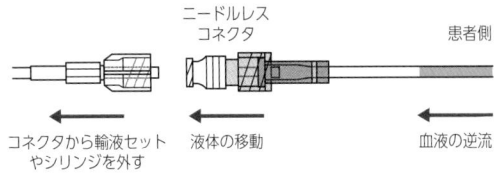

ニードルレス
コネクタ

患者側

コネクタから輸液セット
やシリンジを外す

液体の移動

血液の逆流

図2▶ コネクタを外した際の液体の移動（Hadaway, et al.[20]より）

9 接続部（ハブ/コネクタ・アクセスポート）の消毒

- カテーテルと輸液ラインの接続，アクセスポートとシリンジや側管の接続の際は，接続部を 70%アルコールで消毒する．
- アルコールパッドで 5 秒以上，ゴシゴシ擦るように消毒する（active disinfection）（図3）[14,16]．
- 接続部を覆う物理的なバリアとなる単回使用のアルコール含有キャップも製品化されており（passive disinfection），同様に有効とされている（図3）[16]．

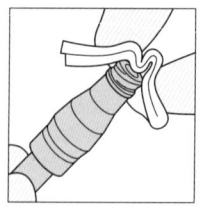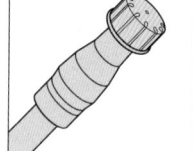

Active Disinfection   Passive Disinfection

図3▶ 接続部（ハブ/コネクタ・アクセスポート）の消毒
〔Gorski et al.[16]，3M™ キュロス™ プロテクタ（ニード
ルレスコネクタ用）カタログより〕

10 輸液セットの交換

- 持続投与（脂肪乳剤や血液製剤を除く）に用いる輸液セットの交換は，96 時間の間隔より頻回に交換する必要はないが，少なくとも 7 日ごとには交換する．接続部の着脱の繰り返しは感染リスクを高めるため，持続投与用の輸液セットを外すことはできるだけ避ける[16]．PVC では原則的にはカテーテル入れ替え時（次項「カテーテル関連血流感染防止対策（各論）」）には交換する[14]．
- 間歇投与用の輸液セットは投与ごとに新しい輸液セットを用いるのが一般的である（INS ガイドラインでは 24 時間ごとの交換としている[16]）．
- 側管からの投与も同様の考え方であるが，主管から取り外した側管の持続投与用輸液セットは間歇投与用の輸液セットとみなす．
- やむを得ず一時的に外した輸液セットはルアー接続部オス側に新品の滅菌キャップを無菌的に装着する．同じ輸液セットのポートに接続してループを作ってはならない．
- 血液製剤に用いた輸液セットは 24 時間以内に交換する[5,14]．
- 脂肪乳剤に用いた輸液セット（DEHP フリー）は 24 時間以内に交換する．
- プロポフォールに用いたライン（DEHP フリー）は製造元の推奨どおりに，バイアルを交換する際に 12 時間（5％ブドウ糖希釈時は 6 時間）以内に交換する．
- 末梢動脈カテーテルの圧モニタリングセットについては次項「カテーテル関連血流感染防止対策（各論）」で述べる．

11 薬剤の調整

- 薬剤の調整と投与の前に，適切な手指衛生を行う．
- 血液・体液の汚染のない清潔な場所で，ANTT® に従い，薬剤を調製する[16,22]．
- 薬局の無菌調剤エリア外では，操作の必要性を最小限にし，投与直前に薬剤を準備する[16]．
- 注射針とシリンジは 1 人の患者にのみ使用し，同じシリンジから複数の

- 患者に薬剤を投与しない[16,22].
- 注射のたびに新しい注射針とシリンジを使用する[16].
- 同じ患者に追加投与する場合でも，バイアルには新しい針と新しいシリンジを使用する[22].
- 単回投与または単回使用のバイアル，アンプル，輸液バッグは，1人の患者にのみ使用する[16,22].
- 輸液バッグを複数の患者の共通供給源として使用しないこと.
- 複数回投与用バイアルの使用を制限し，可能な限り1人の患者に使用する[16,22].
- 複数回投与用バイアルは，製造者が指定しない限り（有効期限とは異なる），開封後28日以内に廃棄する.
- 複数の患者に使用する複数回投与用バイアルは，中央エリアに保管し，患者ゾーン（病室，手術室など）に持ち込まない．持ち込んだ場合は，患者専用とし，使用後は直ちに廃棄する[22].
- バイアルのゴム栓またはアンプルの頸部は，穿刺前または開ける前にアルコールで消毒する[16,22].

12 シャワー

- カテーテルを水に浸してはならない（貯留した水のなかで細菌が繁殖する）[5].
- 患者がシャワーを浴びたり，入浴しているときは，透明なラップまたはこの目的のためにデザインされた器具でカテーテル部位・接続部を覆い，水による汚染から保護する[16].

[参考文献]
1) Mermel LA, Allon M, Bouza E, et al. Clinical practice guidelines for the diagnosis and management of intravascular catheter-related infection: 2009 update by the Infectious Diseases Society of America. Clin Infect Dis. 2009; 49: 1-45.
2) Safdar N, Maki DG. The pathogenesis of catheter-related bloodstream infection with noncuffed short-term central venous catheters. Intensive Care Med. 2004; 30: 62-7.
3) O'Grady NP, Alexander M, Dellinger EP, et al. Guidelines for the prevention of intravascular catheter-related infections. Centers for Disease Control and Prevention. MMWR Recomm Rep. 2002; 51 (RR-10): 1-29.
4) Hattori H, Maeda M, Nagatomo Y, et al. Epidemiology and risk factors for mortality in bloodstream infections: a single-center retrospective study in Japan. Am J Infect Control. 2018; 46: e75-9.
5) Centers for Disease Control and Prevention (CDC). Guidelines for the prevention of intravascular catheter-related infections (2011). https://www.cdc.gov/infectioncontrol/guidelines/bsi/index.html
6) Weiner-Lastinger LM, Abner S, Edwards JR, et al. Antimicrobial-resistant pathogens associated with adult healthcare-associated infections: summary of data reported to the National Healthcare Safety Network, 2015-2017. Infect Control Hosp Epidemiol. 2020; 41: 1-18.
7) Buetti N, Marschall J, Drees M, et al. Strategies to prevent central line-associated bloodstream infections in acute-care hospitals: 2022

update. Infect Control Hosp Epidemiol. 2022; 43: 553-69.

8) Maki DG, Kluger DM, Crnich CJ. The risk of bloodstream infection in adults with different intravascular devices: a systematic review of 200 published prospective studies. Mayo Clin Proc. 2006; 81: 1159-71.

9) Centers for Disease Control and Prevention (CDC). Healthcare-associated infections (HAIs) —Data Summary of HAIs in the US: Assessing Progress 2006-2016. Last reviewed: December 5, 2017. https://www.cdc.gov/hai/data/archive/data-summary-assessing-progress.html

10) Mermel LA. Short-term peripheral venous catheter-related bloodstream infections: a systematic review. Clin Infect Dis. 2017; 65: 1757-62.

11) Chopra V, O'Horo JC, Rogers MA, et al. The risk of bloodstream infection associated with peripherally inserted central catheters compared with central venous catheters in adults: a systematic review and meta-analysis. Infect Control Hosp Epidemiol. 2013; 34: 908-18.

12) Chopra V, Flanders SA, Saint S, et al; Michigan Appropriateness Guide for Intravenouse Catheters (MAGIC) Panel. The Michigan Appropriateness Guide for Intravenous Catheters (MAGIC): results srom a multispecialty panel using the RAND/UCLA appropriateness method. Ann Intern Med. 2015; 163 (6 Suppl): S1-40.

13) Bruck O, Kopec SE, Lilly CM. Central venous catheters. In: Lilly CM, Irwin RS, Boyle WA, editors. Irwin and Rippe's Intensive Care Medicine, 9th edition. Philadelphia: Lippincott Williams and Wilkins; 2023.

14) 国公立大学附属病院感染対策協議会. 病院感染対策ガイドライン 2018 年版 (2020 年 3 月増補版). 東京: じほう; 2020.

15) ANTT® clinical practice framework. https://www.antt.org/antt-practice-framework.html

16) Gorski LA, Hadaway L, Hagle ME, et al. Infusion therapy standards of practice, 8th edition. J Infus Nurs. 2021; 44 (1S Suppl 1): S1-S224.

17) Clare S, Rowley S. Implementing the Aseptic Non Touch Technique (ANTT®) clinical practice framework for aseptic technique: a pragmatic evaluation using a mixed methods approach in two London hospitals. J Infect Prev. 2018; 19: 6-15.

18) Rosenthal VD. Impact of needle-free connectors compared with 3-way stopcocks on catheter-related bloodstream infection rates: a meta-analysis. Am J Infect Control. 2020; 48: 281-4.

19) Hughey J, Gibson MS, Moureau N, et al. An in vitro evaluation and comparison of commercially available needleless connectors with and without anti-reflux technology. Int J Nurs Health Care Res. 2023; 6: 1439.

20) Hadaway L, Richardson D. Needleless connectors: a primer on terminology. J Infus Nurs. 2010; 33: 22-31.

21) Jarvis WR, Murphy C, Hall KK, et al. Health care-associated bloodstream infections associated with negative- or positive-pressure or displacement mechanical valve needleless connectors. Clin Infect Dis. 2009; 49: 1821-7.

22) Centers for Disease Control and Prevention (CDC). Injection safety—one & only campaign. Last reviewed: December 3, 2019. https://www.cdc.gov/injectionsafety/one-and-only.html

〈鈴木　純〉

カテーテル関連血流感染防止対策（各論）

1 中心静脈カテーテル関連血流感染（CVCR-BSI）

1）ケアバンドル

- 複数の対策を一緒に行う多面的アプローチをバンドルという．米国疾病対策センター（CDC）は，CVCR-BSI 予防のために臨床医の使用する 5 つのエビデンスに基づく実践を推奨している（表1）[1~3]．
- 必要物品のそろったカートの準備，実践遵守を徹底するためのチェックリストの使用，実践が守られていない場合の処置の停止（非緊急時）などの介入策がある．

表1▶5 つのエビデンスに基づく実践（中心ラインバンドル）

- ・手指衛生
- ・挿入時のマキシマルバリアプリコーション
- ・（アルコール含有）クロルヘキシジンを用いた皮膚消毒
- ・（可能な限り）大腿部位の回避
- ・不要なカテーテルの抜去（日々ラウンドで検討）

2）カテーテル

- 必要物品が全てそろったキットを用いる[4,5]．
- ルーメン数は独立した危険因子であるため[4]，必要最低限のルーメン数のカテーテルを選択する[5]．
- 抗菌薬含浸カテーテルは，米国医療疫学学会（SHEA）のガイドラインでは追加アプローチに位置づけられ[4]，日本感染症学会も適正使用基準を設けており[6]，その使用は限定すべきである（2015 年に国内で薬事承認された製品は 2022 年に販売終了となった）．

3）留置部位

- 感染性合併症を減らす目的では，鎖骨下静脈を選択することが望ましいとされており，特に ICU においては RCT[7]が存在する（ICU 以外は後向き研究）[1,4,5]．
- ただし，機械的合併症（気胸，動脈穿刺，誤挿入など）が鎖骨下静脈では多い（透析用カテーテルでは鎖骨下静脈狭窄も起きやすい）[5,7]．
- 成人では，大腿静脈は鎖骨下静脈や内頸静脈よりも感染率や深部静脈血栓症のリスクが高いことが複数の研究で示されており[1,5]（ただし上記 RCT[7]では大腿静脈と内頸静脈では有意差なし），可能な限り避ける．
- 小児では，大腿静脈と非大腿静脈の感染率は同等という報告もあり[1]，上半身の部位が禁忌であれば大腿静脈を考慮してもよい[4]．
- 感染性および非感染性合併症に関して，挿入部位の違いによるリスクとベネフィットを個別に考慮する必要がある[4]．機械的合併症を減らすため，挿入は超音波ガイド下に行う[4,5]．

4) 皮膚消毒

- 挿入前にシャワー浴あるいは清拭で皮膚の汚れを取り除く[5].
- 消毒薬のアレルギー歴を事前に確認すること[2]. クロルヘキシジンは接触性皮膚炎やアナフィラキシーを起こすことがあり, 特に新生児への使用は議論の対象になっている[8,9].
- SHEA は生後 2 ヵ月を超える ICU 患者に日常的なクロルヘキシジンによる清拭を推奨しているが, 製品化された含浸タオルは海外では 2％が一般的で, 国内では 1％が上限と違いがある[4].
- 挿入部の皮膚消毒には, アルコールを含んだ 0.5％を超える濃度のクロルヘキシジンを用いる[5,10] (SHEA は 2％の濃度のクロルヘキシジンとしているが[4], 国内では一般的でない). クロルヘキシジンが禁忌の場合, 10％ポビドンヨードまたは 70％アルコールで代用する[5].
- 消毒は挿入部から外へと円を描くように広範囲に行い, 穿刺前に自然乾燥させること.
- 挿入の妨げにならない限り除毛すべきでない. 除毛が必要なら, カミソリによる剃毛はせず, サージカルクリッパーなどを用いる[5].
- 短期留置型カテーテルの挿入時および留置中の予防的抗菌薬の全身投与は行わない[4,5] (「ロック」の項目も参照).

5) 挿入時の清潔操作

- 挿入時はマキシマルバリアプリコーション (高度無菌遮断予防策) を行う. すなわち, マスク, キャップ, 滅菌ガウン, 滅菌手袋を着用し, 患者を全身滅菌ドレープで覆う (図 1)[4,5].

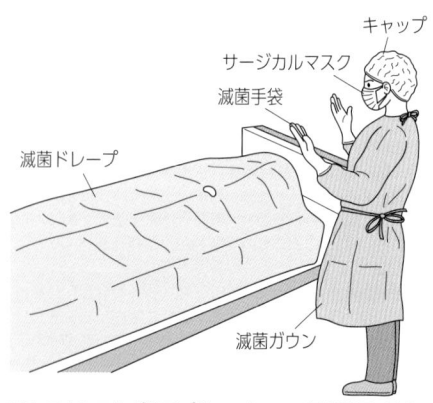

図1▶**マキシマルバリアプリコーション** (森澤雄司, 監修.
感染制御ポケペディア. リーダムハウス; 2016. を参考
に作成)

6) ドレッシング（被覆）材の種類とカテーテル固定

● 滅菌フィルムまたは滅菌ガーゼの使用が従来推奨されているが，その優劣はない．滅菌フィルムは挿入部を観察しやすく，交換間隔も長いことから，より一般的であるが，発汗や出血がある場合は滅菌ガーゼを用いる[1,2,5]．限られたエビデンスでは，滅菌フィルムはカテーテルの移動や不慮の抜去が少ないとされる[2]．【末梢静脈カテーテル共通】【末梢動脈カテーテル共通】

● 輸液看護師協会（INS）は全ての 18 歳以上の，SHEA は生後 2 ヵ月以上の，短期留置型カテーテル留置患者にクロルヘキシジン含有ドレッシング材を使うことを推奨している[2,4]．ゲルタイプとスポンジタイプが製品化されている．ただし，国内ではハイリスク例に限って使用されていることが多い[5]．また，透析用カテーテルへの有用性は明らかではないが，考慮はしてよい[2,4]．

● カテーテルの固定は静脈炎やカテーテルの移動ひいては皮膚常在菌叢の移動を低減し[1]，一次ドレッシングに加えて固定法（図 2）を用いることが推奨されている[2]．INS は，縫合固定がバイオフィルムの増殖を助長し血流感染のリスクを高めるため，避けるよう推奨しているが[2]，SHEA は中心静脈カテーテルでは無縫合固定の効果は不明で未解決の問

粘着式固定装置 adhesive securement device（ASD） 皮膚に接着するための接着剤で裏打ちされた装置．上に別のドレッシング材を装着する．ドレッシングと合わせて一定の間隔で交換する． 〔PICC〕〔CVC〕*	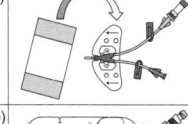
統合型固定装置 integrated securement device（ISD） ドレッシングと固定機能を組み合わせた装置．透明フィルムの窓と固定技術内蔵の縁のある布製カラーからなる． 〔PVC〕〔PICC〕〔CVC（＋縫合）〕*	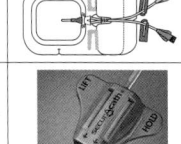
皮下アンカー固定システム subcutaneous anchor securement system（SASS） 皮膚のすぐ下に位置する柔軟な足／支柱を介してカテーテルを固定．カテーテル挿入時に作動する．上に別のドレッシング材を装着する．ドレッシング交換時に定期的な交換は不要． 〔PICC〕	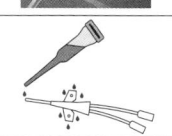
組織接着剤 tissue adhesive（TA） シアノアクリレート系接着剤で，挿入部位を密封し，挿入部およびカテーテルハブの下でカテーテルを一時的に皮膚に接着する．ドレッシング交換のたびに再塗布する． 〔PVC〕〔PICC〕〔CVC（＋縫合）〕*	

図2・カテーテル固定法　〔 〕は INS ガイドラインに記載のあるもの
*CVC に有効な固定法は明らかではない．
右列 1・2・4 行目イラスト: Ullman AJ, et al. BMJ Open. 2016; 6: e011197 より作成．
右列 3 行目画像: https://eloquesthealthcare.com/securacath/より．

題としている[4].【末梢静脈カテーテル共通】【末梢動脈カテーテル共通】

- INS は, ドレッシング外のルート類の固定を除けて非滅菌テープの使用を避けるよう推奨している. ルート類の固定に用いる医療用テープも埃がつかないように管理する (海外では一人用の短いロールが製品化されており, INS は 1 人 1 ロールの使用を推奨している)[2].【末梢静脈カテーテル共通】【末梢動脈カテーテル共通】

7) ドレッシングの交換

- 滅菌フィルムは少なくとも 7 日ごとに, 汚れたり緩んだり湿れば直ちに, アルコール含有クロルヘキシジンで消毒し交換する. 滅菌ガーゼは 2 日ごとに刺入部の観察を行う際に, 汚れたり緩んだり湿ればより早くに, 交換する[2,4,5]. 透明フィルムの下の滅菌ガーゼはガーゼドレッシングとみなす.

8) 刺入部の観察

- 刺入部の感染 (出口部感染) があれば, 血流感染のリスクは増えるため, 観察は重要である. ただし, CVCR-BSI において刺入部に所見が出るのは数%のみである[11]. ➡血液培養が重要！

9) カテーテルの交換

- カテーテルの定期的な入れ替えはルーチンには行わない[4,5].

10) 輸液内容

- 栄養は経腸栄養を優先し, 高カロリー輸液を行う場合はできるだけ混合する薬剤の数を減らし, 薬剤部で無菌調剤する. 回路接続などの作業工程の数も減らす[5].

11) ロック

- 抗菌薬ロック (具体的な方法は成書参照) は CRBSI のリスクを減らしうるが, 耐性菌出現の懸念から, 次の長期留置型カテーテル留置患者に限るべき: ①CRBSI 再発の既往がある長期の透析用カテーテル留置患者, ②CRBSI 再発の既往がある静脈路確保が困難な患者, ③人工弁や大動脈グラフトのような血管内デバイスを最近留置した例など CRBSI による重症の後遺症が起こるリスクの高い患者[4,5].
- ヘパリンは血栓形成のリスクを減らしうるが, CRBSI を有意に減らすわけではなく, ヘパリンロックのルーチン使用は推奨されてない[5,12].

② 末梢静脈カテーテル関連血流感染 (PVCR-BSI)

1) 静脈炎との関係

- PVCR-BSI と静脈炎は切り離せない関係にある[5]. いずれが先行することもありえるし, ほとんどの PVCR-BSI は静脈炎を伴う[13]. また, 化学性・機械性静脈炎と感染性静脈炎の区別は難しい. ➡血液培養が重要！

2) カテーテル

- 材質は, ポリウレタン (バイアロン) とテフロンがポリ塩化ビニルやポリエチレンより感染性合併症の発生率が低い. ポリウレタンとテフロンは感染率に差がないが, 静脈炎はポリウレタンが低率である[5].
- 外径が細いほど, 静脈炎のリスクは低い[5]. 外径が太いと, 不適切な血液希釈により化学性に, 血管壁への刺激により機械性に, 静脈炎になりやすいと考えられている[2].

 JCOPY 498-02148

3）留置部位

- 下肢は上肢より静脈炎のリスクが高いため避ける[2,5].
- カテーテルの可動が静脈炎の誘因となるため，肘や手首のような屈曲部位よりも前腕（特に利き腕でない側）がよい．偶発的な抜去・閉塞の防止や利便性にもよい.
- 損傷皮膚（開放創など）とその遠位，感染やリンパ浮腫・透析シャント（予定を含む）・麻痺のある四肢，前回の留置部位も避ける[2].

4）皮膚消毒

- 挿入予定部位が肉眼的に汚れている場合は，消毒前に石鹸と水で洗浄する[2].
- 消毒薬のアレルギー歴を事前に確認すること[2]．クロルヘキシジンは接触性皮膚炎やアナフィラキシーを起こすことがあり，特に新生児への使用は議論の対象になっている[8,9].
- 挿入部の皮膚消毒は，（中心静脈カテーテルと区別しているもので）70％アルコール，ヨードチンキ（アルコールを含むポビドンヨード），アルコールを含むクロルヘキシジンのいずれかを推奨している[1,5].
- ただし，クロルヘキシジン＋アルコールはポビドンヨード＋アルコールよりも末梢静脈カテーテル関連の感染性合併症の予防効果が高いことがRCTで示されている[14].
- アルコール過敏があれば，10％ポビドンヨードを用いる.
- 消毒は挿入部から外へと円を描くように広範囲に行い，穿刺前に自然乾燥させること.

5）挿入時の清潔操作

- Standard ANTT® に従う（前項「カテーテル関連血流感染防止対策（総論）」参照）.
- 手指衛生の後にディスポーザブル非滅菌手袋を用いて挿入するが，カテーテル（外筒）や針（内筒），皮膚消毒後の刺入部（キーサイト）に触れないようにする[5].

6）ドレッシング材の種類とカテーテル固定

- 「中心静脈カテーテル関連血流感染（CVCR-BSI）」の項の【末梢静脈カテーテル共通】を参照.
- 末梢静脈カテーテルには滅菌フィルムによるドレッシングが中心静脈以上に一般的.

7）ドレッシングの交換

- 滅菌フィルムは少なくとも7日ごとに，汚れたり緩んだり湿れば直ちに，アルコール含有クロルヘキシジンで消毒し交換する[2].

8）刺入部の観察

- 中心静脈と異なり，カテーテルの刺入部から先端まで全長にわたり静脈炎や感染の所見を容易に観察できる点が有利である．それらの所見を早期に発見し，あれば速やかにカテーテルを抜去する[2,5].

9）カテーテルの交換

- CDC2011 のガイドラインでは，72～96 時間ごとを超える頻度で交換する必要はないが，臨床上必要なとき（疼痛，漏出，閉塞など）に限った交換に関して勧告はないとしていた[1]．ただ，その後も後者を支持す

るような RCT[15]やメタ解析[16]が出ており，必要時交換を採用するのか
は各施設の判断に委ねられる．
- 重要なのは，必要時交換の実施は，それを判断する日々の丁寧な観察が
前提であるということである．
- ただし，輸液セット交換時には，末梢静脈カテーテルも交換する（前項
「カテーテル関連血流感染防止対策（総論）」参照）．

10）輸液内容
- 末梢静脈栄養は静脈炎のリスクが高まることを認識すること．INS は，
そのリスクとベネフィットを比較検討し，治療期間を 14 日以内に限定
するよう推奨している[2]．

11）ロック
- 不要になったカテーテルは，ロックするのではなく抜去する[5]．
- 生食を用いて（プレフィルドシリンジが望ましい），血液逆流を防ぐため
に陽圧をかけながらロックする．

③ 末梢動脈カテーテル関連血流感染（PACR-BSI）

1）カテーテル
- 大規模な後向き研究で，20 ゲージのカテーテルは 18 ゲージより合併症
の発生率が低いことが示されている[2]．

2）留置部位
- 成人の場合，橈骨動脈が最も適切である[2]．また，大腿・膝窩動脈より
も，橈骨・上腕・足背動脈が望ましいとされる[5]．PACR-BSI 発生率は，
大腿動脈は橈骨動脈の 8 倍，足背動脈は橈骨動脈と同程度といった研究
結果がある[5]．
- 小児の場合，橈骨動脈，後脛骨動脈，足背動脈を使用する．上腕動脈は
側副血流がないため用いない[2]．
- 動脈の同定・選択・挿入に超音波を用いると，挿入に関連する合併症が
減少する[2]．

3）挿入時の清潔操作
- キャップ，マスク，滅菌手袋を着用し，小型の有窓滅菌ドレープを使用
する[2,5]．INS はさらに眼の防護も推奨している[2]．
- 腋窩・大腿動脈からの挿入では，マキシマルバリアプリコーションを用
いる[2,5]．

4）ドレッシング材の種類と固定
- 「中心静脈カテーテル関連血流感染（CVCR-BSI）」の項の【末梢動脈カ
テーテル共通】を参照．
- INS は，他の全ての予防策が無効であると証明された場合に，クロルヘ
キシジン含有ドレッシング材を使用することを推奨している[2]．
- 橈骨動脈カテーテルを屈曲部位に留置する場合は，関節固定を考慮す
る[2]．

5）ドレッシングの交換
- 滅菌フィルムは少なくとも 7 日ごとに，汚れたり緩んだり湿れば直ち
に，アルコール含有クロルヘキシジンで消毒し交換する[2,5]．

6）カテーテルの交換

● 臨床症状（感染・血腫・閉塞などの合併症，カテーテル機能不全）がある場合にのみ交換し，ルーチンの入れ替えは行わない[2,4,5]．PACR-BSIの発症リスクは留置期間が長くなると高くなるが，定期的に交換しても低減しない[5]．

● 血流感染の潜在的発生源となるリスクを認識し，必要でなくなったカテーテルは早期に抜去する[2,5]．

7）圧モニタリングセット

● ディスポーザブルの圧モニタリングセット（トランスデューサー，フラッシュシステムなど）を用いる[5]．フラッシュシステムは閉鎖式を用いる[2,5]．

● 圧モニタリングセットは，96時間ごとに，汚染が疑われたら直ちに，あるいは製品やシステムの完全性が損なわれた場合に交換する[2]．現在のセットは感染リスクが低下しており，頻回な交換自体が汚染につながる危険性もあるため，96時間より長期の使用を提案する記載もある[5]．

● 閉塞予防およびフラッシュ用のヘパリン加生食も圧モニタリングセットの構成要素と考え，96時間ごとに交換する[2,5]．

● システムへの接続の回数は最小限にする[2,5]．システムからの採血時はエタノールで消毒し，また回路内を逆流した血液混じりの生食は体内に戻さず廃棄する[5]．

[参考文献]
1) Centers for Disease Control and Prevention (CDC). Guidelines for the prevention of intravascular catheter-related Infections (2011). https://www.cdc.gov/infectioncontrol/guidelines/bsi/index.html
2) Gorski LA, Hadaway L, Hagle ME, et al. Infusion therapy standards of practice, 8th edition. J Infus Nurs. 2021; 44 (1S Suppl 1): S1-S224.
3) Pronovost P, Needham D, Berenholtz S, et al. An intervention to decrease catheter-related bloodstream infections in the ICU. N Engl J Med. 2006; 355: 2725-32.
4) Buetti N, Marschall J, Drees M, et al. Strategies to prevent central line-associated bloodstream infections in acute-care hospitals: 2022 update. Infect Control Hosp Epidemiol. 2022; 43: 553-69.
5) 国公立大学附属病院感染対策協議会．病院感染対策ガイドライン2018年版（2020年3月増補版）．東京: じほう; 2020.
6) 日本感染症学会．「抗菌薬含浸中心静脈カテーテル適正使用基準」について．最終更新日: 2015年9月24日．https://www.kansensho.or.jp/modules/guidelines/index.php?content_id=20
7) Parienti JJ, Mongardon N, Mégarbane B, et al.; 3SITES Study Group. Intravascular complications of central venous catheterization by insertion site. N Engl J Med. 2015; 373: 1220-9.
8) Polin RA, Denson S, Brady MT.; Committee on Fetus and Newborn; Committee on Infectious Diseases. Strategies for prevention of health care-associated infections in the NICU. Pediatrics. 2012; 129: e1085-93.
9) Centers for Disease Control and Prevention (CDC). Infection control—NICU: CLABSI guidelines. Page last reviewed: December 29, 2021. https://www.cdc.gov/infectioncontrol/guidelines/nicu-clabsi/index.

html
10) Chopra V, O'Horo JC, Rogers MA, et al. The risk of bloodstream infection associated with peripherally inserted central catheters compared with central venous catheters in adults: a systematic review and meta-analysis. Infect Control Hosp Epidemiol. 2013; 34: 908-18.

11) Safdar N, Maki DG. Inflammation at the insertion site is not predictive of catheter-related bloodstream infection with short-term, noncuffed central venous catheters. Crit Care Med. 2002; 30: 2632-5.

12) Mitchell MD, Anderson BJ, Williams K, et al. Heparin flushing and other interventions to maintain patency of central venous catheters: a systematic review. J Adv Nurs. 2009; 65: 2007-21.

13) Mermel LA. Short-term peripheral venous catheter-related bloodstream infections: a systematic review. Clin Infect Dis. 2017; 65: 1757-62.

14) Guenezan J, Marjanovic N, Drugeon B, et al.; CLEAN-3 trial investigators. Chlorhexidine plus alcohol versus povidone iodine plus alcohol, combined or not with innovative devices, for prevention of short-term peripheral venous catheter infection and failure (CLEAN 3 study): an investigator-initiated, open-label, single centre, randomised-controlled, two-by-two factorial trial. Lancet Infect Dis. 2021; 21: 1038-48.

15) Rickard CM, Webster J, Wallis MC, et al. Routine versus clinically indicated replacement of peripheral intravenous catheters: a randomised controlled equivalence trial. Lancet. 2012; 380: 1066-74.

16) Webster J, Osborne S, Rickard CM, et al. Clinically-indicated replacement versus routine replacement of peripheral venous catheters. Cochrane Database Syst Rev. 2019; 1: CD007798.

〈鈴木　純〉

JCOPY 498-02148

7-5 人工呼吸器関連肺炎予防策

1 人工呼吸器関連肺炎 (ventilator associated pneumonia: VAP) の概要

1) 定義
● VAP とは気管内挿管後 48 時間以降に発症した肺炎をいう[1].

2) 頻度
● 医療関連感染症のなかで院内肺炎が最も頻度が高く, 22％を占める[1].
● VAP は人工呼吸器をつけている患者の約 10％に発症する[1].
● VAP に関連した死亡率は 20〜50％で, VAP 自体が寄与する死亡率は 13％とされる[1].
● VAP を発症すると人工呼吸器の期間が 7.6〜11.5 日, 入院期間は 11.5〜13.1 日延長する[1].
● 本邦の 2021 年のサーベイランスによると集中治療室入室後 48 時間以降の患者を対象とした VAP の発生率は 1.8 件/1,000 患者・日だった[2].

3) 起因菌
● メチシリン耐性黄色ブドウ球菌 (MRSA) を含む黄色ブドウ球菌や緑膿菌, 腸内細菌目細菌, アシネトバクターなど[3].

4) 病態
● 胃管や気管内チューブにより正常な防御機構が破綻し, 口腔や咽頭に定着した病原微生物を下気道へ誤嚥し, 発生する (図 1)[3,4].

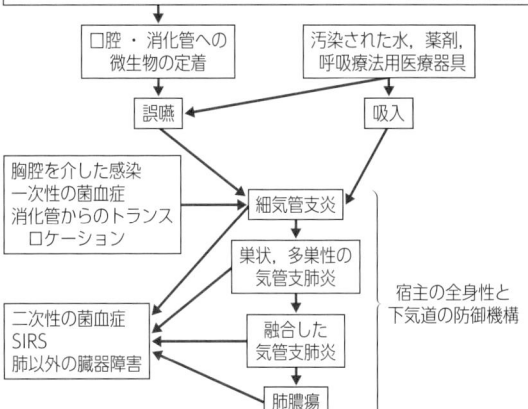

図1▶VAP の発生機序 (Kollef[4]より)

217

2 VAP 予防策のポイント

1）VAP 予防策

● 大別すると，①挿管を避ける，②挿管期間を短くする，③上気道や上部消化管の定着菌を減らす，④気管内チューブの定着菌を減らす，⑤分泌物の貯留や誤嚥を減らす，などに分類できる[3]．

● 様々な予防策が検討されているが，有効性が示されているものは限られる．

● VAP 予防策は単一の予防策を用いるのではなく複数の予防策を用いるバンドルケアが推奨される．

2）日本集中治療学会による人工呼吸関連肺炎予防バンドル[5]

①手指衛生を確実に実施する: 人の手を媒介した病原菌の水平伝播を防ぐ．

②人工呼吸器回路を頻回に交換しない: 回路を解放させると下気道汚染の危険性が高まり，定期的な回路交換は VAP 発生率を高くする．

③適切な鎮静・鎮痛を図る．特に過鎮静を避ける: 浅鎮静は人工呼吸期間延長の原因となり，VAP の発生頻度を増す．

④人工呼吸器からの離脱ができるかどうか，毎日評価する: 挿管自体が VAP のリスク因子である．

⑤人工呼吸中の患者を仰臥位で管理しない: 仰臥位では胃内容物が口腔咽頭に逆流し，VAP の発症率が増加する．

3）米国医療疫学学会（SHEA）/米国感染症学会（IDSA）により推奨される予防策（表 1）[6]

〈基本的な予防策〉

①挿管や再挿管をできるだけ避ける．可能であれば高流量経鼻酸素投与（HFNO）あるいは非侵襲的陽圧換気（NPPV）の使用を検討する．

②患者の鎮静を最小限にする．

・非薬物療法や鎮痛薬，デクスメデトミジン，プロポフォールなどベンゾジアゼピン以外の薬剤を用いる．

・浅い鎮静のためのプロトコールの活用や日中の鎮静の中断などを行う．

・人工呼吸器から離脱するためのプロトコールを作成し，実施する．自発呼吸トライアル(SBT)を行うなど，日々抜管の可能性について検討する．

③身体機能の維持と改善を図る．早期の離床を促し，理学療法を行う．

④ベッドの頭部を 30～45° 挙上する．VAP の発生率以外のアウトカム改善効果は明確ではないが，簡単で，リスクが少なく，コストもかからないことから推奨されている．

⑤クロルヘキシジンを用いず，歯磨きを用いた口腔ケアを行う．

・歯磨きを用いた口腔ケアは VAP の発生率の低下，人工呼吸期間と ICU 滞在期間の短縮につながる[7]．

・クロルヘキシジンを用いた口腔ケアは VAP の発生率を改善させるかどうかは一定の見解はなく，死亡率が上がるとする報告もあり，ルーチンのケアとして推奨されない．

⑥早期の経管栄養を開始する．早期の経管栄養は経静脈栄養に比べて院内肺炎のリスクが低下し，ICU 滞在期間や入院期間の短縮につながる．

⑦呼吸器の回路は肉眼的に汚染あるいは故障したときのみ交換する．

表1. SHEA/IDSA による成人の VAP 予防策 (Klompas M, et al.[6] より)

カテゴリー	推奨の理由	予防策	エビデンスレベル
基本的な予防策	介入により人工呼吸器の使用期間、滞在日数、死亡率やコストを下げるとする良いエビデンスがある。利点がリスクを上回る可能性が高い。	挿管を避け、再挿管を防ぐ。 ・安全に実施できるなら高流量経鼻酸素投与（HFNO）あるいは非侵襲的陽圧換気（NPPV）を使用する。	高
		鎮静を最小限にする。 ・ベンゾジアゼピン系薬剤を避け、他の薬剤を使用する。 ・鎮静を最小限にするプロトコールを用いる。 ・人工呼吸器から離脱するためのプロトコールを用いる。"	中
		身体機能の維持と改善を図る。	中
		ベッド上で頭部を 30～45° 挙上する。	低
		歯ブラシによる口腔ケアを実施する。ただしクロルヘキシジンは用いない。	中
		経静脈栄養ではなく、早期の経腸栄養を開始する。	高
		呼吸器の回路は肉眼的に汚染あるいは故障したときのみ交換する（あるいはメーカーの使用説明書に従う）。	高
追加で検討されるアプローチ	ある患者群では予後を改善する良いエビデンスがあるが、他の患者群ではリスクとなるかもしれない。	薬剤耐性菌の頻度が低い国やICUにおいて選択的口腔内除菌あるいは選択的消化管除菌を行う。	高
	VAP の発生率を低下させるかもしれないが、人工呼吸器の使用期間、滞在日数、死亡に与える影響を決定するにはデータが不十分。	48～72時間以上人工呼吸管理が予想される患者に対して声門下分泌物ドレナージ付きの気管内チューブを使用する。	中
		早期の気管切開を検討する。	中

（次頁につづく）

第7章 医療関連感染予防技術

カテゴリー	推奨の理由	予防策	エビデンスレベル
追加で検討されるアプローチ	VAPの発生率を低下させるかもしれないが，人工呼吸器の使用期間，滞在日数，死亡率を決定するにはデータが不十分．	経腸栄養に不耐あるいは誤嚥のリスクの高い患者では胃管を用いず幽門後投与による経腸栄養を検討する．	中
通常は推奨されない	必ずしもVAPの発生率を低下させず，人工呼吸器の使用期間，滞在日数，死亡率に影響がない，あるいは悪影響を与える．	クロルヘキシジンを用いた口腔ケア	中
		プロバイオティクス	中
		薄いポリウレタン製のカフ付き気管内チューブ	中
		テーパー型カフ付き気管内チューブ	中
		カフ圧の自動制御	中
		カフ圧の頻回なモニタリング	中
		銀コーティング気管内チューブ	中
		自動体位交換ベッド	中
		腹臥位	中
	VAPの発生率，人工呼吸器の使用期間，滞在日数，死亡率に影響がない．	クロルヘキシジン浴	中
		ストレス潰瘍予防	中
		胃内残量のモニタリング	中
		早期の経静脈栄養	中
推奨なし	VAPの発生率や他の患者のアウトカムに影響がなく，費用に関する影響が不明．	閉鎖式気管内吸引システム	中

220

〈追加で検討されるアプローチ〉

● 基本的な予防策を十分に行っても VAP の発生率が改善しない場合に追加の予防策として検討する.

①48〜72 時間以上人工呼吸管理が予想される場合に声門下部を吸引できる気管チューブを用いてカフ上部に貯留する分泌物を吸引する. VAP の発生率が低下するが, 死亡率, 人工呼吸器の期間, ICU 滞在期間の改善は示されていない[8,9].

②口腔咽頭や消化管の選択的除菌については薬剤耐性菌が少ない ICU での検討に限られ, 薬剤耐性菌の懸念もあり, 実施には慎重な検討が必要である.

3 サーベイランス[6]

● アウトカム評価として ICU など VAP のリスクが高い部署を対象に VAP のサーベイランスを行うことが推奨される. サーベイランスに用いられる指標としての VAP には厚生労働省院内感染対策サーベイランス (JANIS) による定義 (表 2) や米国疾病対策センター (CDC) による定義がある[2,10].

● プロセス評価として予防策の遵守率のモニターも検討される. VAP の発生率が高い場合などに介入すべきポイントを明らかにするために有用である.

表2▶ JANIS によるサーベイランスの定義 〔厚生労働省院内感染対策サーベイランス (JANIS)[2] より〕

サーベイランス対象患者: 熱傷患者をのぞく全入室患者.
感染症の判定基準
ICU 入室後 48 時間以降, 退室時までに発症した以下の感染症 (実際には, ICU 入室日から感染症診断までの経過日数が 3 日以上のデータが対象となる).
人工呼吸器 (気管挿管・気管切開など侵襲的手段で気道確保を行っている人工呼吸に限る. 非侵襲的人工呼吸は含まない) が装着されており, 以下の 3 つの基準をすべて満たすもの.
■基準 1 胸部 X 線写真で新たな, もしくは進行性の浸潤影または異常陰影が存在する.
■基準 2 以下の条件を 1 つ以上満たす.
　➤条件 1 他の原因では説明できない 38℃を超える発熱が認められる.
　➤条件 2 他の原因では説明できない白血球数の増加 (12,000/mm³以上) または減少 (4,000/mm³未満) のいずれかを認める.
　➤条件 3 膿性痰の出現もしくは痰の性状の変化, 痰の量の増加のいずれかが認められる.
■基準 3 以下の条件を 1 つ以上満たす.
　➤条件 1 気管内吸引もしくは気管支肺胞洗浄, 生検などで採取された検体から原因菌が検出される.
　➤条件 2 血液培養から病原体が検出され, なおかつ検出された病原体は他の感染巣と関連がない.
　➤条件 3 気管内吸引もしくは気管支肺胞洗浄, 生検などで採取された検体からウイルスが分離されるか, ウイルス抗原などが検出される.
　➤条件 4 病原体に対する抗体価上昇が認められる (シングル血清で IgM 高値, もしくはペア血清で IgG が 4 倍以上に上昇).

［参考文献］

1) Kalil AC, Metersky ML, Klompas M, et al. Management of adults with hospital-acquired and ventilator-associated pneumonia: 2016 clinical practice guidelines by the Infectious Diseases Society of America and the American Thoracic Society. Clin Infect Dis. 2016; 63: e61-e111.

2) 厚生労働省院内感染対策サーベイランス（JANIS）. ICU 部門 JANIS（一般向け）期報・年報一公開情報. https://janis.mhlw.go.jp/report/icu.html

3) Bennett JE, Dolin R, Blaser MJ, editors. Mandell, Douglas, & Bennett's Principles & Practice of Infectious Diseases, 9th edition. Amsterdam: Elsevier; 2019.

4) Kollef MH. The prevention of ventilator-associated pneumonia. N Engl J Med. 1999; 340: 627-34.

5) 日本集中治療医学会. 人工呼吸関連肺炎予防バンドル 2010 改訂版（略: VAP バンドル）. https://www.jsicm.org/pdf/2010VAP.pdf

6) Klompas M, Branson R, Cawcutt K, et al. Strategies to prevent ventilator-associated pneumonia, ventilator-associated events, and nonventilator hospital-acquired pneumonia in acute-care hospitals: 2022 update. Infect Control Hosp Epidemiol. 2022; 43: 687-713.

7) Sozkes S, Sozkes S. Use of toothbrushing in conjunction with chlorhexidine for preventing ventilator-associated pneumonia: a random-effect meta-analysis of randomized controlled trials. Int J Dent Hyg. 2023; 21: 389-97.

8) Pozuelo-Carrascosa DP, Klompas M, Alvarez-Bueno C, et al. Correction to subglottic secretion drainage for preventing ventilator-associated pneumonia: an overview of systematic reviews and an updated meta-analysis. Eur Respir Rev. 2022; 31: 220013.

9) Pozuelo-Carrascosa DP, Herráiz-Adillo Á, Alvarez-Bueno C, et al. Subglottic secretion drainage for preventing ventilator-associated pneumonia: an overview of systematic reviews and an updated meta-analysis. Eur Respir Rev. 2020; 29: 190107.

10) Magill SS, Klompas M, Balk R, et al. Developing a new, national approach to surveillance for ventilator-associated events*. Crit Care Med. 2013; 41: 2467-75.

〈上田晃弘〉

1 サーベイランスの目的

● 医療関連感染の発生分布や原因に関するデータを継続的，組織的に収集，統合，分析し，結果を現場に提供・共有し，感染防止に役立てる一連の過程がサーベイランスである．

● サーベイランスを行うことで，アウトブレイクや現場の問題点をいち早く察知することができる．感染対策を可視化することで，具体的な目標値を設定し，現場の行動変容やモチベーション作りにつなげることができる．

2 サーベイランスの種類

● サーベイランスには，①アウトカム，②プロセスの2種類がある（表1）．

表1▶ 代表的なプロセス指標と関連するアウトカム指標 （坂本史衣[3]より）

プロセス指標	アウトカム指標
手指衛生実施率	薬剤耐性菌保菌・感染症発生率
中心ラインバンドル実施率	中心ライン関連血流感染発生率
膀胱留置カテーテル平均留置日数 膀胱留置カテーテル使用比	カテーテル関連尿路感染発生率
人工呼吸器肺炎予防バンドル実施率	人工呼吸器関連イベント/肺炎発生率

1) アウトカムサーベイランス

● 保菌や感染症など発生した事象を数えることがアウトカムサーベイランスである．

● 薬剤耐性菌発生率や中心静脈カテーテル関連血流感染症発生率などが例にあがる．

● 医療関連感染の動向をみることができるが，増減の要因をみることはできない．

● アウトカム指標には有病率と発生率が使用される．発生率は変化を測定するのに対し，有病率は規模の大きさがわかる．

● 有病率は集団における活動性の感染症/疾患の現状を説明するために使われる．分子は，ある一時点または期間中に存在する症例数であり，分母は通常リスク人口を用いる（図1）．

● 有病率には点有病率と期間有病率がある．点有病率はある一時点での特定の疾患や状態をみており，薬剤耐性菌の保菌圧評価などに使われる．保菌圧が高ければその部署での伝播が起こりやすいことを示しており，介入することでアウトブレイクを予防できる．

● 発生率は集団における新規の症例や事象の発生頻度を測定し比較するた

$$点有病率 \quad Point\ Prevalence\ Rate$$

$$\frac{ある一時点において特定の疾患や状態にある人の数}{ある一時点のリスク人口} \times 100\ (\%)$$

$$期間有病率 \quad Period\ Prevalence\ Rate$$

$$\frac{ある期間において特定の疾患や状態にある人の数}{ある期間またはその期間の中間地点のリスク人口} \times 100\ (\%)$$

$$発生率 \quad Incidence\ Rate$$

$$\frac{ある期間中に新たに発生した症例数}{ある一時点のリスク人口} \times 100\ (\%)$$

図1▶ 指標の求め方（坂本史衣[3] より）

めに使われる．分子は観察期間中に新たに発生した症例数であり，分母は通常リスク人口を用いる（図 1）．

2）プロセスサーベイランス

- 有効な感染対策が行われていることを評価し，アウトカムを改善させる．
- 手指衛生の遵守率，手術直前の予防的抗菌薬投与などが代表例．
- 分子を実施数，分母を必要とされた場面数とし評価することが多い．

3 フィードバック

- サーベイランスを行って満足するのではなく，必ず現場にフィードバックを行う．フィードバックにより医療関連感染が減少する[4]．
- フィードバックは可能な限りデータ収集から近いタイミングで行うことが推奨される．

[参考文献]
1) Damani N, 著. 岩田健太郎, 監修. 岡 秀昭, 坂本史衣, 監訳. 感染予防, そしてコントロールのためのマニュアル 第 2 版. 東京: メディカル・サイエンス・インターナショナル; 2020
2) 坂本史衣. これからはじめるナースに贈る 感染予防のためのサーベイランス Q & A. 東京: 日本看護協会出版社; 2010
3) 坂本史衣. サーベイランスデータを活用して PDCA サイクルを回そう. 環境感染誌. 2018; 33: 1-6.
4) Sykes PK, Brodribb RK, McLaws ML, et al. When continuous surgical site infection surveillance is interrupted: the Royal Hobart Hospital experience. Am J Infect Control. 2005; 33: 422-7.

〈倉井華子〉

第9章 アウトブレイク時の対応

1 アウトブレイクとは

- アウトブレイクの定義は種々あるが，厚生労働省医政局地域医療計画課長通知（平成26年12月19日）[1]によると，院内感染のアウトブレイクとは，一定期間内に，同一病棟や同一医療機関といった一定の場所で発生した院内感染の集積が通常よりも高い状態のこととされる.
- 同通知では，カルバペネム耐性腸内細菌目細菌（CRE），バンコマイシン耐性黄色ブドウ球菌（VRSA），多剤耐性緑膿菌（MDRP），バンコマイシン耐性腸球菌（VRE）および多剤耐性アシネトバクター（MDRA）の5種類の多剤耐性菌については，保菌も含めて1例目の発見をもって，アウトブレイクに準じて厳重な感染対策を実施すること，とされている.
- アウトブレイクの定義は，「ベースラインを元に，ある期間のある場所において，通常想定されるよりも多くの患者が発生すること」である（図1）. すなわち，日本におけるエボラ出血熱のように，ベースラインがゼロである疾患については発生数がたった1例でもアウトブレイクになる.
- このように，アウトブレイクの探知のために，平時のサーベイランス構築が大切となる.

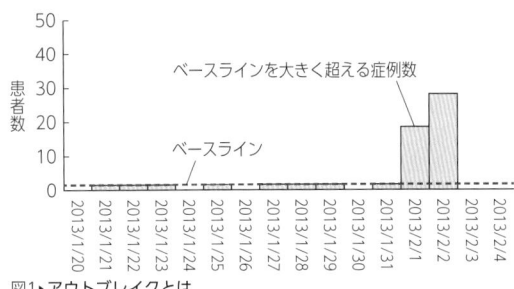

図1▶アウトブレイクとは

2 アウトブレイク調査（実地疫学調査）

1）アウトブレイク調査の目的

- アウトブレイク発生時の疫学調査は，予期しなかった公衆衛生上の進行中の事態に対応するために行う調査のことであり，現地に直接赴いて速やかに対処を行う場合を実地疫学調査と呼ぶ[2].
- 市中で発生した場合は保健所が中心となる頻度が高く，医療機関内で発生した場合は，その医療機関内の感染対策チーム（ICT）が中心として

対応をすることになる.

- アウトブレイク調査の目的は大きく 3 つある. 1 つ目の目的は, 発生中のアウトブレイクの拡大を防ぎ収束させるための活動につなげることである. 2 つ目は, 拡大を防ぎ収束させるためにアウトブレイクの全体像を把握すること, 3 つ目は, 調査で得られた知見をもとに再発防止のための対策を講じることである[2].

2) アウトブレイク調査の基本ステップ

- 感染症診療に原則があるようにアウトブレイク調査にも原則がある. アウトブレイク発生時における外部支援機関の一つである国立感染症研究所 FETP (Field Epidemiology Training Program)[3]で使用しているアウトブレイク調査の基本ステップを示す (図 2).
- アウトブレイク調査は図 2 の 8 つのステップに従い行う. 医療機関内におけるアウトブレイク調査で ICT が行う標準的な対応も大まかには同じようなステップになる.
- 重要なことは, 図 2 に示しているように, 対策・コミュニケーションは常に行い, 必要な感染対策は適時に行うことである.

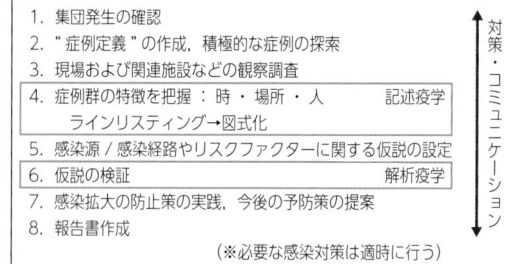

1. 集団発生の確認
2. "症例定義" の作成, 積極的な症例の探索
3. 現場および関連施設などの観察調査
4. 症例群の特徴を把握：時・場所・人　　　記述疫学
   ラインリスティング→図式化
5. 感染源 / 感染経路やリスクファクターに関する仮説の設定
6. 仮説の検証　　　　　　　　　　　　　　　　解析疫学
7. 感染拡大の防止策の実践, 今後の予防策の提案
8. 報告書作成
　　　　　　　　　(※必要な感染対策は適時に行う)

対策・コミュニケーション

図2▶アウトブレイク調査の基本的ステップ

<ステップ 1>

- ステップ 1 は, 「集団発生の確認」である. 図 1 に示すようにベースラインを超える症例数を認めた場合はアウトブレイクの可能性を考える.
- すぐにアウトブレイクであると断定せずに本当にアウトブレイクであるかどうか立ち止まって考える必要がある. 本当はアウトブレイクではないのに, アウトブレイクのようにベースラインを超える症例数を認める場合を pseudo-outbreak (偽アウトブレイク) と称す.

<ステップ 2>

- ステップ 2 は, 症例定義の作成と, 作成した症例定義に基づいた積極的な症例の探索である.
- 症例定義の目的は, アウトブレイク調査の対象 (範囲) を定めることである. アウトブレイク調査はチームでの対応になる. そのためメンバー共通の対象 (範囲) を決める必要がある. 症例定義に正解はないが, 実

地疫学の3要素（時，場所，人）を症例定義に必ず含めるようにする.
- 症例定義を定義し，調査対象を決めたら，症例の情報収集と探索にとりかかる. 収集する情報は，過去の文献やアウトブレイクの報告書などを参考に基本情報や臨床情報を集めるが，詳細は割愛する.

<ステップ3>
- ステップ3は，現場および関連施設などの観察調査である. 織田裕二演じる青島俊作が映画『踊る大捜査線 THE MOVIE』のなかで，犯人確保のチャンスなのに上層部が自分たちの手柄にしようと「本庁の捜査員が行くまで待て」と青島に命令したときに発言したように事件は会議室で起きているのではなく，現場で起きているのである.
- アウトブレイクが起きた病棟はもちろん，担当した医師や看護師，また可能なら患者やその家族にも聞き取ることができるとよい. その際に，「なぜ，このアウトブレイクが起きたと思うか」と一言聞いてほしい. 彼らは，その答えに薄々とでも気がついているものである.

<ステップ4>
- ステップ4は，症例群の特徴を把握することで，これを記述疫学と呼ぶ.
- ステップ2の積極的疫学調査に基づいて集めた症例を，疫学の3要素である，時，場所，人の要素でまとめる. その際にラインリストを用いて，図式化し，症例の特徴を見える化することが重要である. ラインリストを用いて1症例ごとにその特徴を1列にまとめる作業をラインリスティングと呼ぶ（図3）.
- 項目によっては不明なものもある. その場合，ただ空欄にした場合は，「不明である」か，それとも「なし」なのかがわからない. 不明なものは不明，なしはなし，と記入することが大切である.
- ラインリスティングを行い，症例の情報を集めたら，図4のように，こちらも疫学の3要素である，時，場所，人に基づいて症例群の特徴を図式化する.
- 図4の情報はどれも大切であるが，なかでも最も大切な図は流行曲線（epidemiological curve: エピカーブ）である.
- エピカーブは，横軸を発症日時，縦軸を新規患者発生数にするのが基本である. エピカーブにより潜伏期間の検討や二次感染例の検討が可能で

名前	性 男性：1 女性：2	年齢	部屋番号	症例定義 該当：1 非該当：2	Lab Test	消化器 症状の 有無	発症日	発熱	腹痛	嘔吐	下痢	血便	入院日	転帰
	2	78	226	1	1	1	10/16	2	2	2	1	2	10/17	10月22 日退院
	2	23	353	1	1	1	10/18	1	2	2	1	1	10/20	10月25 日退院
	1	88	371	2	2	2		2	2	2	2	2		
	1	52	271	2		2		2	2	2	2	2		
	2	74	321	2		2		2	2	2	2	2		無症状 持続

図3▶ラインリスティング

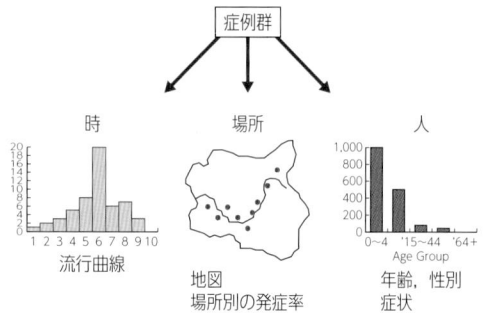

図4▶ 症例群の特徴の図式化

時　流行曲線

場所　地図　場所別の発症率

人　年齢，性別　症状

あり，エピカーブをよく観察することにより，推定感染源や推定感染経路を想定することも場合によっては可能である．

＜ステップ5＞

- ステップ5は，これまでの調査の結果（ステップ3での観察調査や環境調査，ステップ4での症例の記述疫学），そして過去の事例などからの既知の情報をもとに，感染源・感染経路・リスクファクターに関する仮説を立てることである．
- 次のステップでは解析疫学を行うのだが，この仮説なしには解析はない．
- さらにいうとステップ4の記述疫学がなければ仮説を設定できない．記述疫学は実に地味な作業でないがしろにされることがあるが，アウトブレイク調査では最も大事なステップである．

＜ステップ6＞

- ステップ6は，ステップ5で立てた仮説の検証を行うことで，解析疫学という．
- アウトブレイク時の解析疫学においては，後ろ向きコホート研究と症例対照研究が用いられることが多い．これらの手法により関連の強さを定量化する．具体的な方法については本稿では割愛する．

＜ステップ7＞

- ステップ7は，感染拡大の防止策の実践と今後の予防策の提案である．

＜ステップ8＞

- ステップ8は，報告書の作成となる．似たようなアウトブレイク事例が起きたときに参考となるように報告書を作成しておくことが重要である．

3）アウトブレイク収束の目安

- アウトブレイク収束の明確な定義は，残念ながら存在しない．
- 国際的には，潜伏期間の2倍の期間，新しい症例が同じ場所で発生しない場合をアウトブレイク収束と考えることが多い．
- たとえば，潜伏期間が約21日間であるエボラウイルス病の場合は，潜伏期間の2倍の42日間，新しい症例が同じ場所で発生しない場合，アウトブレイク収束と考える．

3 アウトブレイク調査における外部支援

- アウトブレイク調査は時に外部支援が有効である．特にアウトブレイクの規模が大きければ大きいほど有効である．薬剤耐性菌によるアウトブレイクは一つの医療施設のみの問題ではなく地域の他の施設とも関連していることもある．また，アウトブレイクが起きた医療機関は患者のケアを優先せざるを得ず，アウトブレイク調査にまで手が届かないことも少なくない．その場合，外部支援を依頼することにより，より広くより深くアウトブレイク調査が可能となる．

- 外部支援の機関としては，国立感染症研究所 FETP（医療機関管轄の保健所を窓口）[3]，国公立大学附属病院感染対策協議会（主な対象医療機関は国公立大学附属病院）[4]，私立医科大学病院感染対策協議会（主な対象医療機関は私立医科大学病院）[5]などがある．

- さらに，国立国際医療研究センター国際感染症センターには，国内外の感染症危機管理について，その予防・迅速対応・適切な医療の提供・評価・共有を行うために，医療機関や行政・学校などからの相談への対応や情報・技術支援を行う，感染症対策支援サービス（Infectious Diseases Response Service: IRS）を設置している[6]．

- 新型コロナウイルス感染症のクラスター対応のために，各地域においてアウトブレイク対応の支援組織の設立も進んだ．このような地域のリソースを活用することも大切である．

[参考文献]
1) 医政地発 1219 第 1 号．平成 26 年 12 月 19 日 厚生労働省医政局地域医療計画課長通知．医療機関における院内感染対策について．https://www.mhlw.go.jp/web/t_doc?dataId=00tc0640&dataType=1&pageNo=1（Accessed 2023/7/16）
2) 谷口清洲，監修．吉田眞紀子，堀 成美，編．感染症疫学ハンドブック．東京: 医学書院; 2015．
3) 国立感染症研究所．実地疫学専門家養成コース．https://www.niid.go.jp/niid/ja/fetp.html.（Accessed 2023/7/16）
4) 国公立大学附属病院感染対策協議会．https://kansen.med.nagoya-u.ac.jp/.（Accessed 2023/7/16）
5) 私立医科大学病院感染対策協議会．https://www.idaikyo.or.jp/kansen.html.（Accessed 2023/7/16）
6) 国立国際医療研究センター国際感染症センター．感染症対策支援サービス（IRS: Infectious Diseases Response Service）．http://dcc-irs.ncgm.go.jp/（Accessed 2023/7/16）

〈石金正裕〉

第 10 章　洗浄・消毒・滅菌

1　洗浄・消毒・滅菌の概要

- 患者使用後の医療器具や手術器具は患者および医療従事者に感染を伝播させる媒体となりうる.
- 「洗浄」とは対象物からあらゆる異物（汚染・有機物など）を除去することを指す. 全ての過程のなかで最も重要な過程であり，洗浄が不十分であった場合は滅菌・消毒の効果が得られない.
- 「消毒」とは微生物の数をより害の少ない量まで減らすことを指す. 具体的には対象から芽胞形成菌を除く全て，または多数の病原微生物を除去することである.
- 「滅菌」とは微生物を全て完全に除去，あるいは殺滅することを指す. 無菌保証レベルとして 10^{-6} レベルが採用される.
- 洗浄，消毒，滅菌は中央材料室で行うことが推奨される.

2　器材のリスク分類と処理法

- 患者に使用した物品はどのように使用されるのか，また使用時に患者が受ける感染のリスクはどうかを考え，処理方法を選択する.
- 感染リスクの程度に応じて医療器材を 3 つのカテゴリーに分類し，処理方法も 3 つの水準に分類したものをスポルディング分類と呼ぶ（表 1）.
- 「クリティカル」に分類される器材は，無菌の組織や血管に接触するような，観血的処置に使用するものを指す. 縫合針や縫合糸など，ディスポーザブルで使用するものも含まれる.
- 「セミクリティカル」に分類される器材は，粘膜面または健常ではない皮膚に接触するが，体内の無菌的部分には侵入しない器具のことを指す.
- 「ノンクリティカル」に分類される器材は，健常な皮膚と接触する器具のことを指す. 聴診器や体温計，便器などが含まれる.

表1▶器材種類と処理方法（スポルディングの分類）

スポルディングの分類	器材（例）	処理方法
クリティカル （無菌組織や血管系に挿入される器材）	・手術用器材 ・植え込み器材 ・針など	洗浄＋滅菌
セミクリティカル （傷のある皮膚や粘膜に接触する器材）	・軟性内視鏡 ・喉頭鏡 ・呼吸器回路など	洗浄＋高水準消毒 または 中水準消毒
ノンクリティカル （無傷の皮膚に接触するか全く皮膚と接触しない器材）	・聴診器 ・テーブル上面 ・便器など	洗浄＋低水準消毒 （ウォッシャーディスインフェクターの使用）

JCOPY 498-02148

3 洗浄の基本

● 全ての工程のなかで最も重要. 洗浄なくして消毒, 滅菌に進んではならない. 洗浄が不十分な場合以下のリスクがある.

> ・消毒や滅菌に使用する薬剤は器具に付着した有機物や汚れにより不活化されるおそれがある.
> ・蛋白の凝固・変性や微生物のバイオフィルムにより薬剤が十分に届かない.
> ・汚染された器材により, 洗浄室の作業員の感染リスクが増える.
> ・器材に損傷を与え腐食するおそれがある.

● 用手洗浄と自動洗浄があり, 洗浄する器材の形状や性質により方法を選択する. ウォッシャーディスインフェクターを用いた自動洗浄は安全かつ効率的で現場の負担を減らすことができる. 器材の形状や性質によっては, 用手洗浄が必要となる.

● 用手洗浄の質を担保するため行うスタッフの教育が必要である. 用手洗浄の際は, スタッフの曝露を防ぐため, 適切な防護具 (エプロン, 手袋, マスク, フェイスシールドなど) を着用する.

● 洗浄後の器材は十分に乾燥させ, 非洗浄物との交差や水滴が付着しない場所に保管する.

4 消毒の基本

● 熱や化学物質などを用い芽胞形成菌以外の微生物を除去する. 微生物を完全に死滅させるものではない.

● 熱や紫外線を用いた「物理的消毒法」と, 消毒薬を用いた「化学的消毒法」に分かれる.

● 熱による消毒は安価であること, 浸透力が強く確実な効果が得られること, 残留毒性がないことなどの利点があるため, 耐熱性・耐水性がある器材には優先的に用いる.

● 消毒薬の効果に影響する因子として「濃度」,「温度」,「時間」の3つがある. 高濃度では一般に消毒効果は高くなるが, 有害作用が発生しやすくなる.「温度」は一般に高くなるほど殺菌力は強くなる.「時間」については, 一定の接触時間 (作用時間) が必要であり, 一般に作用時間を長くするほど低濃度でも有効となる.

● 様々な消毒薬が用いられるが, スペクトラム, 生体への毒性, 作用時間, 安定性, 揮発性, 器材の腐食や損傷など特性を把握し, 目的に応じた消毒薬を用いる (表2, 3).

● 非生体に用いる消毒薬は毒性を持つものが多く, 蒸気の吸入や皮膚からの吸収により, 皮膚・粘膜・眼・呼吸器などに障害をもたらすおそれがある. 消毒薬を取り扱う際は, 換気や防護具など安全対策を遵守する.

5 滅菌の基本

● 「滅菌」とは微生物を全て完全に除去, あるいは殺滅することを指す. 無

表2▶ 消毒薬の分類 (山口 諒, 他[4]より)

消毒水準分類	定義	消毒薬
高水準消毒 (high-level disin-fection)	全ての微生物を死滅させる (芽胞多数を除く)	グルタラール フタラール 過酢酸
中水準消毒 (intermediate-level disinfection)	結核菌, 栄養型細菌, 一部の ウイルス, 一部の真菌を殺菌 するが, 必ずしも芽胞を殺滅 しない	次亜塩素酸ナトリウム ポビドンヨード アルコール
低水準消毒 (low-level disin-fection)	ほとんどの栄養型細菌, ある 種のウイルス, ある種の真菌 を殺滅する	ベンザルコニウム塩化物 ベンザルコニウム塩化物 クロルヘキシジン 両性界面活性剤

表3▶ 高水準消毒薬の特性 (山口 諒, 他[4]より)

	グルタラール	フタラール	過酢酸
製剤濃度	2～3.5%	0.55%	6% (0.3%に希釈)
滅菌達成条件	20～25℃ 10時間 浸漬	適用外 (芽胞殺滅効 果が遅い)	0.3% 10分間浸漬
高水準消毒 達成条件	消化器内視鏡は10 分以上, 気管支内視 鏡は20分以上浸漬	20℃ 10分間	0.3% 5分間
特徴	材質を劣化させ にくい	・材質を劣化させ にくい ・緩衝化剤の添加 が不要	・殺菌力が強い ・分解生成物(酢酸, 水, 酸素, 過酸化 水素)が無害
注意点	・刺激臭が強い ・環境濃度が0.05 ppm以下となる ようにする (換気 に注意)	・経尿道器具には 使用不可 ・蛋白と結合する (すすぎが行いに くい)	・刺激臭, 眼や皮膚 への曝露による 損傷 ・金属の劣化や変色 の原因となる ・10分を超えない

菌保証レベルとして10^{-6}レベルが採用される.

- 現場で多く用いられる滅菌方法として, 高圧蒸気滅菌, エチレンオキサイドガス滅菌, 過酸化水素ガスプラズマ滅菌がある.
- 器材の材質や耐久性, 構造, 従事者の安全性, 経済効率を考えて滅菌方法を選択する (表4).
- 滅菌工程が適切に行われたか判断するために, 化学的インジケータを用いる[3].

6 滅菌物の保管

- 再生処理された全ての器材は損傷や再汚染を防ぐため適切な保管が必要である.

表4▶各種滅菌方法の特徴と適応

	長所	短所	適応器材
高圧蒸気滅菌	・繊維製品の深部まで殺菌効果が及ぶ ・残留性がなく作業者にとって安全である ・経済的である	・高温や湿度に耐えられない製品には向かない	・鋼製小物 ・ガラス製品 ・リネン類 ・液体
エチレンオキサイドガス滅菌	・低温で滅菌できるため、過熱による材質の変化がなく、プラスチック材などの非耐熱性の用具に適している	・滅菌時間が長い ・残留毒性が強く、作業者の曝露の危険性がある	・プラスチック製品 ・ゴム製品 ・内視鏡類 ・カテーテル類
過酸化水素ガスプラズマ滅菌	・非耐熱性，非耐湿性の滅菌が可能である ・金属，プラスチック製品の材質への影響がほとんどない ・残留毒素がない ・滅菌時間が短い	・セルロース類や長狭管腔の構造物には向かない	・プラスチック製品 ・ゴム製品 ・鋼製小物

- 保管エリアは患者ケアに使用する滅菌あるいは清潔物品を保管するためだけに使用し，出入りを制限する必要がある．
- 清潔で乾燥した環境に保管し，収納容器は木材や段ボールなど吸収性のある素材は用いない．
- 保管場所は十分な明るさと換気が必要であり，湿度を一定（30〜50%）に保つ．
- ラベルを見やすいものにする．
- インジケータや有効期限をはっきりと見えるようにする．
- 開放する際は滅菌済みであることを確認して使用する．

[参考文献]
1) Centers for Disease Control and Prevention (CDC). Guideline for disinfection and sterilization in healthcare facilities, 2008. Update: May 2019. https://www.cdc.gov/infectioncontrol/pdf/guidelines/disinfection-guidelines-H.pdf
2) Damani N, 著. 岩田健太郎, 監修. 岡 秀昭, 坂本史衣, 監訳. 感染予防，そしてコントロールのマニュアル 第 2 版. 東京: メディカル・サイエンス・インターナショナル; 2020.
3) 日本医療機器学会. 医療現場における滅菌保証のガイドライン 2021. 東京: 日本医療機器学会. 2021.
4) 山口 諒, 高山和郎. 消毒薬，その実践と基礎知識. 環境感染症誌. 2017; 32: 330-6.

〈倉井華子〉

第11章 ■ 医療系産業廃棄物

11-1 感染性廃棄物の概要

1 廃棄物の分類 (図1)

1）産業廃棄物
- 事業活動に伴って生じる廃棄物のうち，燃え殻，汚泥，廃油，廃酸，廃アルカリ，廃プラスチック類など．

2）一般廃棄物
- 産業廃棄物以外の廃棄物．紙くず，塵芥，繊維くず，木くずなど可燃物．
- 医療機関であれば，感染性のない包帯，脱脂綿，古紙（新聞・ダンボールなど），缶・ビン・ペットボトルなど．

3）感染性廃棄物
- 産業廃棄物と一般廃棄物のなかで感染性を持ちうるもの
- 感染性廃棄物か否かの判断は次項「感染性廃棄物の判断基準」にまとめるが，廃棄物の「形状」，「排出場所」，「感染症の種類」で判断する．

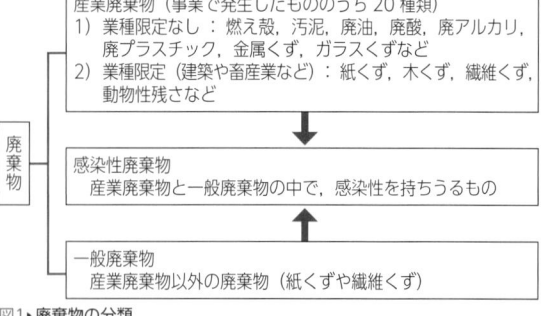

図1▶廃棄物の分類

2 法規

- 環境省より「廃棄物処理法に基づく感染性廃棄物処理マニュアル」[1]が出ている．

JCOPY 498-02148

分類	医療廃棄物の種類	専用容器	バイオハザードマークの色
鋭利なもの	針，メス，破損したガラス製品など	貫通しない堅牢な容器 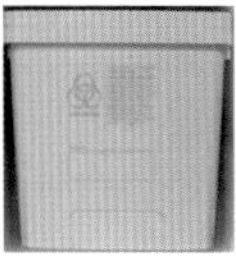	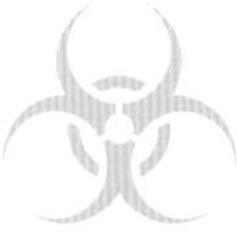 黄色
固形で鋭利でない感染性廃棄物	血液や体液が付着したガーゼ，ゴム手袋，注射器，カテーテルなど	丈夫なプラスチック袋を二重にして使用するか，堅牢な容器を使用 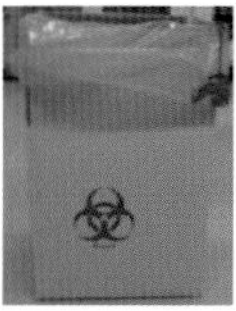	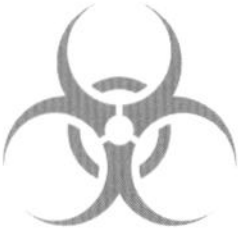 橙色
液状または泥状の感染性廃棄物	血液，分泌液，排液など	廃液が漏えいしない密封容器 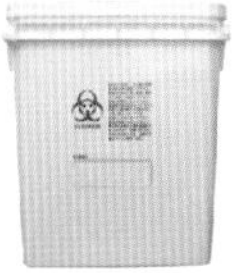	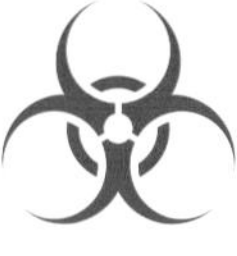 赤色

図2▶感染性廃棄物の分別と容器，ハザードマーク

3 感染性廃棄物の分別と梱包

- 「鋭利なもの」，「固形状のもの」，「液体または泥状のもの」の3種類に区分して行うのが原則（図2）.
- それぞれの形状により容器とバイオハザードマークの色が異なる.
- 感染性廃棄物の詰め替えや，嵩を減らすための圧縮処理や容量ぎりぎりまでのつめこみは針刺しなどのリスクを上げるため禁止する.

235

4 感染性廃棄物の保管

- 感染性廃棄物は関係者以外立ち入れないように配慮し保管する.
- 保管場所には,関係者の見えやすい場所に感染性廃棄物であることを表示する.

5 廃棄業者への委託

- 医療機関は廃棄物が処分されるまでの責任を負う必要がある.
- 都道府県知事から許可を得た受託業者の選定,事前委託契約が必要となる.
- 委託業者には感染性廃棄物の性状や取り扱う際の注意事項といった情報提供を行う.

［参考文献］
1) 環境省. 廃棄物処理法に基づく感染性廃棄物処理マニュアル. 2018 年 3 月.

〈倉井華子〉

JCOPY 498-02148

11-2 感染性廃棄物の判断基準

1 廃棄物の判断基準

● 感染性廃棄物の判断は, 廃棄物の「形状」,「排出場所」,「感染症の種類」の3つで行う (図1).

1) 形状

● 血液や体液そのもの.
● 手術などに伴って生じる病理廃棄物(摘出された臓器, 組織, 皮膚など).
● 病理廃棄物にはホルマリンにつけられた臓器も含まれる.
● 血液や体液が付着した鋭利なもの (メス, 針や破損したガラス片など).
● 微生物検査に用いられたもの (培地, 試験管など).

2) 排出場所

● 以下の場所で治療や検査などに使用された後排出されるもの.

・感染症病床 (感染症法により入院措置が課せられる1類, 2類感染症, 新型インフルエンザなどの病床)
・結核病床
・手術室
・救急外来
・集中治療室
・検査室 (採血室や透析室含む)

---

3) 感染症の種類

● 感染症法の1類, 2類, 3類, 新型インフルエンザ等感染症, 指定感染症および新感染症の治療や検査に使用されたもの.
● 感染症法の4類, 5類感染症の治療, 検査などに使用された後に排出された, 以下のもの.

・医療器材 (注射針, カテーテル類, 輸液セット, 手袋リネン類, メスなど)
・衛生材料 (ガーゼ, 脱脂綿など)
・紙おむつ (季節性インフルエンザ, 伝染紅斑, マラリアなど一部の病原体では血液が付着していなければ該当しない)
・検体

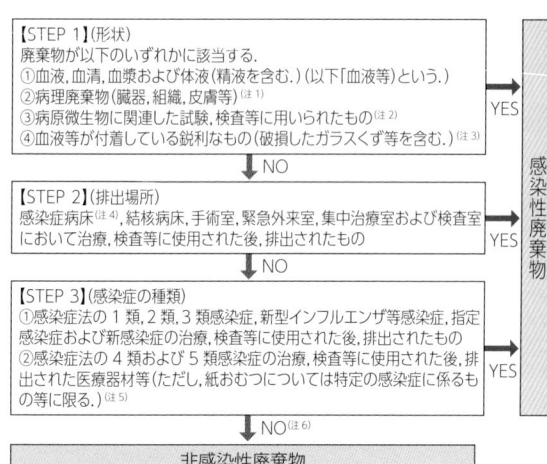

【STEP 1】(形状)
廃棄物が以下のいずれかに該当する.
①血液,血清,血漿および体液(精液を含む.)(以下「血液等」という.)
②病理廃棄物(臓器,組織,皮膚等)(注1)
③病原微生物に関連した試験,検査等に用いられたもの(注2)
④血液等が付着している鋭利なもの(破損したガラスくず等を含む.)(注3)

↓ NO

【STEP 2】(排出場所)
感染症病床(注4),結核病床,手術室,緊急外来室,集中治療室および検査室
において治療,検査等に使用された後,排出されたもの

↓ NO

【STEP 3】(感染症の種類)
①感染症法の1類,2類,3類感染症,新型インフルエンザ等感染症,指定
感染症および新感染症の治療,検査等に使用された後,排出されたもの
②感染症法の4類および5類感染症の治療,検査等に使用された後,排
出された医療器材等(ただし,紙おむつについては特定の感染症に係るも
の等に限る.)(注5)

↓ NO(注6)

感染性廃棄物 (縦書き)

YES → 感染性廃棄物

非感染性廃棄物

図1▶感染性廃棄物の判断フロー(環境省1)より)
(注) 次の廃棄物も感染性廃棄物と同等の取扱いとする.
　　　・外見上血液と見分けがつかない輸血用血液製剤等
　　　・血液等が付着していない鋭利なもの(破損したガラスくず等を含む)
(注1) ホルマリン漬臓器等を含む.
(注2) 病原微生物に関連した試験,検査等に使用した培地,実験動物の死体,試
　　　験管,シャーレ等
(注3) 医療器材としての注射針,メス,破損したアンプル・バイアル等
(注4) 感染症法により入院措置が講ぜられる1類,2類感染症,新型インフルエ
　　　ンザ等感染症,指定感染症および新感染症の病床
(注5) 医療器材(注射針,メス,ガラスくず等),ディスポーザブルの医療器材
　　　(ピンセット,注射器,カテーテル類,透析等回路,輸血点滴セット,手
　　　袋,血液バッグ,リネン類等),衛生材料(ガーゼ,脱脂綿等),紙おむ
　　　つ,標本(検体標本)等
　　　なお,インフルエンザ(鳥インフルエンザ及び新型インフルエンザ等感染
　　　症を除く)伝染性紅斑,レジオネラ症等の患者の紙おむつ(文献1の参考
　　　1参照)は,血液等が付着していなければ感染性廃棄物ではない.
(注6) 感染性・非感染性のいずれかであるかは,通常はこのフローで判断が可能
　　　であるが,このフローで判断できないものについては,医師等(医師,歯
　　　科医師および獣医師)により,感染のおそれがあると判断される場合は感
　　　染性廃棄物とする.

[参考文献]
1) 環境省. 廃棄物処理法に基づく感染性廃棄物処理マニュアル. 2018年3月.

〈倉井華子〉

索引

編者略歴

伊東直哉（いとうなおや）

名古屋市立大学大学院医学研究科生体防御・総合医学専攻生体総合医療学講座感染症学分野主任教授．名古屋市立大学医学部附属東部医療センター感染症科部長．2007年 東海大学医学部卒業．2007年 横浜南共済病院初期臨床研修医．2008年 東京医科歯科大学医学部附属病院初期臨床研修医．2009年 市立堺病院総合内科．同院内科チーフレジデント．2012年 瀬戸内徳洲会病院．2013年 同院総合内科部長/副院長．2015年 静岡県立静岡がんセンター感染症内科．2018年 同院感染症内科副医長．2019年 タイ王国マヒドン大学熱帯医学部．2020年 愛知県がんセンター病院感染症内科部医長/感染制御室長．2023年 東北大学大学院医学系研究科博士課程卒業．2024年 4月より現職．

資格など:
- 日本感染症学会感染症専門医・指導医
- 日本内科学会認定内科医・総合内科専門医
- 日本化学療法学会抗菌化学療法認定医
- ICD制度協議会 インフェクションコントロールドクター
- 日本プライマリ・ケア連合学会認定医・認定指導医
- Diploma in Tropical Medicine and Hygiene（DTM & H）
- 日本感染症教育研究会（IDATEN）代表世話人
- 日本循環器学会 COVID-19 対策特命チーム（アドバイザー）
- 一般社団法人日本感染症学会/公益社団法人日本化学療法学会 JAID/JSC 感染症治療ガイド 2022「敗血症」WG 委員
- 順天堂大学医学部総合診療科協力研究員
- 島根大学医学部臨床准教授

著書:
- がん診療に携わる人のための静がん感染症治療戦略（日本医事新報社，2016年）
- 感染症内科ただいま診断中！（中外医学社，2017年）
- 外科感染症診療マニュアル（日本医事新報社，2018年）
- 症例から学ぶ がん患者の感染症入門（中外医学社，2021年）

倉井華子（くらいはなこ）

2002年 富山大学医学部卒業
2002年 東京都立駒込病院レジデント
2005年 横浜市立市民病院感染症内科
2010年 静岡県立静岡がんセンター 感染症内科 副医長
2013年 同 部長

かんせんたいさく　　て　び
感染対策の手引き　ⓒ

発　行　2024 年 4 月 16 日　1 版 1 刷

　　　　　　　　い　とう　なお　や
編著者　伊 東 直 哉
　　　　　　　くら　い　はな　こ
　　　　　倉 井 華 子

発行者　株式会社　中外医学社
　　　　代表取締役　青 木　　滋

　　　　〒162-0805　東京都新宿区矢来町 62
　　　　電　話　　03-3268-2701(代)
　　　　振替口座　　00190-1-98814 番

印刷・製本/三報社印刷(株)　　　　　　　　　〈SK・AN〉
ISBN978-4-498-02148-8　　　　　　　　　Printed in Japan